Aboli Dambare

App-tastic Odontopediatria

Aboli Dambare

App-tastic Odontopediatria

O guia definitivo das aplicações para smartphones nos cuidados dentários pediátricos

ScienciaScripts

Imprint

Any brand names and product names mentioned in this book are subject to trademark, brand or patent protection and are trademarks or registered trademarks of their respective holders. The use of brand names, product names, common names, trade names, product descriptions etc. even without a particular marking in this work is in no way to be construed to mean that such names may be regarded as unrestricted in respect of trademark and brand protection legislation and could thus be used by anyone.

Cover image: www.ingimage.com

This book is a translation from the original published under ISBN 978-620-8-00962-5.

Publisher:
Sciencia Scripts
is a trademark of
Dodo Books Indian Ocean Ltd. and OmniScriptum S.R.L publishing group

120 High Road, East Finchley, London, N2 9ED, United Kingdom
Str. Armeneasca 28/1, office 1, Chisinau MD-2012, Republic of Moldova, Europe
Printed at: see last page
ISBN: 978-620-3-56640-6

RECONHECIMENTO

Agradeço sinceramente ao Todo-Poderoso pelas bênçãos que me concedeu e por me ter guiado em cada etapa. Aproveito esta oportunidade para agradecer a todos os que contribuíram para a realização deste manuscrito.

Quero estender a minha sincera gratidão ao meu orientador, Dr. Swapnil Mhatre, cuja experiência e orientação foram fundamentais para moldar o conteúdo deste livro. Estou profundamente grata à Dr.ª Rashmi Jayanna e à Dr.ª Priyanka Razdan pelas suas valiosas ideias e apoio durante todo o processo de redação.

Dedico este livro à minha família, o Sr. Laxman Dambare, a Sra. Sulbha Dambare e o Sr. Sudhanshu Dambare, que me inspiraram e encorajaram a atingir todo o meu potencial. Obrigado por serem os meus maiores animadores de claque. Os meus mais sinceros agradecimentos aos meus pequenos pacientes, cujos sorrisos me inspiram a dar o meu melhor para criar sorrisos saudáveis e felizes para as gerações vindouras.

Índice

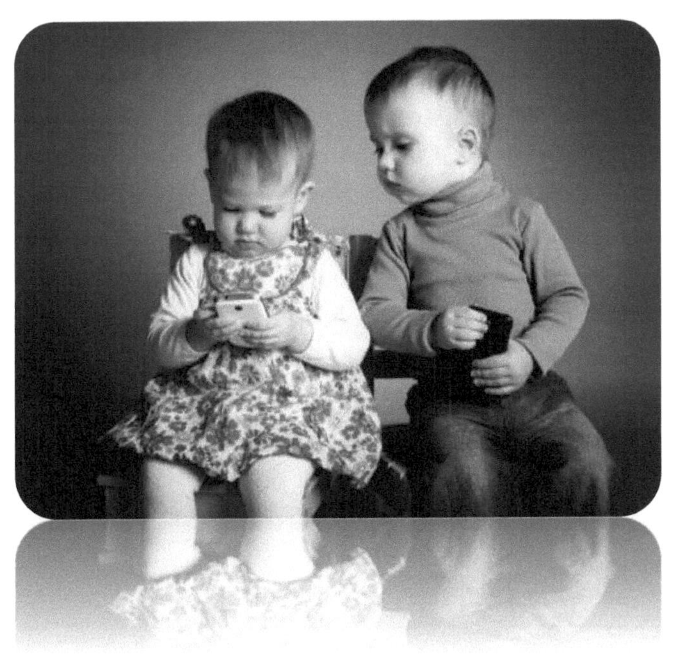

Revolucionando a Odontopediatria: A ascensão das aplicações para smartphones

Toda a gente anda de um lado para o outro com um telemóvel, tentando encontrar as formas mais recentes e actualizadas de o utilizar. Estamos constantemente "em contacto" com o mundo e uma das formas como os telemóveis revolucionaram esta tendência é fornecendo uma plataforma para aplicações móveis. Nos últimos anos, tem havido um crescimento incrível na utilização de aplicações e é frequente ouvirmos as palavras "Há uma aplicação para isso". As aplicações móveis são programas de software que funcionam em smartphones e outros dispositivos móveis. Mais de 75 mil milhões de aplicações foram descarregadas da loja de aplicações da Apple desde o seu lançamento em 2008, e mais de 50 mil milhões de aplicações foram descarregadas do Google Play (Underwood et al. 2015). O aumento da posse de telemóveis a nível mundial e a integração com a Internet levaram ao desenvolvimento e investigação de intervenções de saúde móvel (mHealth) para facilitar a gestão de doenças.

A saúde móvel ou mHealth refere-se à utilização de dispositivos móveis para facilitar o intercâmbio de dados e informações entre os doentes e os prestadores de cuidados de saúde. As aplicações mHealth tornaram-se cada vez mais populares devido à melhoria das infra-estruturas celulares a nível mundial e ao aumento do preço dos dispositivos móveis. Estas ferramentas de saúde móvel modificam uma série de factores comportamentais gerais e específicos relacionados com a alimentação, o exercício físico e a adesão à medicação para gerir uma série de doenças crónicas, incluindo a diabetes, a obesidade, as doenças cardiovasculares, etc. Várias intervenções de saúde móvel revelaram resultados prometedores em diferentes populações de todas as idades. Estas intervenções têm prestado um apoio equitativo às populações remotas, regionais e carenciadas.

Não são apenas os adultos que possuem um dispositivo que são capazes de executar aplicações móveis. Os relatórios sugerem que as crianças de 6 anos compreendem melhor a tecnologia digital do que os adultos (Underwood et al.

2015). Hoje em dia, as crianças de todas as faixas etárias jogam inúmeros jogos no telemóvel, falam com os amigos durante longas horas ou até navegam na Internet. As aplicações evoluíram ao longo dos anos e exercem influência na nossa vida quotidiana, expandindo-se até à prática médica e à ciência. Quer se trate da formação de profissionais de saúde, da comunicação entre o doente e o médico ou da auto-utilização pelo doente, as aplicações simplificam e melhoram os cuidados prestados aos doentes. A educação assistida por tecnologia pode melhorar a adesão dos doentes em diferentes idades. Em particular, a visualização e a animação digital são ferramentas poderosas para motivar os doentes a assumirem a responsabilidade e a ação em questões de cuidados de saúde. Também na medicina dentária, a digitalização é um tópico emergente, com cada vez mais aplicações a serem oferecidas. A utilização crescente de aplicações para smartphones melhorou o diagnóstico e o processo de decisão clínica. À medida que as crianças crescem, há novas oportunidades para utilizar aplicações de saúde móvel (mHealth) para apoiar a saúde oral pediátrica. Assim, acredita-se que, com a atual evolução das ferramentas tecnológicas (o aumento da utilização de smartphones e tablets nos últimos anos), as práticas de promoção da saúde dirigidas a grupos etários específicos tornaram-se mais relevantes neste contexto.

McElroy (1895) afirmou, de forma muito bela, que "embora a cirurgia dentária possa ser perfeita, a consulta é um fracasso se a criança sair a chorar". Este facto sublinha a importância da gestão do comportamento como um pré-requisito para a excelência técnica em Odontopediatria. Ansiedade dentária, medo dentário e Odontofobia são termos frequentemente utilizados como sinónimos, mas na realidade indicam diferentes tipos (graus) de ansiedade dentária. O medo dentário representa uma reação emocional normal a um estímulo específico potencialmente ameaçador; a ansiedade dentária representa um estado geral em que a pessoa experimenta um nível de apreensão e antecipa que algo negativo pode acontecer; e a Odontofobia é um tipo grave de ansiedade dentária, tipicamente desproporcional ao estímulo causador.

A primeira consulta dentária de uma criança é muitas vezes marcada por um sentimento de medo elevado, associado a uma ameaça que não é clara, ambígua ou não está imediatamente presente. Este facto tem um impacto psicológico negativo na criança, tornando a experiência desagradável. Também tem impacto nos profissionais de saúde que tratam as crianças com ansiedade dentária, uma vez que estas crianças têm frequentemente falta de cooperação, resultando na necessidade de tratamentos mais longos e de mais recursos. A prevalência da ansiedade dentária está estimada em 6%-20% das crianças e adolescentes com idades compreendidas entre os 4 e os 18 anos, com base em estudos publicados. Alguns estudos relataram taxas ainda mais elevadas, constatando que 38% e 74,1% das crianças têm ansiedade dentária moderada ou grave, respetivamente. Raadal et al. relataram que 19,5% das crianças urbanas dos Estados Unidos, com idades entre os 5 e os 11 anos, apresentavam níveis elevados de ansiedade dentária numa amostra de 895. Cuthbert et al. descobriram que a ansiedade dentária mais considerável existe entre os 6 e os 7 anos de idade. Herbertt e Innes descobriram que as crianças com idades entre os 8 e os 9 anos eram as mais afectadas pela ansiedade dentária e as menos cooperantes durante o tratamento dentário.

Uma das principais causas de resistência comportamental na primeira consulta é a introdução de vários factores desencadeadores de stress, como a falta de familiaridade, sons e sabores estranhos, a necessidade de estar constantemente deitado na cadeira dentária, o desconforto e até a dor. Uma categoria de intervenções eficazes na redução da ansiedade pré-operatória consiste em fornecer informações antes da consulta às crianças, de uma forma adequada à sua fase de desenvolvimento. A educação pré-tratamento, incluindo as técnicas de contar e mostrar, introduzidas por Addelston em 1959, continua a ser a pedra angular das técnicas de gestão do comportamento (BMTs), que são normalmente utilizadas pelos odontopediatras na gestão da ansiedade das crianças numa consulta pré-tratamento. A terapia de exposição (TE) é outra técnica, considerada por muitos como a primeira escolha de tratamento para fobias específicas. Destina-se a diminuir o efeito dos estímulos temidos através de uma exposição repetida e gradual. Quando a pessoa não consegue escapar ou evitar os estímulos temidos e a ansiedade associada (medo) diminui, diz-se que ocorreu um "processo de habituação". Algumas destas técnicas foram implementadas utilizando soluções de base tecnológica, o que as torna mais atractivas para as crianças.

Vários estudos avaliaram a eficácia da modelação por filme na redução da ansiedade dentária das crianças. Na modelagem cinematográfica, as crianças são preparadas para procedimentos dentários observando um filme em que vários procedimentos dentários são realizados num modelo infantil que mostra um comportamento cooperativo. As crianças podem reproduzir o comportamento exibido pelo modelo infantil no filme. No entanto, apenas observar um modelo, explicar ou demonstrar o procedimento dentário pode não ser completamente eficaz, mas fazê-las brincar com brinquedos que imitam instrumentos dentários pode ser mais útil. Utilizando a ideia do conceito de aprender fazendo, a técnica TSD foi modificada para tell-play-do (TPD). Neste caso, foi pedido às crianças que brincassem com brinquedos que imitavam instrumentos dentários e foi-lhes explicado o que se passava. Estes incluem vários instrumentos de diagnóstico (espelho bucal e sonda dentária), airotor, sucção (ejetor de saliva) e seringa de ar/água. Depois de efetuar o tratamento dentário utilizando brinquedos de imitação dentária, a criança fica com uma ideia sobre os vários procedimentos dentários. Além disso, fica exposta a várias imagens e ruídos do equipamento utilizado na prática dentária.

As aplicações para smartphones são muito mais cómodas e facilmente disponíveis, não necessitando de hardware adicional, como os equipamentos de realidade virtual. Os jogos de dentista para smartphone disponíveis em linha são aprovados por um painel de pedodontistas experientes para utilização clínica. Demonstram a utilização de equipamento dentário comum, sob a forma de imagens animadas com efeitos visuais e sonoros. Ao contrário dos filmes e dos modelos ao vivo, em que a criança aprende de forma passiva, os jogos podem permitir uma experiência interactiva, dependente de recompensas e, normalmente, apelativa para a criança. Poderá constituir uma opção mais atractiva de exposição e modelação pré-tratamento para as crianças do terceiro milénio.

A manutenção da higiene oral sofreu desenvolvimentos recentes que transformaram uma tarefa monótona numa tarefa excitante. Além disso, a consciência do público relativamente à higiene oral doméstica também foi aumentada pela publicidade de produtos de cuidados de saúde domésticos. Wendt et al. observaram que se o hábito da escovagem diária dos dentes for adotado logo a partir de 1 ano de idade, é mais provável que as crianças permaneçam livres de cáries até aos 3 anos de idade (Wendt et al. 1994). À medida que os cuidados de saúde oral pediátricos avançam no domínio da alta tecnologia, é importante estabelecer e manter hábitos eficazes de escovagem dos dentes nas crianças. Um estudo realizado no Reino Unido revelou que 70 % dos inquiridos declararam que os seus dentes se sentiam mais limpos depois de utilizarem uma -aplicação móvel -para obter informações sobre higiene oral. Além disso, 88% afirmaram que a -aplicação -móvel -os motivou a escovar os dentes durante mais tempo e 92,3% recomendariam a aplicação aos seus amigos e familiares. -As aplicações móveis -são, por conseguinte, uma ferramenta eficaz e futurista para chegar aos pais e à comunidade, que de outra forma poderiam não estar acessíveis.

Outra opção emocionante é a gamificação dessas aplicações. A gamificação é a "utilização de elementos de jogos de vídeo em sistemas que não são de jogos". As caraterísticas de gamificação incluem emblemas, níveis, quadros de líderes, etc. A gamificação é a utilização destas caraterísticas para influenciar os comportamentos-alvo e o envolvimento, permitindo que os utilizadores realizem tarefas de forma mais eficaz e agradável. A gamificação tem várias vantagens. Melhora a compreensão dos indivíduos relativamente às suas capacidades, aumenta a sua concentração e melhora as suas capacidades de resolução de problemas. Por exemplo, uma aplicação de jogo interactiva pode ser utilizada para despertar o interesse e aumentar a motivação para a escovagem dos dentes em crianças pequenas. Uma aplicação móvel é uma ferramenta promissora para motivar uma rotina de higiene oral baseada em evidências, ajudando na mudança de comportamento, no desenvolvimento de competências e, em última análise, transformando um exercício num hábito.

Uma aplicação móvel acessível e fácil de utilizar pode também revelar-se uma ferramenta valiosa para partilhar informações sobre questões médicas de emergência, como o traumatismo dentário. O traumatismo dentário é comum e mais prevalente em crianças e adolescentes. O papel da prevenção, do diagnóstico e do tratamento do traumatismo dentário é da maior importância para a sobrevivência dos dentes primários e permanentes. As primeiras horas após a lesão são cruciais para determinar o prognóstico de um dente ferido. Por conseguinte, tanto o público em geral como a comunidade dentária devem ser informados sobre a gestão das lesões dentárias traumáticas. Uma aplicação para smartphone prontamente disponível pode facilmente orientar um indivíduo para tomar as medidas adequadas e, por conseguinte, restaurar significativamente a função, o desenvolvimento adequado e o sorriso de um doente para o seu estado original.

Considera-se que a adesão dos doentes a uma aplicação para smartphone é mais conveniente devido ao facto de estarem constantemente acessíveis, serem ajustáveis às necessidades do utilizador, poderem fornecer feedback personalizado, terem um maior alcance e oferecerem funcionalidades interactivas. As aplicações móveis dentárias são jogos divertidos em que o cliente tem a oportunidade de executar uma variedade de procedimentos no domínio dentário em indivíduos com desenhos animados. Toda a operação dentária, como a higiene dentária, a terapia pulpar, a remoção de dentes, a restauração de dentes e muito mais, pode ser mostrada ao paciente infantil através de uma aplicação dentária, que fornece explicações mais pormenorizadas. Os lembretes e avisos para novos comportamentos ou hábitos também podem ser personalizados para o indivíduo. Fornece imagens 3D, diferentes planos de tratamento e aconselhamento educacional, para que os pacientes e os pais possam compreender melhor o curso do tratamento. Atualmente, temos uma infinidade de aplicações disponíveis nos telemóveis, que oferecem novas oportunidades para realizar intervenções personalizadas, incluindo avaliação e feedback em tempo real, que têm maior probabilidade de serem eficazes. Estas aplicações são uma opção promissora para a promoção da saúde oral e para a mudança de comportamentos, uma vez que podem responder a necessidades psicológicas inatas e oferecer motivação intrínseca sob a forma de diversão para a criança.

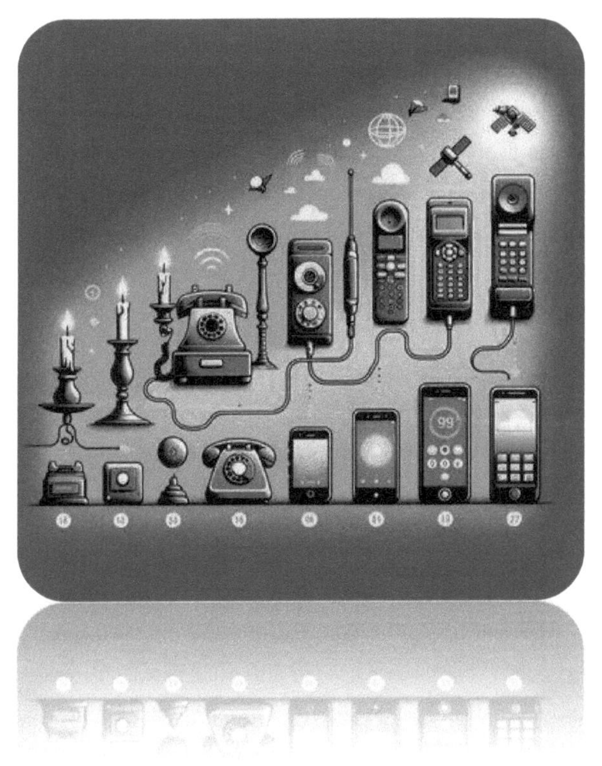

Do tijolo ao monstro: A evolução dos smartphones

O telemóvel tradicional era utilizado para fazer e receber chamadas e enviar e receber mensagens de texto. No entanto, um smartphone, embora mantenha as funções de um telemóvel tradicional, tem capacidades de computação adicionais. Isto permite a navegação na Internet, a transmissão de vídeo e os jogos, que são apenas algumas das possibilidades de um dispositivo smartphone. Existe também a possibilidade de descarregar partes adicionais de software, aplicações (apps), que aumentam o leque de funções possíveis de um smartphone.

Atualmente, a maioria das pessoas tem acesso aos smartphones e às suas aplicações informáticas (Apps). Com cerca de cinco mil milhões de utilizadores de telemóveis em todo o mundo, as oportunidades das tecnologias móveis para a informação sobre saúde são cada vez mais reconhecidas.

Com o avanço da tecnologia, um dispositivo móvel normal deixou de ser um simples pager bidirecional e passou a ser um telemóvel, um dispositivo de navegação GPS, um navegador Web incorporado, um cliente de mensagens instantâneas e uma consola de jogos portátil. Atualmente, uma pessoa comum esfrega o seu telemóvel umas irreais 2.617 vezes por dia. Há mais pessoas no mundo com acesso a um telemóvel do que a uma sanita. Em média, num ano, as pessoas passam pouco menos de 800 horas ao telemóvel (ou seja, mais de um mês inteiro!). E com estes números a aumentar constantemente, não é de admirar que os últimos dez anos tenham sido rotulados como a "década do smartphone

Mas o que é exatamente uma aplicação móvel? Como é que tudo começou? O que é provável que venha a acontecer no futuro?

O que é uma aplicação móvel?

Em termos simples, uma aplicação móvel é uma **aplicação de software** concebida para funcionar em telemóveis e tablets. As aplicações simplificaram as nossas vidas, de tal forma que a maioria de nós estaria perdida sem elas atualmente.

Nos primórdios dos telemóveis, a sua única utilização era telefonar a outras pessoas enquanto se deslocava. Pouco depois, foi incluída a capacidade de enviar mensagens de texto para outros telemóveis.

Em 1973, Martin Cooper, um engenheiro sénior da Motorola, fez história quando ligou para uma organização de telecomunicações concorrente e lhes disse que estava a conversar a partir de um telemóvel. A chamada foi feita com um protótipo do seu modelo DynaTAC - o primeiro telemóvel portátil do mercado foi lançado dez anos mais tarde. A primeira chamada de telemóvel de sempre foi feita em Nova Iorque - o Dr. Cooper ligou para Joel Engel, um investigador rival dos Bell Labs. Foi o início de uma revolução nos dispositivos móveis.

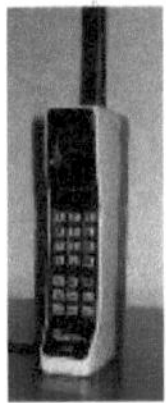

Motorola DynaTAC 8000X

Em **1983,** a Motorola lançou o primeiro telemóvel disponível no mercado - o DynaTAC 8000X. A evolução dos telemóveis começou com este modelo.

1989 - A Psion lançou um sistema operativo móvel chamado EPOC

1991 - GSM lança redes celulares 2-G

1992 - A Nokia lança o 1011m, o primeiro telemóvel GSM. Em dezembro de 1992, foi enviada a primeira mensagem de texto. A mensagem dizia "Feliz Natal" e foi enviada por Neil Papworth, um engenheiro do Sema Group.

1993 - A Apple lança o Message pad, o primeiro tablet.

1994 - Lançado pela primeira vez em 1994, o Simon Personal Communicator da IBM é amplamente considerado como o primeiro "smartphone" do mundo. Muito à frente do seu tempo, o IBM Simon apresentava um ecrã tátil e inúmeras aplicações pré-instaladas, como um livro de endereços, uma calculadora, um calendário, um bloco de notas digital, um relógio mundial e muito mais. Embora só tenha estado no mercado durante seis meses, a IBM conseguiu vender 50.000 unidades do telemóvel.

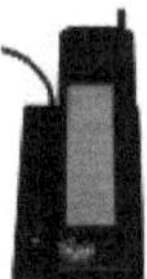

O primeiro smartphone: IBM Simon

1997 - O termo smartphone foi cunhado e os jogos móveis foram introduzidos e, após três anos no mercado, o termo entrou no vernáculo. Foi utilizado pela primeira vez pelo gigante sueco das telecomunicações Ericsson para descrever o seu novo dispositivo móvel denominado GS88.

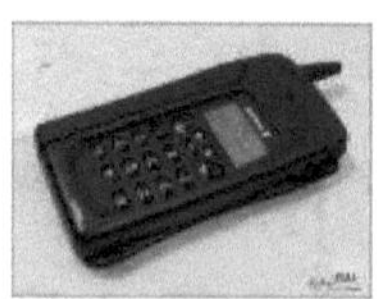

O smartphone GS88

É difícil pensar num mundo antes de Angry Birds, Pokémon Go ou Stumble Guys. Mas a realidade é que os jogos para telemóvel só começaram em 1997. O primeiro jogo para telemóvel foi o "Snake". O jogo foi carregado nos telemóveis Nokia 6110 pelo programador finlandês Taneli Armanto. Isto lançou a indústria dos jogos para telemóveis.

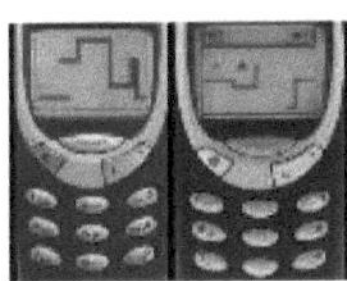

Jogo da cobra no telemóvel Nokia

1999 - Primeiro telemóvel com câmara frontal e GPS. O primeiro telemóvel com câmara comercial, denominado "Kyocera Visual Phone VP-210", foi lançado no Japão. Tinha uma única câmara frontal. O aparelho podia tirar até 20 fotografias e enviá-las por correio eletrónico, ou tirar 2 fotografias por segundo e enviá-las através da rede celular do Japão. No mesmo ano, o fabricante de telemóveis Benefon lançou o primeiro telemóvel comercial denominado "Benefon Esc", equipado com tecnologia GPS. Foi vendido principalmente na Europa, mas foi um pioneiro do GPS nos telemóveis.

2000 - Aparece no mercado o primeiro telemóvel com câmara traseira. O J-SH04, lançado pela Sharp, foi vendido no Japão. Tinha uma câmara incorporada na parte de trás. Podia transmitir instantaneamente fotografias através da rede de um operador. É considerado o primeiro telemóvel com câmara do mercado de massas.

2001 - Olá, redes 3G. Pela primeira vez, os telemóveis podiam ligar-se à Internet através da rede 3G. Este facto marcou o início da utilização generalizada da Internet nos telemóveis.

2004 - Tecnologia GPS com assistência em direto. A empresa americana de eletrónica Qualcomm inventou e testou o GPS assistido em tempo real. Isto melhorou significativamente a precisão da localização em direto.

2007 - Primeiro iPhone da Apple. O CEO da Apple, Steve Jobs, anunciou o primeiro iPhone do mundo na convenção Macworld. Jobs chamou ao iPhone original um "produto revolucionário e mágico". O primeiro modelo tinha um ecrã tátil, GPS, câmara, iPod e acesso à Internet. As suas capacidades de software foram um ponto de viragem para a indústria dos smartphones. No primeiro ano no mercado, a Apple vendeu mais de 1,4 milhões de iPhones inaugurais.

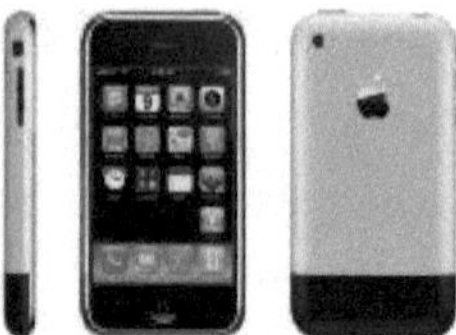

O primeiro iPhone

2008 - Primeiro smartphone Android. O primeiro telemóvel com Android do mundo entrou no mercado. Chamava-se T-Mobile G1, também conhecido como HTC Dream. Tinha um ecrã tátil, um teclado QWERTY e acesso à Internet.

O telemóvel deslizava fisicamente para revelar o teclado e tinha um trackball tipo BlackBerry para ajudar a navegar.

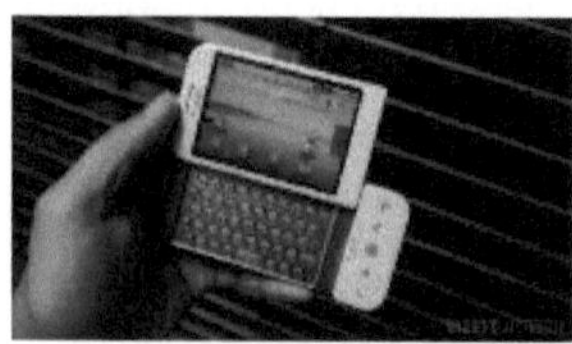

T-Mobile G1

2009 - Rede 4G. A empresa sueca Telia Sonera lançou a rede 4G para utilização comercial. O serviço 4G permite velocidades de transmissão de dados mais rápidas - cerca de 10 vezes mais rápidas do que a 3G.

2019 - Rede 5G. A Verizon lançou a primeira rede 5G do mundo. Tinha uma pegada relativamente pequena em Chicago e Minneapolis.

2020- A Samsung lança o Samsung Galaxy S20, com uma câmara de 108 megapixéis.

Na viragem do milénio, assim que o medo do Y2K foi finalmente extinto, a revolução dos smartphones arrancou realmente. O ritmo de desenvolvimento de aplicações móveis acelerou e tornou-se cada vez mais sofisticado.

Em 2002, a RIM lançou o Blackberry 5810 com aplicações pré-carregadas como editor de toques de telemóvel, lista de tarefas, bloco de rascunhos, jogos de arcada e também introduziu o correio eletrónico sem fios.

A App Store original foi lançada com 500 aplicações, o que significa que não existe uma "verdadeira" primeira aplicação. No entanto, a verdadeira mudança foi quando a Apple de Steve Jobs lançou o iPhone em 2007, que tinha várias aplicações como fotografias, mapas, meteorologia e muito mais. Um ano mais tarde, a HTC lançou o primeiro smartphone Android, o HTC Dream. Em 2008, a Apple lançou a sua App Store com mais de 500 aplicações e a versão 2.0 do seu sistema operativo. Foram efectuados 10 milhões de downloads nos três dias seguintes ao lançamento! Para não ser ultrapassada, a Google lançou o mercado Android. A Apple ultrapassou os mil milhões de descarregamentos no final do ano.

Em abril de 2010, a Apple lançou o iPad, com 11.000 aplicações especificamente optimizadas para o dispositivo na loja de aplicações. Em agosto do mesmo ano, o número de descargas de aplicações para Android ultrapassou os mil milhões. A palavra "app" foi escolhida como a palavra do ano pela American Dialect Society.

Depois disso, tem sido um turbilhão, com centenas de aplicações a serem adicionadas às lojas de aplicações da Apple e do Android. Os clientes tornaram-se mais exigentes e queriam mais funcionalidades e mais aplicações para fazer coisas novas. Gradualmente, os telemóveis Blackberry e Nokia saíram da corrida, uma vez que não acompanharam os avanços e os progressos realizados pela Samsung, Apple, HTC e os fabricantes de nova geração, como a OnePlus. Em 2011, os downloads de aplicações para Android e iOS ultrapassaram os 10 mil milhões. Foi também o ano em que o Google Play Music foi lançado.

Em 2013, foram efectuados mais de 50 mil milhões de descarregamentos em ambos os mercados; em 2017, estavam disponíveis mais de 2,2 milhões de aplicações na loja da Apple e 2,8 milhões na loja do Android .[1]

Em 2005, a fotografia digital quase ultrapassou o sector da película fotográfica convencional. A maioria dos fotógrafos profissionais utilizou apenas a fotografia digital ou uma combinação de fotografia digital e de película convencional. Do mesmo modo, a utilização da fotografia digital no consultório dentário surgiu como uma ferramenta rápida, fácil e muito útil para documentar tratamentos, educar os pacientes e realizar investigação clínica.

Os primeiros estudos relacionados com as aplicações de Odontopediatria foram efectuados por Chang, Y et al. em 2008[2] . Este estudo de caso apresentou um sistema "Playful Toothbrush" para ajudar os pais e os professores a motivar as crianças do jardim de infância a aprender a escovar os dentes corretamente. O sistema incluía um sistema de rastreio de movimentos baseado na visão que reconhecia diferentes movimentos de escovagem dos dentes e um jogo de escovagem dos dentes em que a criança limpa uma imagem virtual espelhada dos seus dentes sujos, escovando-os fisicamente. Os resultados do estudo sugerem que o Playful Toothbrush aumenta a eficácia das crianças do jardim de infância na escovagem dos dentes, medida pelo número de movimentos de escovagem, duração da escovagem e rigor da limpeza dos dentes.

Outros produtos, como o Tooth Tunes, lançado pela divisão Tiger Electronics da Hasbro em 2007, foram concebidos para incentivar a escovagem dos dentes das crianças. Os sensores na escova de dentes reconhecem a atividade de escovagem, desencadeando uma canção de dois minutos que incentiva as crianças a escovar os dentes durante o tempo recomendado pelos dentistas. Em 2008, foram introduzidos mais dois tipos, a *Turbo Tooth Tunes* e *a Tooth Tunes Junior*. Em 2012, foram lançadas nove novas escovas de dentes *Tooth Tunes* .[3]

O Molarcropolis é outro jogo para telemóvel que surgiu em 2009 e que utiliza estratégias de persuasão para atingir o comportamento-alvo de sensibilização dos adolescentes para a saúde oral e a higiene dentária. Enquanto jogam o jogo, os adolescentes recebem informações sobre doenças orais e as suas causas, hábitos e actividades que colocam os adolescentes numa situação de risco especial e dicas para melhorar a saúde oral. Numa avaliação exploratória, os adolescentes indicaram que o jogo é simultaneamente divertido e informativo, que aprendem novos aspectos da sua saúde oral e que pode potencialmente mudar os seus hábitos de saúde oral.[4]

A teleodontologia, cuja base reside na Internet e nos avanços da tecnologia da informação, complementa os métodos presenciais de cuidados dentários pediátricos, conduzindo, em última análise, a uma melhor gestão dos doentes. Os dentistas pediátricos têm tirado partido desta tecnologia para educar os pacientes/pais, monitorizar os cuidados preventivos e o acompanhamento pós-tratamento, avaliar o desenvolvimento dentário, diagnosticar doenças dentárias, planear o tratamento e orientar o comportamento antes da consulta para diminuir a ansiedade das crianças. Este avanço tecnológico na medicina dentária contribuiu significativamente para reduzir o fosso entre a oferta e a procura de especialistas em medicina dentária pediátrica em locais onde as instalações de cuidados de saúde oral são limitadas. A utilização da tele-dentisteria durante a pandemia expandiu o potencial desta tecnologia para reduzir a propagação do vírus e provou ser uma ferramenta eficaz para prestar cuidados de saúde oral a longo prazo à população pediátrica, ultrapassando as desigualdades no acesso a cuidados especializados.

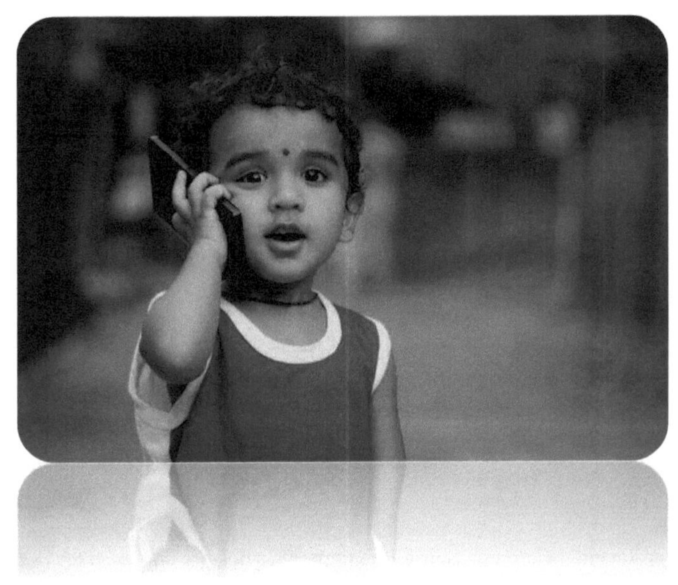

Crianças e smartphones: Uma tendência crescente

Nas últimas décadas, os telemóveis integraram-se perfeitamente na nossa vida quotidiana, mesmo para as crianças pequenas. Tornaram-se mais populares do que outros dispositivos multimédia devido ao seu tamanho compacto, portabilidade, capacidade de transmissão de conteúdos, caraterísticas interactivas e -custo-benefício.

 De acordo com um inquérito realizado pela Common Sense Media na América, a percentagem de crianças dos 0 aos 8 anos que utilizam telemóveis aumentou de 38% em 2011 para 72% em 2013. Ainda mais dramático foi o aumento da utilização por crianças com menos de 2 anos, de 10% em 2011 para 38% em 2013[5] . Um -estudo transversal -dos hábitos digitais de 350 crianças com idades compreendidas entre os 6 meses e os 4 anos revelou que quase todas as crianças (96,6%) utilizavam telemóveis . [6]

De acordo com a Common Sense Research, 43% dos pré-adolescentes (8 a 12 anos) e 88% a 95% dos adolescentes (13 a 18 anos) têm o seu próprio smartphone (Rideout et al., 2022; Pew 2022) .[7]

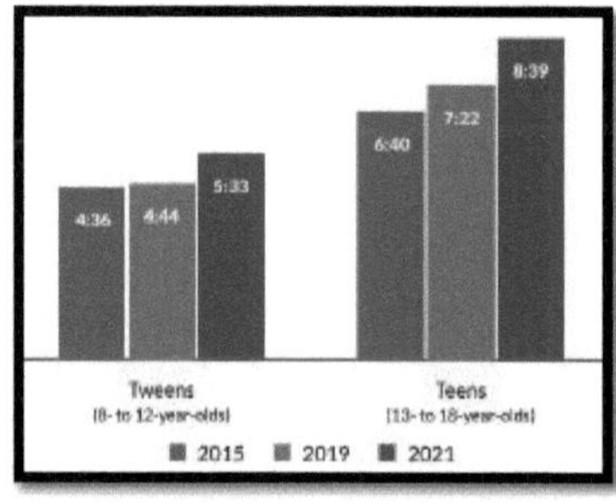

Utilização total de ecrãs de entretenimento entre pré-adolescentes e adolescentes, por dia, 2015 a 2021

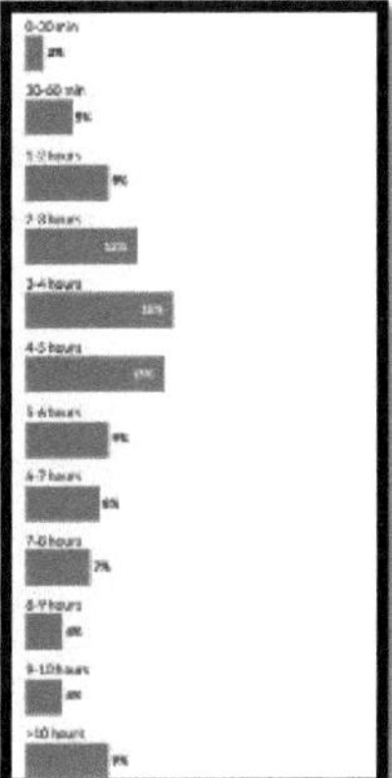

Distribuição da duração média diária da utilização do smartphone

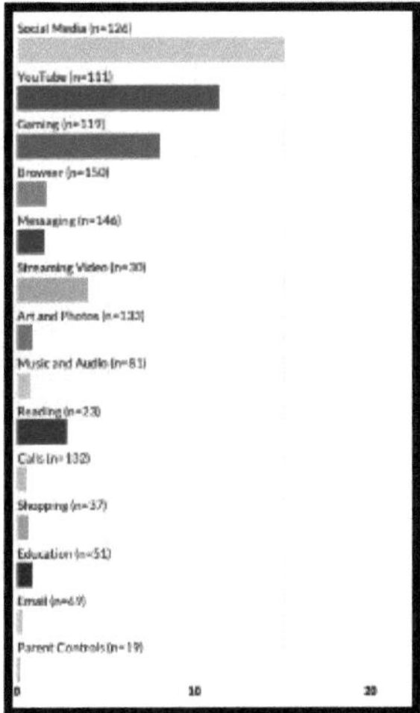

Duração média da utilização de diferentes categorias de aplicações para smartphones

Entre 2019 e 2021, a quantidade total de media de ecrã utilizada por dia passou de 4:44 para 5:33 entre os pré-adolescentes e de 7:22 para 8:39 entre os adolescentes. Este é um aumento muito mais rápido em apenas dois anos do que foi visto anteriormente . [8]

O número de pré-adolescentes e adolescentes com os seus próprios dispositivos digitais aumentou drasticamente nos últimos anos.

Em 2015, 24% dos pré-adolescentes tinham o seu próprio smartphone e, atualmente, 43% têm-no. Em 2015, 67% dos adolescentes tinham o seu próprio telemóvel, enquanto hoje 88% têm (Rideout & Robb, 2019).

- Cerca de três em cada 10 crianças de 8 e 9 anos têm o seu próprio telemóvel
- Entre os jovens dos 12 aos 13 anos, cerca de sete em cada 10 têm o seu próprio telemóvel
- Entre as pessoas com 14 anos ou mais, cerca de nove em cada 10 têm o seu próprio telemóvel

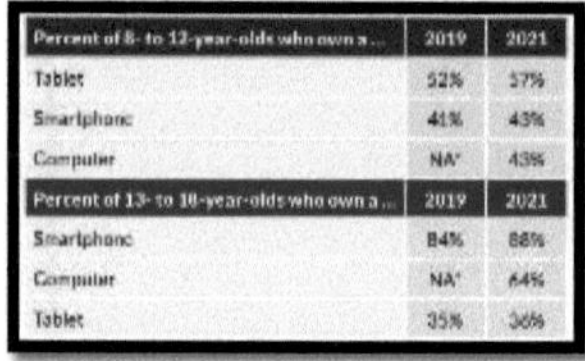

Percent of 8- to 12-year-olds who own a ...	2019	2021
Tablet	52%	57%
Smartphone	41%	43%
Computer	NA*	43%
Percent of 13- to 18-year-olds who own a ...	2019	2021
Smartphone	84%	88%
Computer	NA*	64%
Tablet	35%	36%

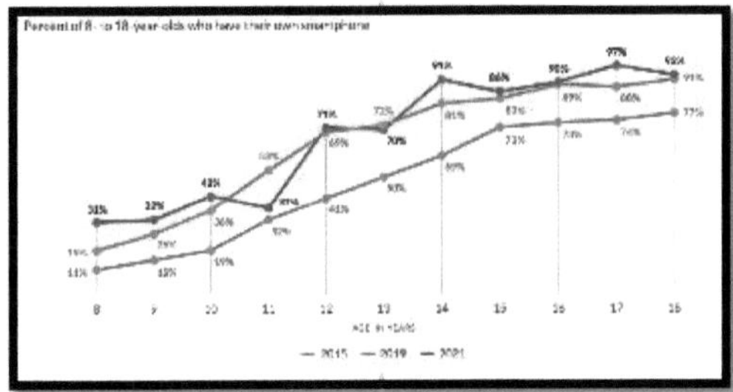

Os jogos de vídeo continuam a ser uma das actividades mediáticas mais populares para os pré-adolescentes e os adolescentes, mas o prazer está dramaticamente dividido em função do género. Estudos anteriores indicam que jogar jogos de vídeo em linha era uma forma popular de os jovens conviverem com os amigos durante a pandemia, quando era muitas vezes mais difícil ver os amigos cara a cara (Rideout & Robb, 2021). O número de lares com uma consola de jogos de vídeo ou um leitor portátil não se alterou (79% têm uma), e o tempo médio passado a jogar não se alterou substancialmente.

Em geral, os pré-adolescentes gostam mais de jogar jogos do que os adolescentes, especialmente jogos para telemóvel (45% dos pré-adolescentes gostam muito de jogar jogos para telemóvel, em comparação com 28% dos adolescentes). Entre todos os jovens dos 8 aos 18 anos, os rapazes passam, em média, 2h20 por dia a jogar videojogos e as raparigas pouco menos de uma hora.[8]

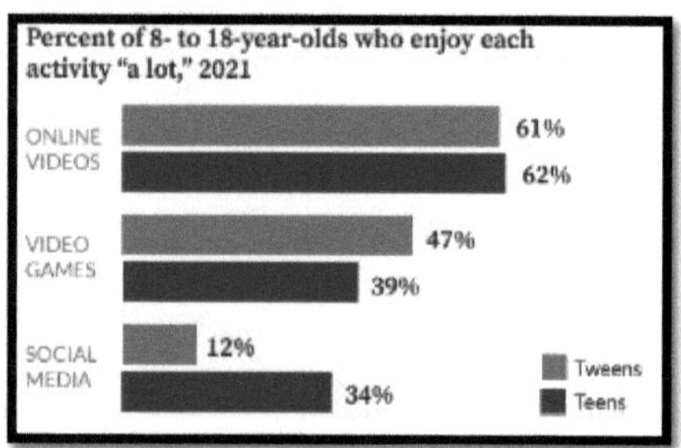

Em estudos indianos, crianças com apenas 2 meses de idade foram expostas a esses meios de comunicação, com uma idade média de primeira exposição de cerca de 10 meses. Quando uma criança atinge os 18 meses de idade, a maioria já foi exposta a -meios de comunicação baseados em ecrãs-. -Curiosamente, a prevalência da utilização de smartphones (96%) ultrapassa a do visionamento de televisão (89%) entre estas crianças pequenas .[11]

Um estudo realizado por Shah SA, Phadke VD em 2023, indicou uma prevalência de 66 em 90 crianças que utilizam telemóveis, como se pode ver em. A percentagem de crianças que utilizam telemóveis aumenta com o aumento do grupo etário, sendo a percentagem mais elevada de 95,5% das crianças do grupo etário dos 3- 4 anos. As razões mais comuns apontadas pelos pais para darem telemóveis aos seus filhos foram a alimentação (47%) e o choro (42,4%). Outras razões foram a realização de tarefas domésticas (27,3%), manter os filhos calmos em locais públicos (4,5%) e ajudar os filhos a adormecer (6,1%) .[11]

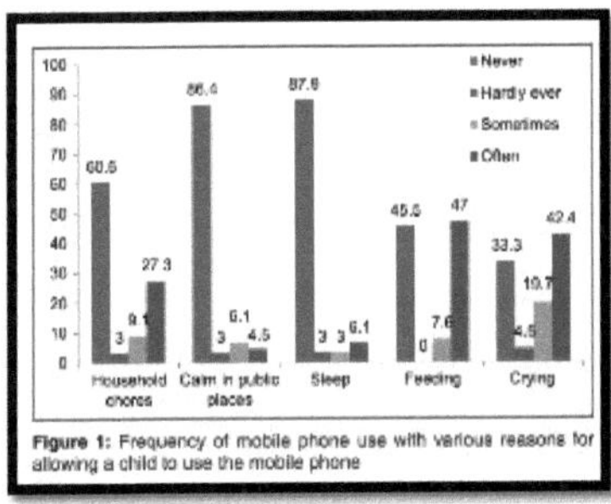

Figure 1: Frequency of mobile phone use with various reasons for allowing a child to use the mobile phone

Os telemóveis têm tido um impacto considerável nos países em desenvolvimento. Em todo o mundo, as pessoas estão a ter acesso à Internet através dos telemóveis. Em 2018, um terço da população mundial tinha um smartphone. O número de utilizadores de smartphones só na Índia era de cerca de 502,2 milhões em 2019, prevendo-se que aumente para 829 milhões até 2022. Por outro lado, os jogos de computador e móveis são muito populares. Os jogos representam mais de um terço dos descarregamentos. Por exemplo, 69% dos britânicos com idades compreendidas entre os 8 e os 74 anos jogam jogos, em média, 14 horas por semana; destes, 52% são do sexo feminino, com uma idade média de 31 anos. O aumento da utilização de smartphones levou a um crescimento explosivo da utilização de aplicações para smartphones (apps) destinadas a promover o estado de saúde e os comportamentos higiénicos. Em 2019, uma pesquisa sistemática nas lojas de aplicações encontrou 612 aplicações relacionadas com a saúde oral. Outra revisão sistemática mostrou que as estratégias de saúde móvel podem funcionar como uma ferramenta adicional para melhorar a higiene oral, em particular para gerir a gengivite, e para melhorar os conhecimentos em matéria de saúde oral. Além disso, algumas aplicações foram concebidas para influenciar as atitudes, crenças e comportamentos dos pais relativamente à saúde oral dos seus filhos. As pessoas estão interessadas em ter as suas informações de saúde prontamente disponíveis nos seus smartphones. Atualmente, mais de 500 milhões de pessoas em todo o mundo utilizam aplicações para smartphones relacionadas com a saúde.

As crianças e os adolescentes estão habituados a viver em contextos em que os telemóveis inteligentes e os computadores tablet estão sempre disponíveis. Foi referido que as crianças de apenas seis anos compreendem melhor a tecnologia digital do que os adultos. Em geral, verifica-se que as crianças de todos os grupos etários, desde os mais pequenos até aos adolescentes, ficam agarradas ao telemóvel a jogar jogos interactivos ou mesmo a navegar na Internet. Hoje em dia, temos uma aplicação para praticamente tudo. Assim, a utilização de uma plataforma digital para melhorar a saúde oral a longo prazo pode ser uma estratégia baseada na teoria comportamental. Por conseguinte, as aplicações para telemóveis inteligentes têm o potencial de fornecer novas informações às crianças, por exemplo, bons comportamentos de saúde oral.

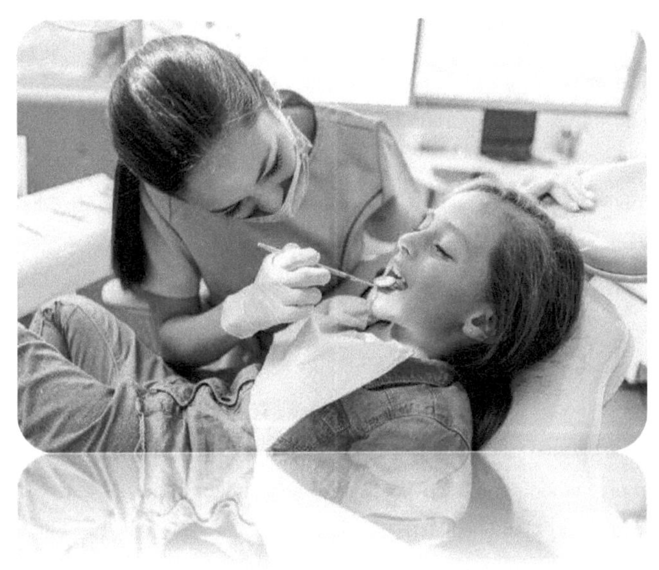

A odontopediatria passa a ser digital: O excitante mundo das aplicações para smartphones

A tecnologia constitui atualmente uma grande parte das nossas vidas, tanto no domínio pessoal como profissional. Especialmente nos últimos anos, tem-se verificado um aumento extraordinário na adoção de novos desenvolvimentos tecnológicos que mudam as nossas vidas. A par da tecnologia, o desenvolvimento dos smartphones está também na ordem do dia. Os smartphones, para além de receberem chamadas telefónicas e mensagens, utilizam uma tecnologia que permite o acesso rotineiro a conhecimentos e informações ilimitadas através do acesso à Internet. As aplicações móveis também se disseminaram em áreas como a medicina, a saúde pública e a medicina dentária. Estas aplicações eliminam os constrangimentos de tempo, fornecendo serviços de saúde às pessoas a qualquer hora do dia. A localização no local pretendido permite que as pessoas acedam à informação sem barreiras geográficas. Na Odontopediatria, existem aplicações desenvolvidas tanto para os doentes como para os dentistas. Existem aplicações em Odontopediatria que permitem aos odontopediatras integrar a tecnologia nas suas práticas clínicas, para incutir hábitos de higiene oral nos pacientes pediátricos. Para os pais, existem aplicações do tipo jogo que ajudam a motivar os filhos para a higiene oral, além de existirem aplicações medicinais que os ajudam a lidar com os casos de emergência dentária, como os traumatismos dentários.

De acordo com diferentes inquéritos, concluiu-se que existem cerca de 151 aplicações relacionadas com a odontopediatria disponíveis para telemóveis Android e 168 para dispositivos IOS. Estas aplicações incluem aplicações que auxiliam na gestão da prática/auxílio ao diagnóstico, aplicações que dão acesso a publicações/jornais/notícias, aplicações que ajudam a formular a gestão de medicamentos pediátricos para dentistas, aplicações da Apple App Store para a pediatria, aplicações para pacientes e suas famílias, jogos, informações gerais para as famílias, temporizadores de escovagem e simulações para crianças e emergência dentária.

	Applications for Pediatric Dentists	
	Practice Management/ Aiding Diagnosis	7
	Publications/Journals/News	5
	Dental Emergency	1
	Pediatric Dental Drugs Management	7
Apple App Store	Applications for Pediatric Patients and Their Families	
	Games	82
	General Information for Families	9
	Brush Timers and Simulations for Children	59
	Dental Emergency	1
	TOTAL	151
	Applications for Pediatric Dentists	
	Practice Management/ Aiding Diagnosis	14
	Publications/Journals/News	8
	Dental Emergency	6
	Pediatric Dental Drugs Management	10
Google Play Store	Applications for Pediatric Patients and Their Families	
	Games	96
	General Information for Families	14
	Brush Timers and Simulations for Children	46
	Dental Emergency	6
	TOTAL	162

Para além das muitas vantagens das aplicações úteis, a presença de informações incorrectas ou incompletas em algumas aplicações pode causar desvantagens, tais como atrasar as consultas no dentista, aderindo às informações contidas nas aplicações. O tempo de rastreio também afecta os olhos, o que prova que tudo corre bem num equilíbrio. Por conseguinte, as aplicações móveis devem ser utilizadas como métodos de motivação, uma vez que a sua eficácia é ainda um trabalho em curso .[13]

A Academia Indiana de Pediatria (IAP) publicou as suas orientações parentais para o tempo de ecrã em 2021, que alertavam para os danos do excesso de tempo de ecrã e também forneciam orientações aos pais sobre o tempo de visualização de ecrã permitido até um máximo de 1 hora por dia (com cada sessão não superior a 20-30 minutos); quanto menos, melhor[14] .

As aplicações móveis são de acesso fácil e rápido, ajudam a fornecer educação sobre higiene oral e a motivar a família e a criança, a preparar a criança para os procedimentos dentários, a prevenir a fobia dentária nas crianças, a permitir que a família enfrente emergências como os traumatismos dentários, a ajudar os dentistas a integrar a tecnologia e as práticas clínicas, a facilitar o acesso dos dentistas a informações novas e actualizadas.

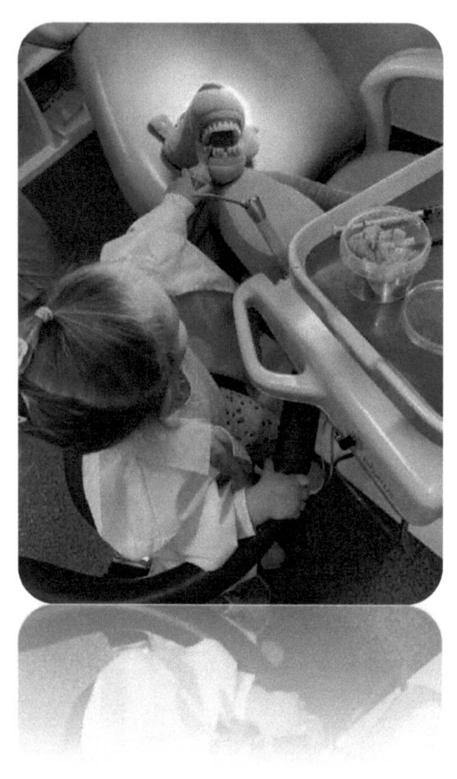

JOGOS DE SIMULAÇÃO PARA OS PEQUENOS DENTISTAS

Molarcropolis

Os utilizadores escolhem com qual das duas personagens (ou bactérias), ou seja, Strico e Philusa, os personagens masculinos e femininos, querem jogar. O jogador deve proteger o novo mundo oral de elementos externos que tentam curar a boca. À medida que o jogo avança, as acções do utilizador determinam a forma como o mundo oral é afetado. No final de cada fase, é apresentado aos utilizadores o estado atual do mundo oral, explicando como um "dano" sustentado semelhante ao que acabaram de criar no ambiente afecta a saúde oral a longo prazo.

Molarcropolis é um jogo de plataformas com puzzles de deslocação. É composto por várias fases não lineares em que os utilizadores têm de resolver minijogos sob a forma de puzzles. Os utilizadores têm de correr, saltar sobre obstáculos e trepar para avançar em cada fase. À medida que a personagem se move, o ecrã desloca-se para os lados e para cima e para baixo. Em cada fase, os utilizadores aprendem novos truques e recolhem diferentes itens que podem ser utilizados mais tarde no jogo.

Em primeiro lugar, existem painéis informativos que são activados quando as personagens tocam no sinal "?" na parte superior. Os painéis informativos fornecem factos relativos a diferentes tipos de doenças orais, bem como dicas sobre como melhorar a saúde oral. Em segundo lugar, as transições narrativas apresentam os diálogos que a personagem principal tem com outras bactérias no jogo e que orientam a história principal. Finalmente, os painéis de estado apresentam informações sobre a personagem (ou seja, informações pormenorizadas sobre como esta bactéria ajuda a produzir cáries) e uma visão geral das diferentes competências recolhidas .[4]

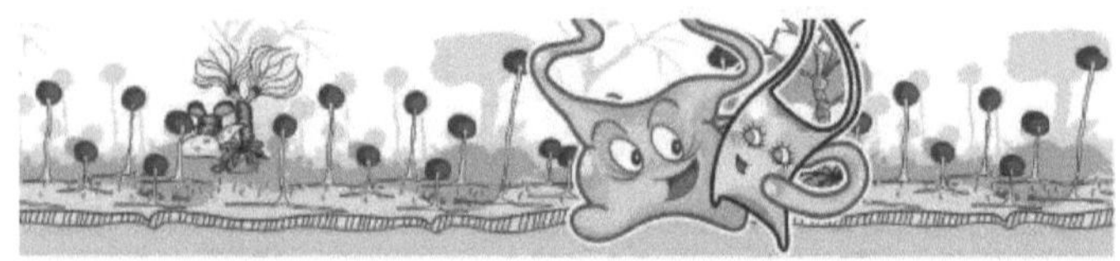

Strico e Philusa, as personagens masculina e feminina que os utilizadores podem escolher no início de Molarcropolis.

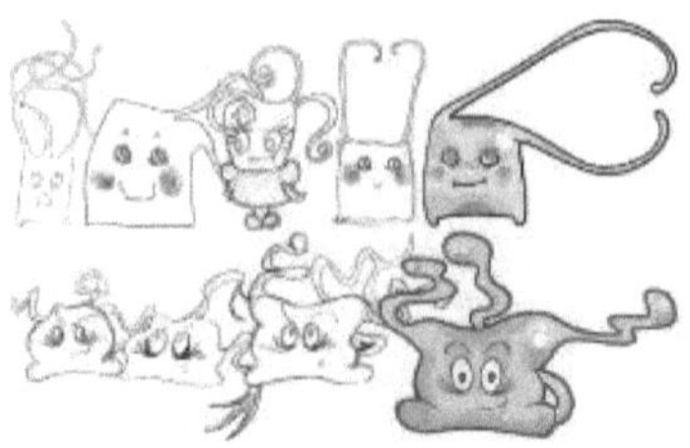

As duas personagens de Molarcropolis representam dois tipos de bactérias que criam cáries. Philusa (em cima) é um Lactobacilus Acidophilus e Strico (em baixo) é um Streptococcus Sanguis.

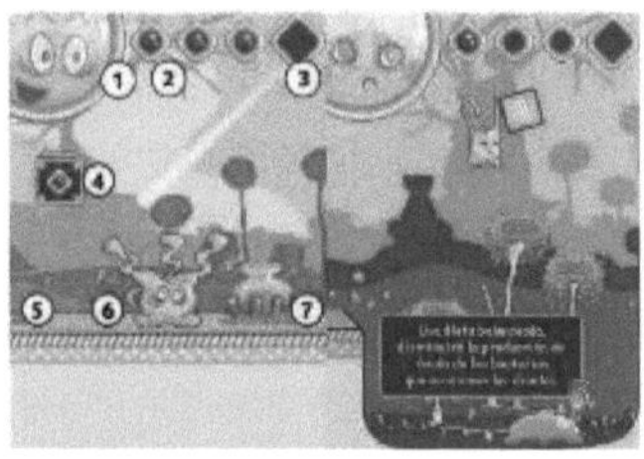

A interface de Molarcropolis. Os elementos da interface (à esquerda): 1) a disposição, 2) a saúde e 3) os objectos da personagem, 4) uma arca, 5) as plataformas, 6) a personagem e 7) os elementos interactivos. Painéis informativos (à direita): activados quando o personagem toca no sinal "?" no topo.

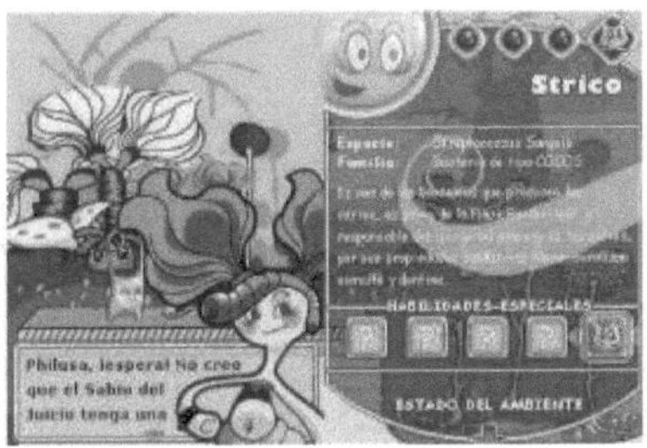

Transições narrativas (esquerda): são apresentados elementos da história à medida que o jogo avança. Painel de estado (à direita): contém informações sobre a personagem (ou tipo de bactéria), bem como uma visão geral das capacidades recolhidas.

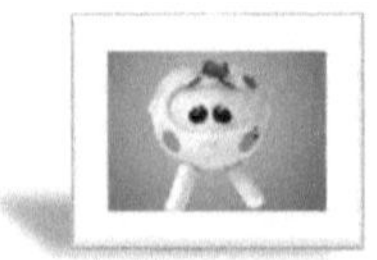

Roogies

A aplicação Roogies é uma ferramenta tecnológica para a gestão do comportamento. Foi desenvolvida para apoiar os Dentistas e as crianças durante os tratamentos dentários. A Roogies App foi criada tendo em conta os princípios cognitivo-comportamentais e inspirada em várias técnicas cognitivo-comportamentais utilizadas em Odontopediatria como a Dessensibilização Sistemática, Modelação, Distração, Imagens Guia e Reestruturação Cognitiva. O Roogies diminui o medo dentário e os problemas de comportamento das crianças e aumenta o sentido de aceitabilidade e previsibilidade das crianças em relação ao tratamento dentário .[14]

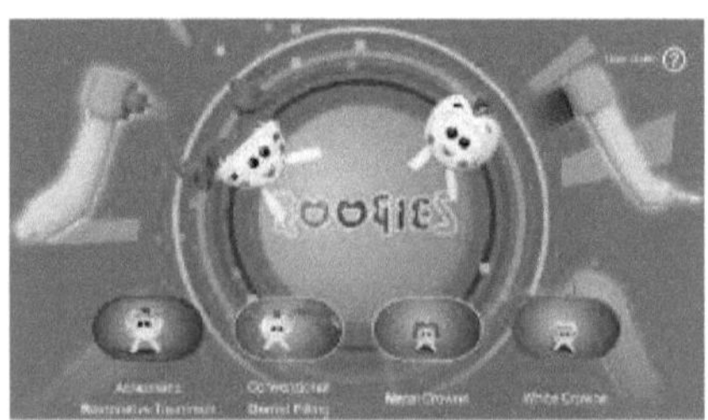

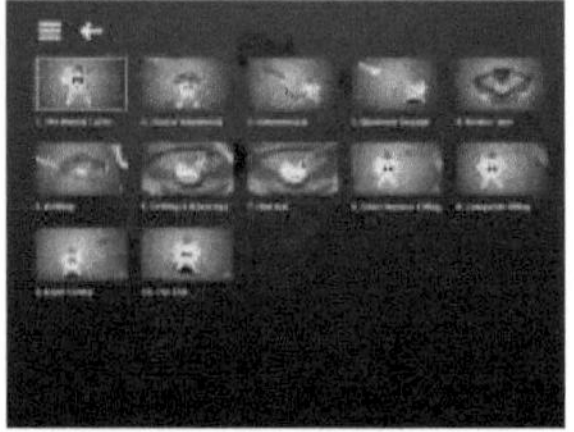

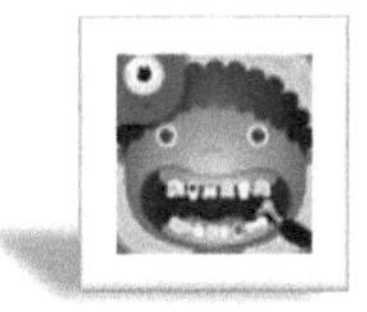

Dentista pequenino

O jogo de vídeo de simulação dentária "Tiny Dentist" está disponível para iOS e Android, desenvolvido pela Fantastoonic (programador Android, versão 3.7.1). Envolve a representação de papéis. Inicialmente, utiliza tutoriais para demonstrar à criança várias opções de tratamento antes de aceder à área de jogo. O objetivo deste jogo é familiarizar as crianças com os procedimentos dentários fundamentais. O Entertainment Software Rating Board certificou-o como apropriado para todas as idades e pode ser descarregado e jogado gratuitamente. O videojogo oferece uma interface gráfica para o utilizador que é simples de utilizar. As crianças aprendem os fundamentos da higiene dentária com esta aplicação de uma forma divertida[14.]

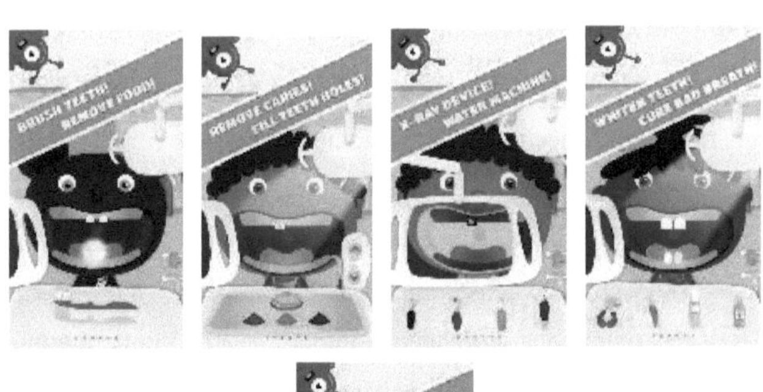

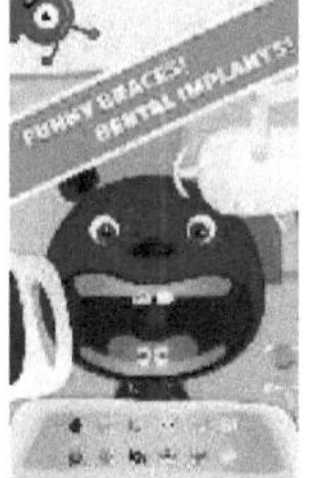

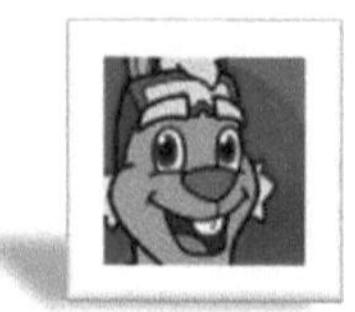

Colgate Meu Sorriso Brilhante

Colgate My Bright Smile é uma aplicação divertida, GRATUITA e interactiva que ajudará as crianças a construir uma vida inteira de hábitos de higiene oral saudáveis. A aplicação Meu Sorriso Brilhante amplia e desenvolve o sucesso do programa Colgate Sorrisos Brilhantes, Futuros Brilhantes® através de 5 jogos dentários educativos e um temporizador de escovagem de 2 minutos. Cada jogo dental reforça uma importante lição de cuidados bucais.

- Temporizador de escovagem de 2 minutos: A aplicação utiliza a canção da escovagem para ajudar a criança a desenvolver o hábito saudável da escovagem regular, tornando-a divertida e fácil, através de uma melodia e de um temporizador.

- Visita ao consultório dentário: As crianças vão divertir-se a descobrir as ferramentas que um dentista e um higienista dentário utilizam para cuidar dos seus dentes. A criança prepara-se para uma visita ao dentista divertida e sem ansiedade.

- Diversão com fio dental: Arrastando o seu caminho através de um labirinto, a criança aprende a importância de usar fio dental todos os dias.

- Passe os doces: As crianças aprendem a importância de limitar o número de vezes que comem doces e snacks pegajosos, passando-os para longe.

Currículo premiado: A pedra angular do programa Colgate Bright Smiles, Bright Futures® é o seu premiado currículo de educação para a saúde dentária. Desenvolvido por especialistas globais, os materiais multiculturais da Colgate ajudam a ilustrar como manter dentes e gengivas saudáveis . [14]

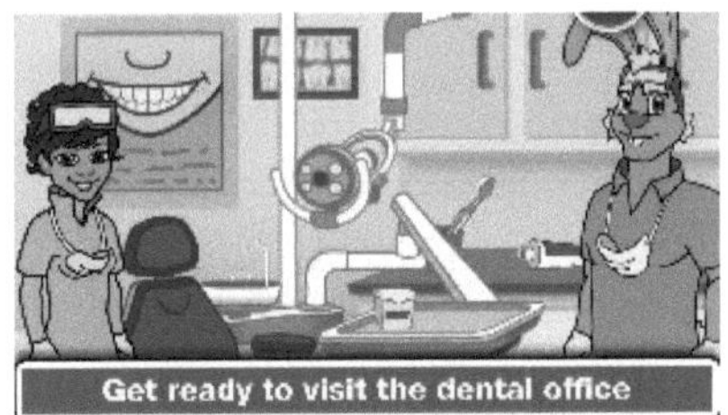
Get ready to visit the dental office

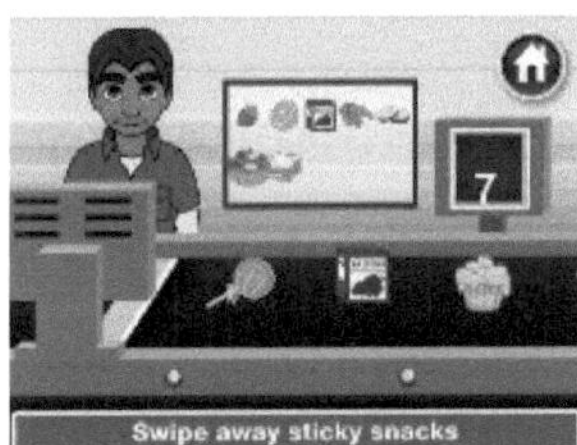
Swipe away sticky snacks

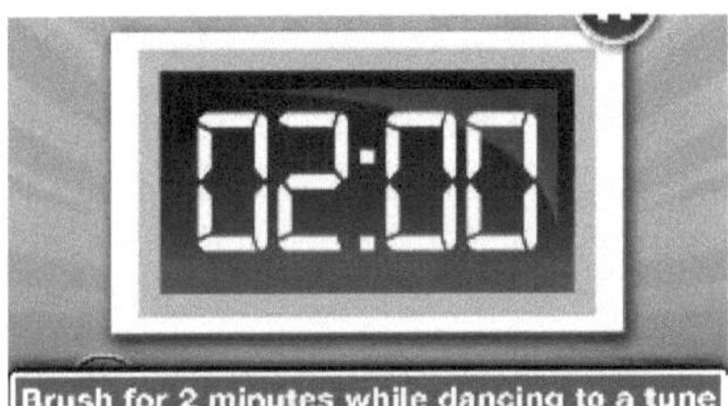
02:00
Brush for 2 minutes while dancing to a tune

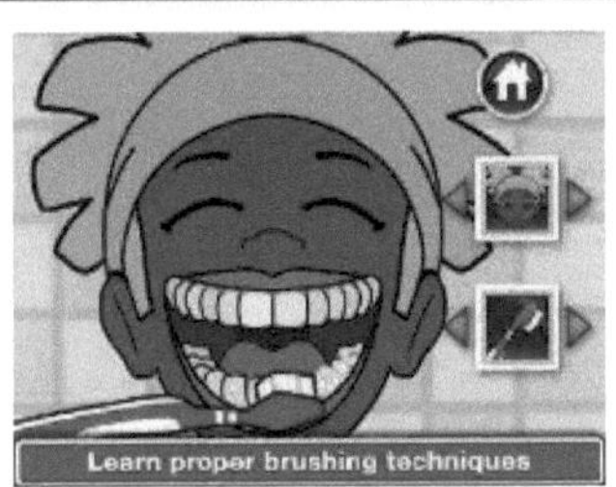
Learn proper brushing techniques

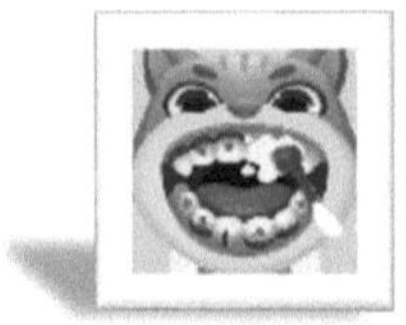# Dentista de animais

A criança torna-se dentista e trata dos dentes de animais de estimação muito queridos.

Neste jogo, a criança desempenha o papel de um veterinário, tratando os animais mais fofos, utilizando as ferramentas certas para tornar os dentes dos animais bonitos e perfumados.

Funções:

- 20 animais extremamente giros (gato, vaca, veado, cão, dragão, raposa, cabra, hipopótamo, cavalo, leopardo, leão, macaco, rato, panda, porco, coelho, esquilo, tigre, unicórnio, lobo) à escolha.

- Até 15 motores (mini-jogos)

- Todos são gratuitos (desbloqueados disponíveis)

- Sons de animais engraçados que dão um efeito realista![14]

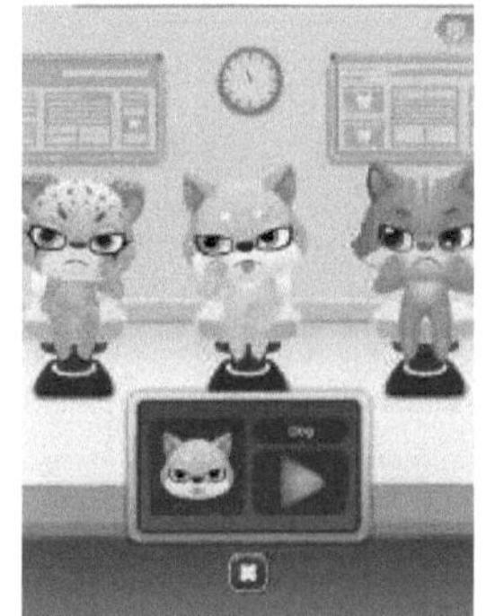 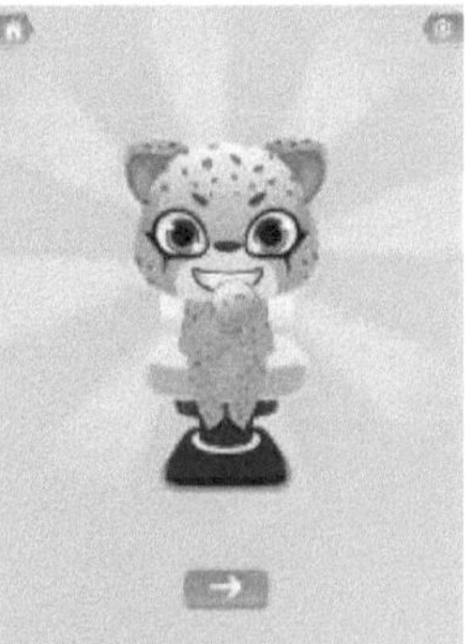

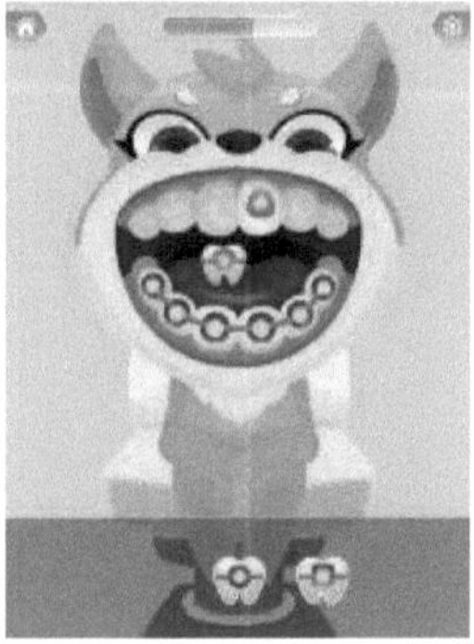

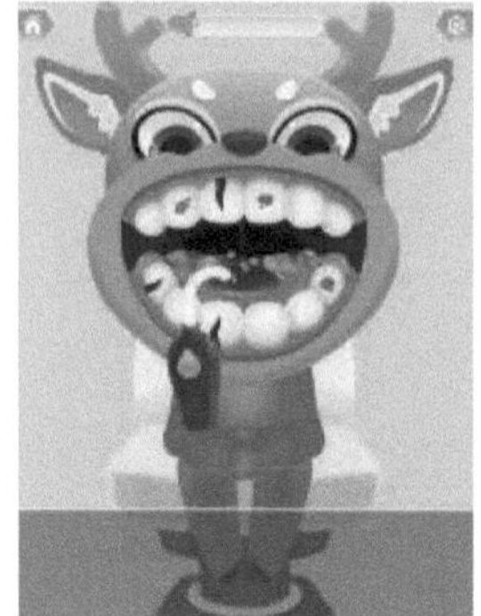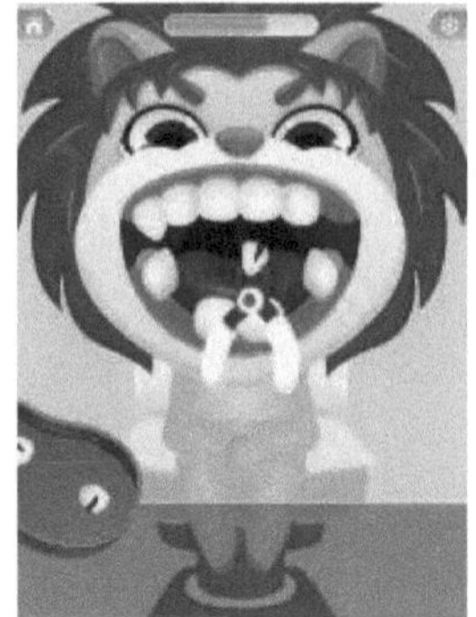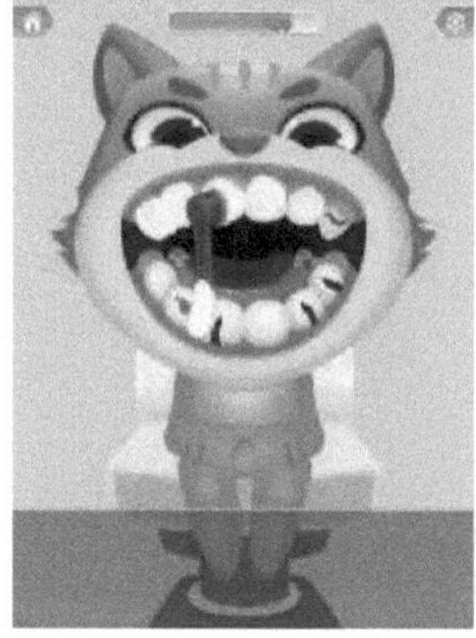

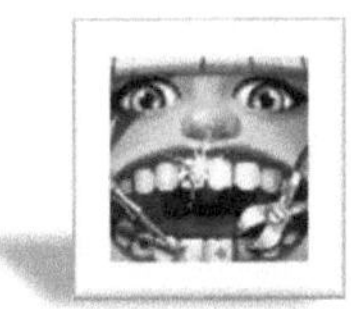

Dentista de celebridades

Torna-te um dentista das estrelas, em vez de trabalhares com pacientes típicos. A aplicação Celebrity Dentist corrige os sorrisos de estrelas famosas como Nicki Minaj, Katy Perry, Taylor Swift, Kayne West e muito mais. Há muitas opções de tratamento, incluindo o mau hálito, a limpeza dos dentes, a obturação de cáries, a adição de um brilho divertido aos dentes e muito mais. Os controlos do jogo são adequados para crianças, tornando-o um jogo divertido para todas as faixas etárias. Os gráficos são divertidos e bastante realistas, uma vez que estes pacientes são muito parecidos com as suas celebridades .[14]

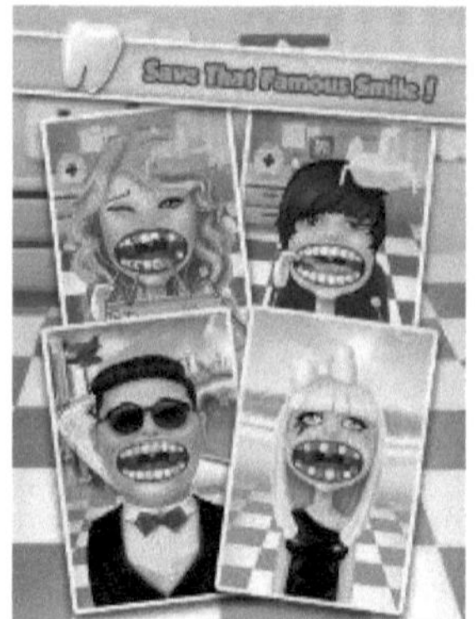
Save That Famous Smile !

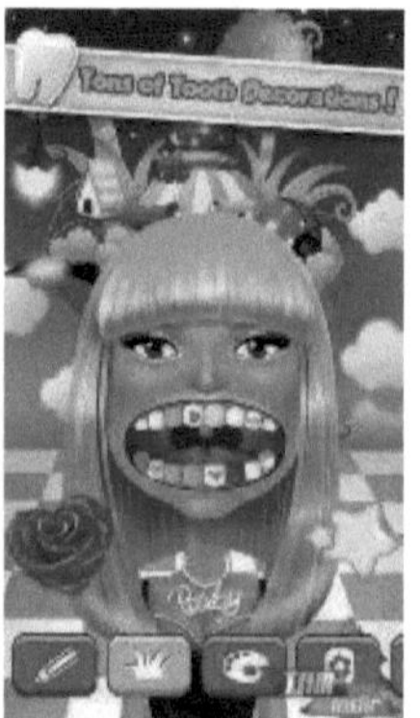
Tons of Tooth Decorations !

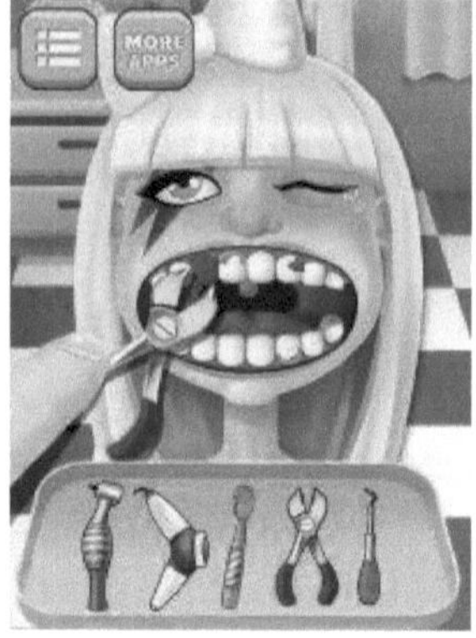
MORE APPS

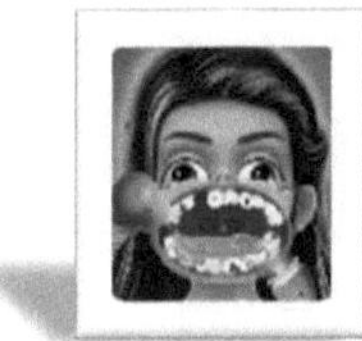 **Clínica dentária Crazy dentist care**

É altura de aprender a ser dentista, utilizando uma variedade de instrumentos diferentes para limpar a placa bacteriana, o mau hálito e até as cáries, para que cada cliente vá para casa satisfeito.

Senta-te na cadeira do dentista e prepara-te para limpar uns dentes sujos! Arranca os dentes podres, limpa a placa bacteriana e perfura as cáries. Tenta não os magoar demasiado ou a criança perderá pontos neste jogo louco ao estilo de uma cirurgia. Joga como um dentista e tenta completar todos os níveis. Assim que a criança limpar uma boca, aparecerá um novo cliente para ela voltar ao trabalho.

A criança familiariza-se com a clínica dentária e com os procedimentos de tratamento antes de se confrontar com o dentista . [14]

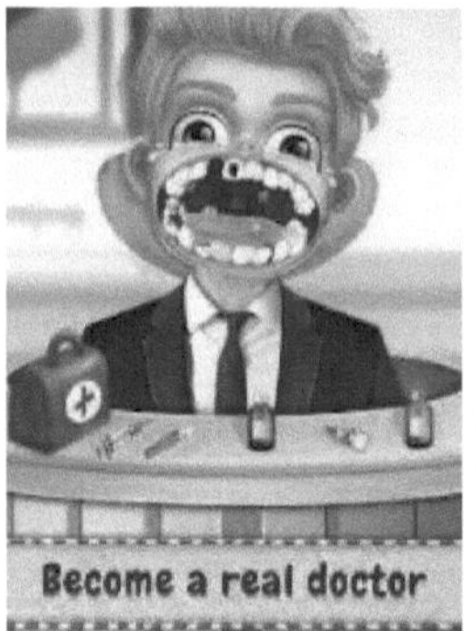

Become a real doctor

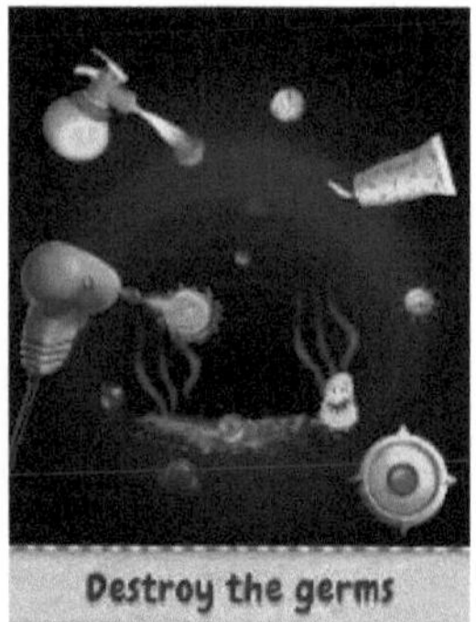

Destroy the germs

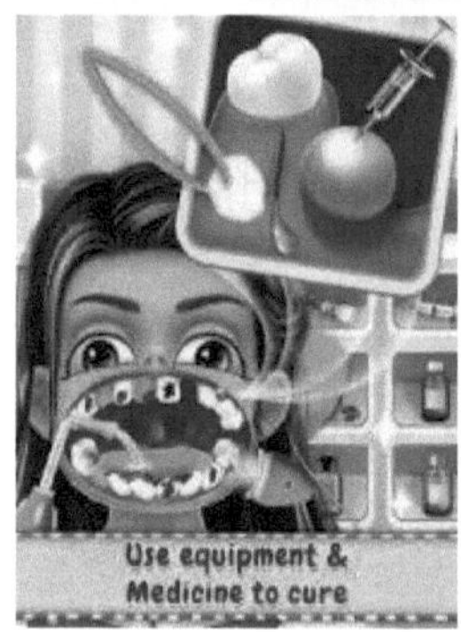

Use equipment &
Medicine to cure

46

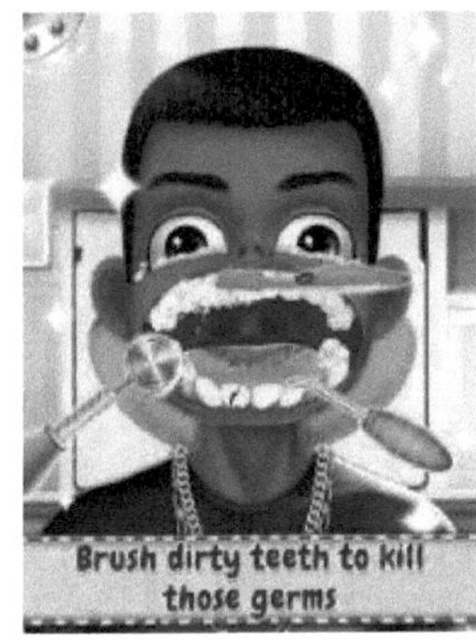

Brush dirty teeth to kill
those germs

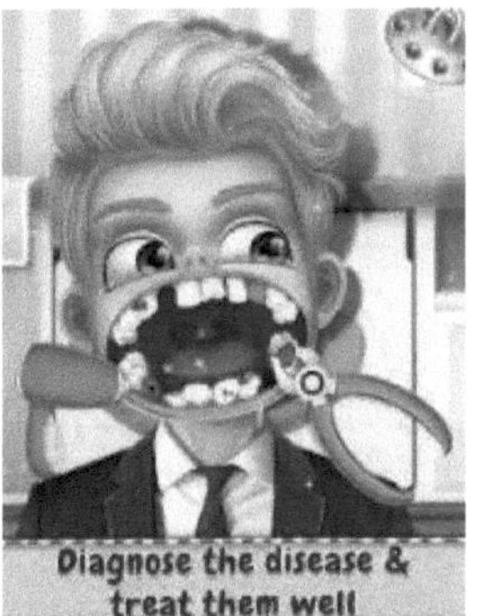

Diagnose the disease &
treat them well

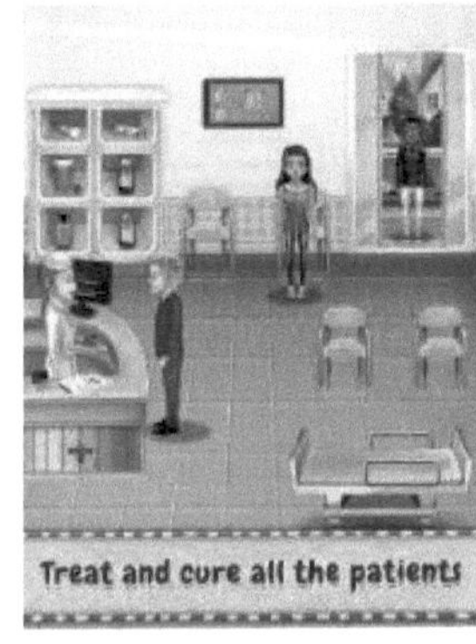

Treat and cure all the patients

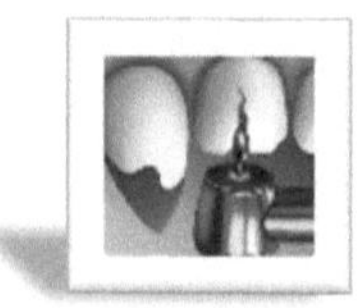

Bling de dentista

Jogar jogos de médico pode ser difícil, mas ser dentista nunca foi tão divertido... e relaxante. Um dos melhores jogos de médico para tornar a criança num dentista profissional! Sendo o melhor dentista, a criança pode tratar os pacientes, preencher as suas cáries, remover a placa bacteriana, arrancar os dentes cariados e substituí-los por dentes novos e brilhantes. Além disso, a criança pode matar germes incómodos e aplicar aparelhos . [14]

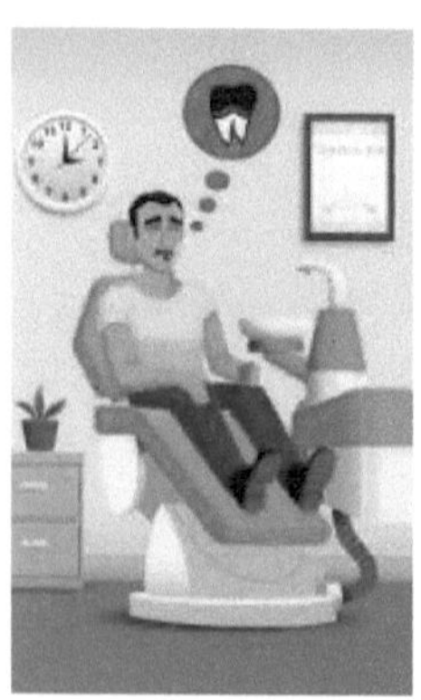

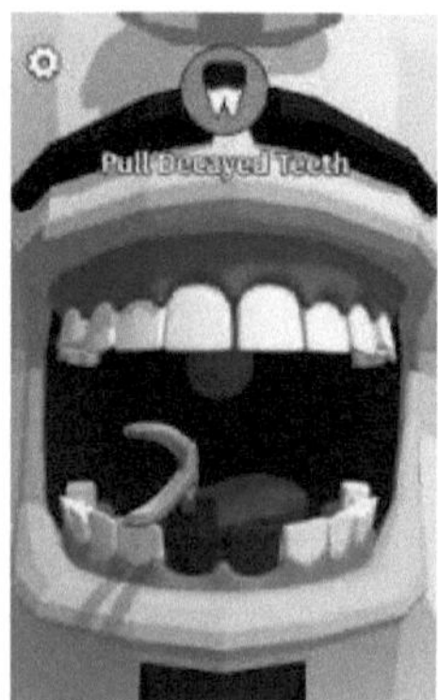

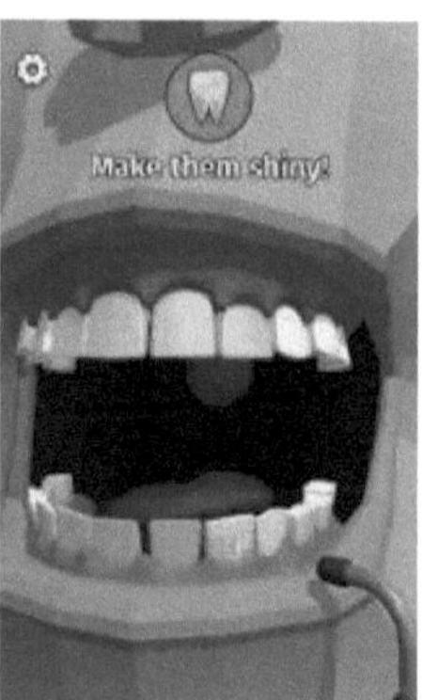

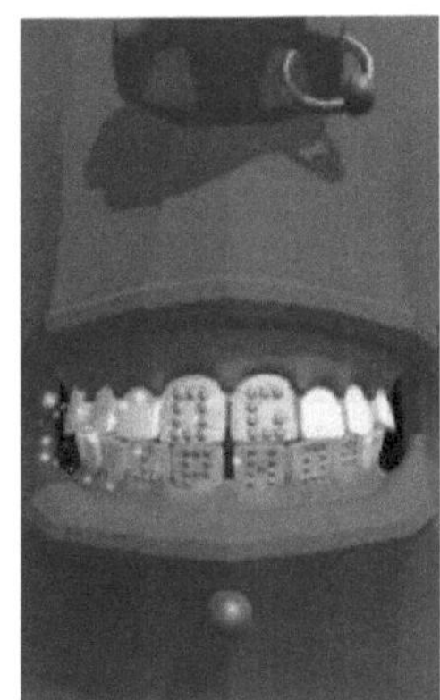
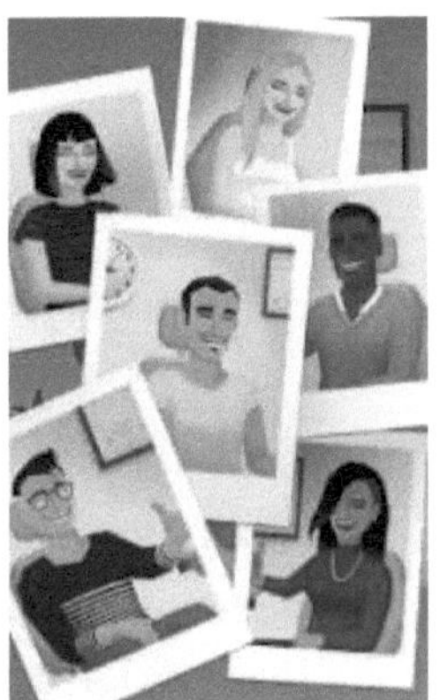
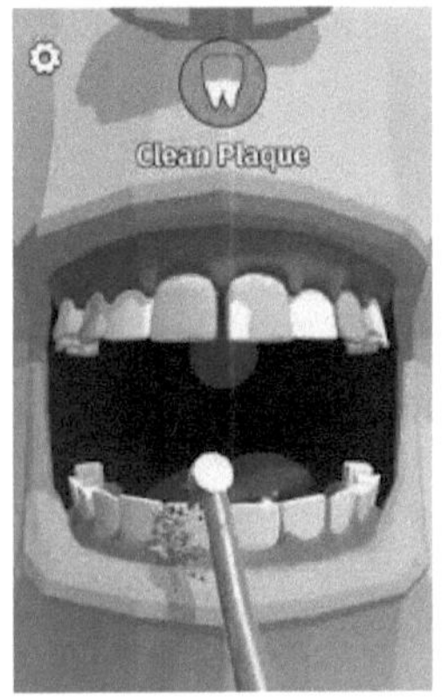
Clean Plaque

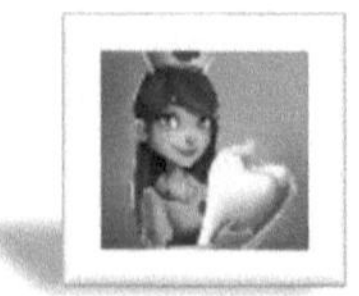 # Cuidados com o dentista - o jogo dos dentes

Este é um jogo pago que necessita de uma subscrição semanal. Tornando-se um dentista profissional, neste simulador de médico a criança vive a aventura de cuidar dos dentes do paciente! A criança aprende todos os segredos dos tratamentos, desde a escovagem dos dentes até à ortodontia e ao aparelho.

Caraterísticas:

-Muitos utensílios para cuidar dos dentes

- Simulador de aventura de dentista com muitos pacientes para cuidar

- Excelentes gráficos e sons realistas.

- Vários níveis de aventura dentista para explorar .[14]

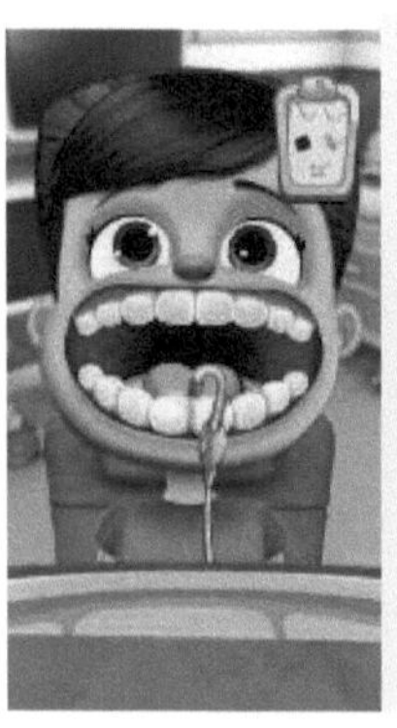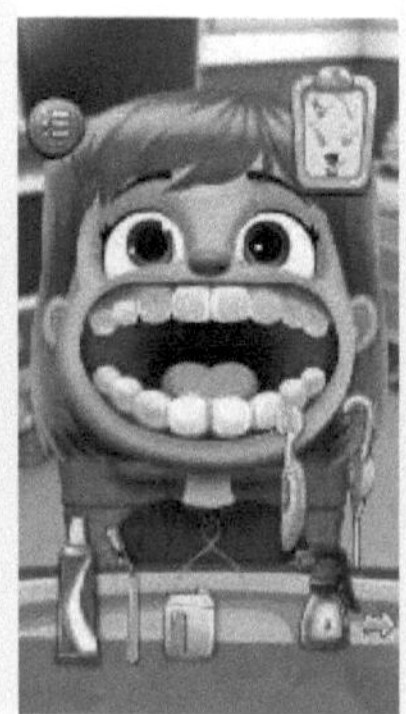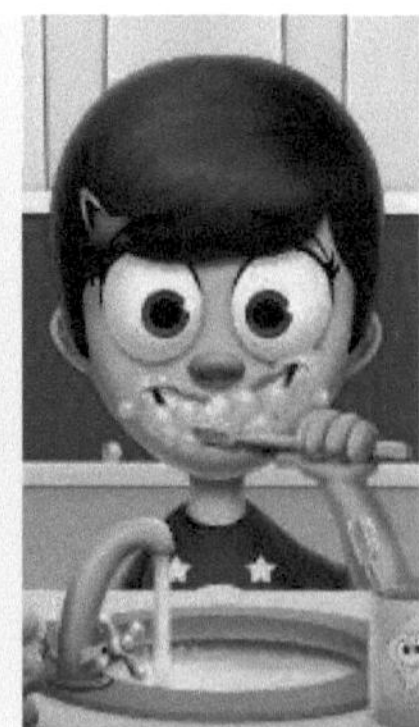

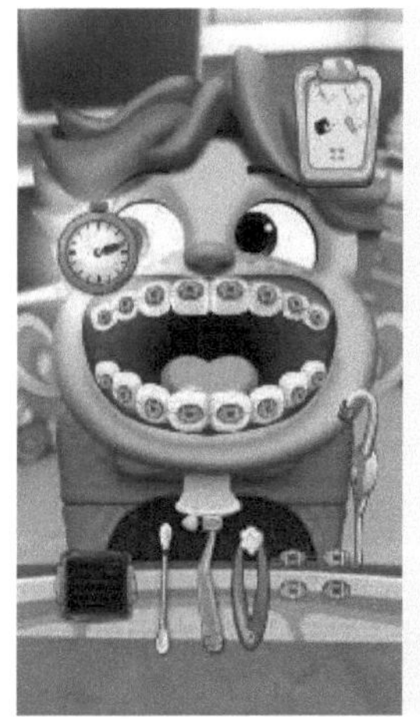 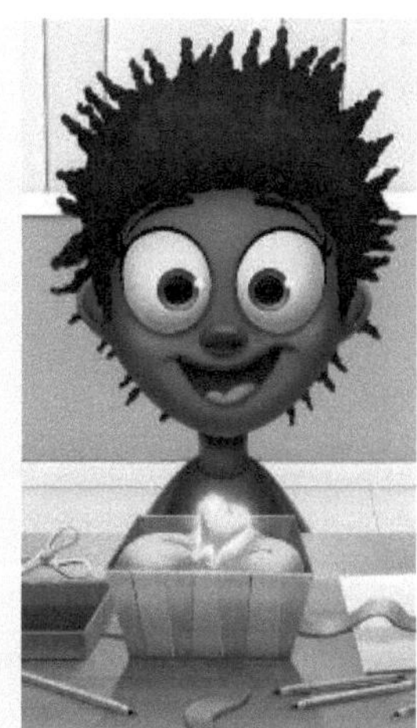

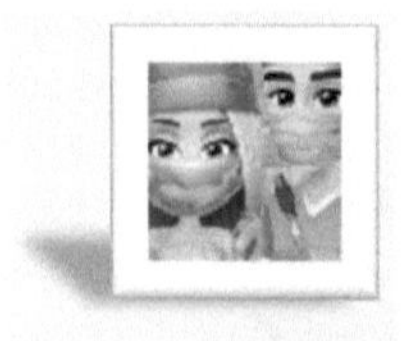

Aventura no consultório do dentista

A palavra "aventura" pode não estar normalmente associada a um consultório dentário, mas a aplicação Dentist Office Adventure vai fazê-lo ver as coisas de uma forma totalmente diferente. Há oito níveis diferentes para conquistar neste jogo na busca de se tornar um dentista. Há uma seleção ininterrupta de ferramentas para utilizar enquanto a criança trabalha para fazer com que os pacientes fiquem satisfeitos e com um aspeto ótimo novamente. Os jogadores vão adorar os gráficos e as animações envolventes. Trabalha com todos os tipos de pacientes espalhados por oito níveis. Este jogo pode ser jogado por todos os grupos etários - crianças e adultos[14.]

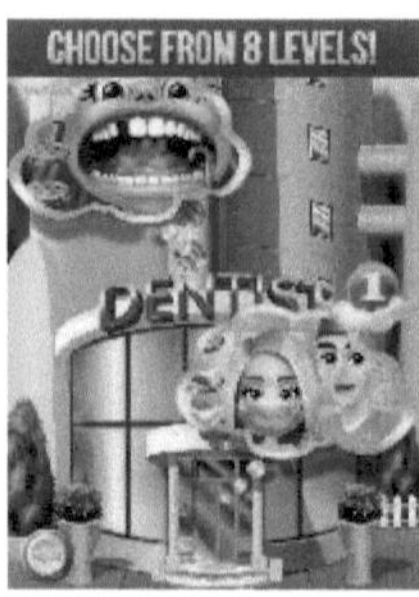

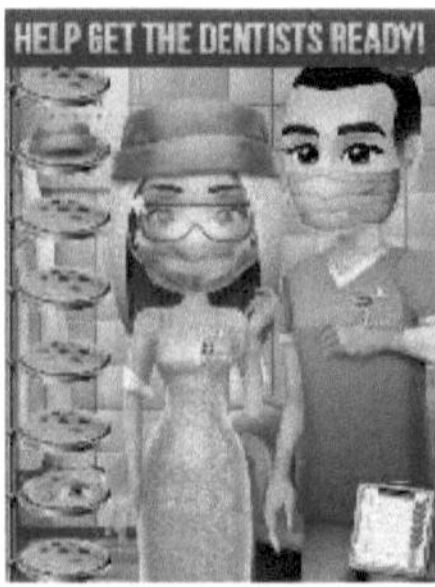

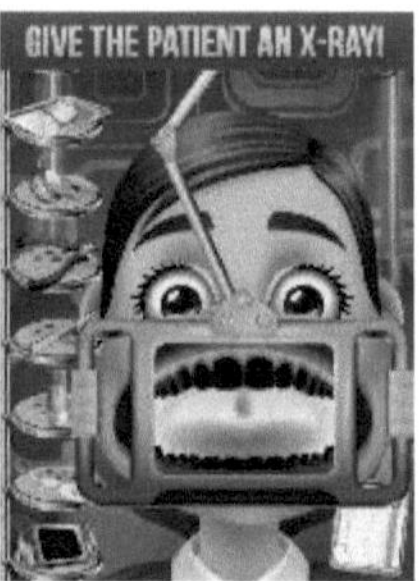

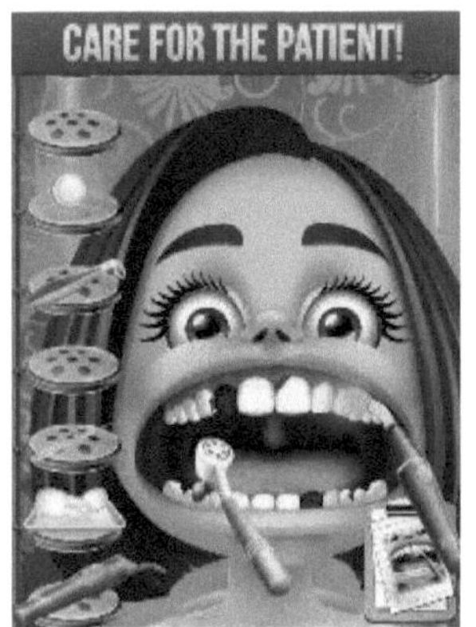
CARE FOR THE PATIENT!

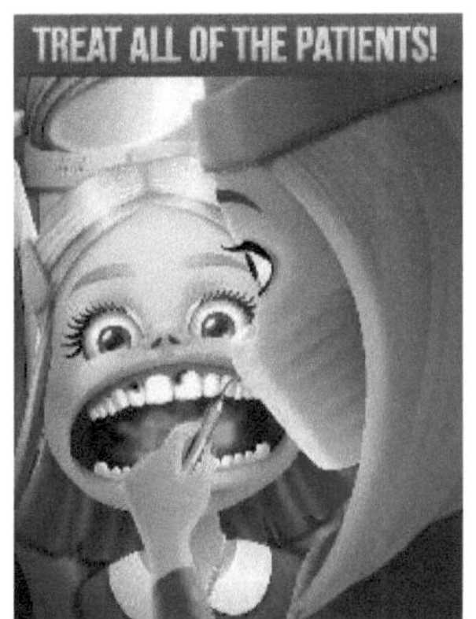
TREAT ALL OF THE PATIENTS!

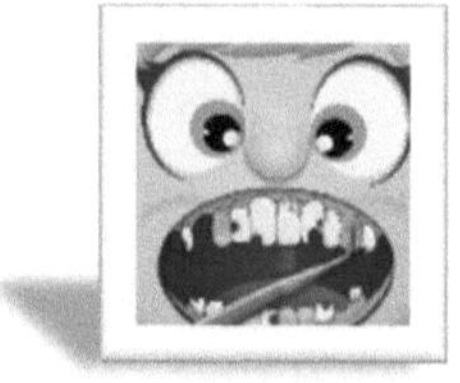

Crianças do consultório do dentista

Os jogos de dentes dentários são divertidos, quando se pode realizar uma variedade de procedimentos dentários em pacientes. Escolhendo entre mais de 9 procedimentos diferentes, incluindo limpeza dentária, canal radicular, extração de dentes, limpeza de dentes, colocação de coroas e muito mais, a criança pode efetuar vários tratamentos. Dentist Office - Dental Teeth by Beansprites LLC é uma aplicação para iPhone, iPad e iPod touch com iOS versão 8.0 ou superior, classificada como adequada para utilizadores a partir dos 4 anos .[15]

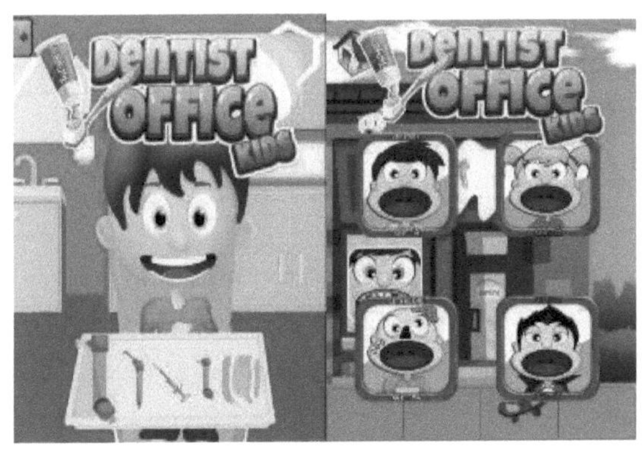

DENTIST OFFICE KIDS
DENTIST OFFICE KIDS

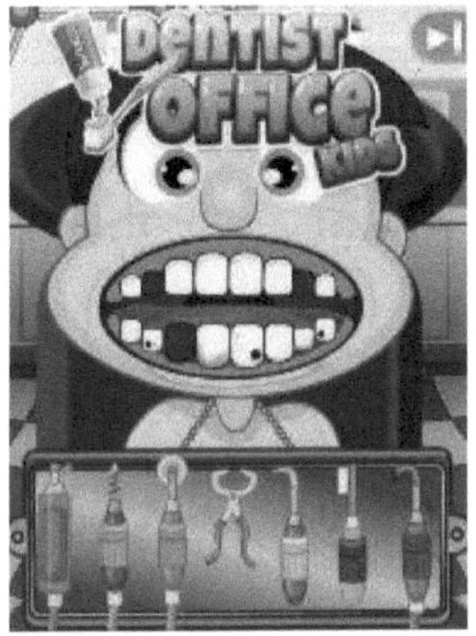

DENTIST OFFICE KIDS

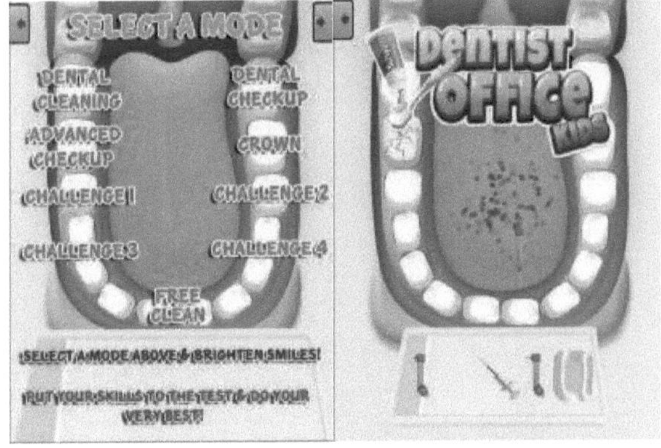

SELECT A MODE
DENTAL CLEANING
DENTAL CHECKUP
ADVANCED CHECKUP
CROWN
CHALLENGE 1
CHALLENGE 2
CHALLENGE 3
CHALLENGE 4
FREE CLEAN
SELECT A MODE ABOVE & BRIGHTEN SMILES!
PUT YOUR SKILLS TO THE TEST & DO YOUR VERY BEST!
DENTIST OFFICE KIDS

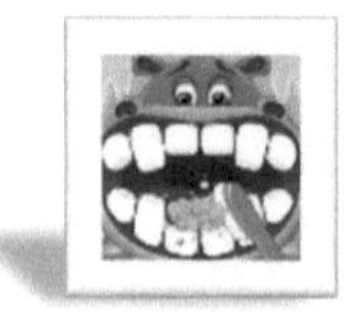

Médico dentista para crianças

Fundada em 2015, a Hippo Kids Games é um ator proeminente no desenvolvimento de jogos para dispositivos móveis, produzindo mais de 150 aplicações exclusivas que, em conjunto, obtiveram mais de mil milhões de transferências.

O Kids Hippo Hospital explica as tarefas que um dentista faz todos os dias. A criança aprende a perfurar os dentes, a remover cáries, a colocar obturações, a combater o mau hálito, a dar uma injeção de anestesia, a combater os micróbios nocivos e a escovar os dentes. Ajuda o Hipo a tornar-se um dentista

.[14]

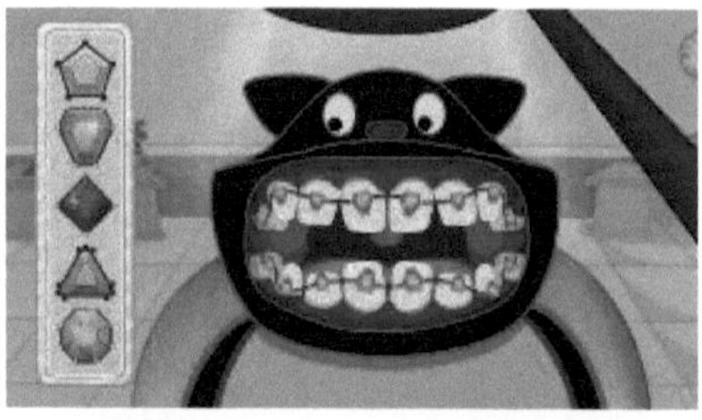

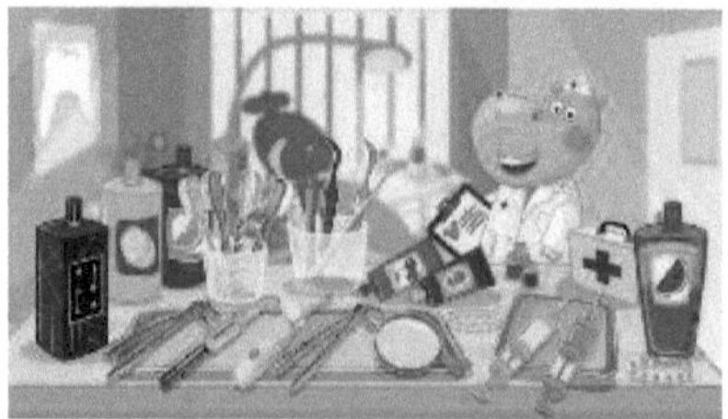

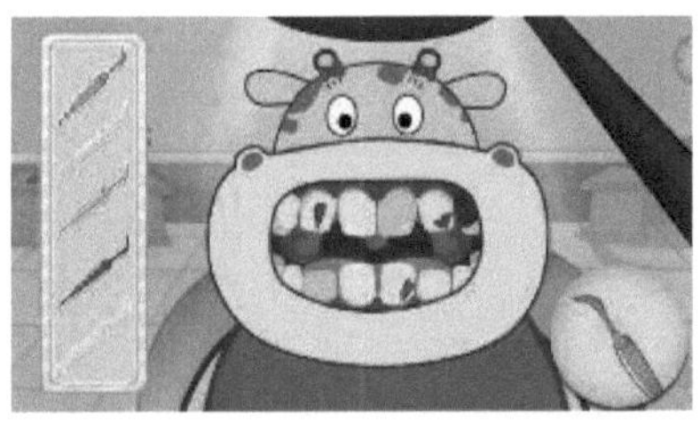

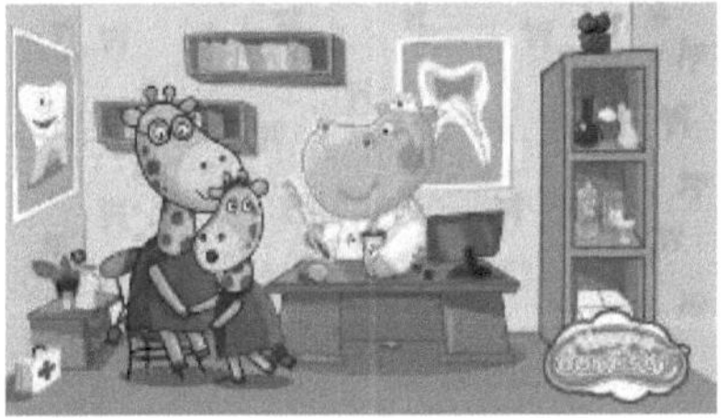

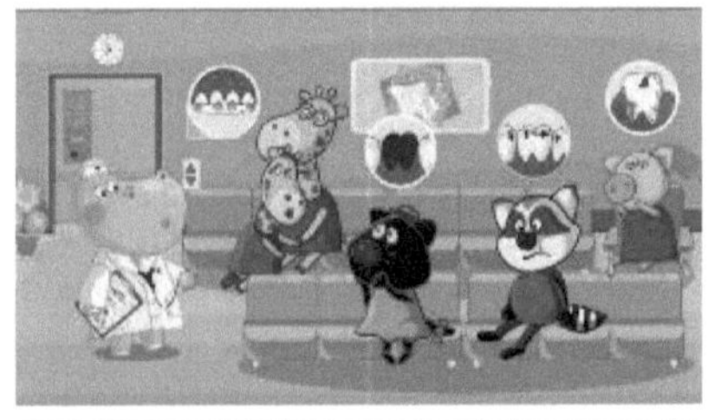

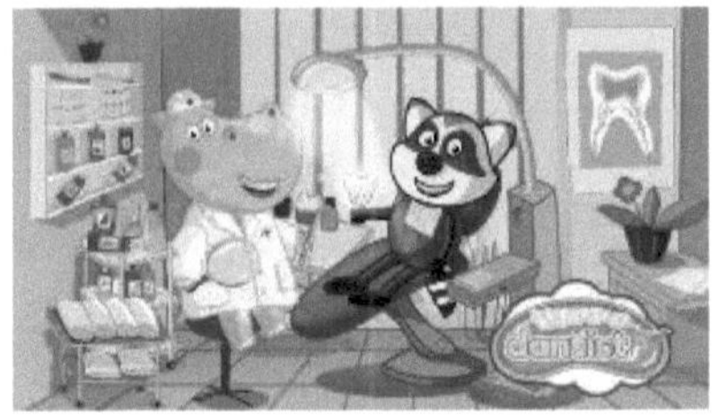

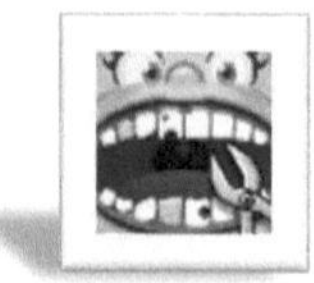

Pequeno dentista

Este é um jogo super emocionante e educativo para crianças! Neste cativante jogo de dentista, a criança está numa viagem passo a passo para tratar os dentes de pequenos pacientes adoráveis. Com as ferramentas certas na mão, a criança aprenderá a ser cuidadosa e precisa.

Para além de vestir a bata de dentista, a criança também pode juntar-se ao movimentado hospital, tornar-se um médico de ouvidos e ajudar os pacientes agradecidos a melhorar. As crianças vão adorar a sensação gratificante de ajudar os outros .[14]

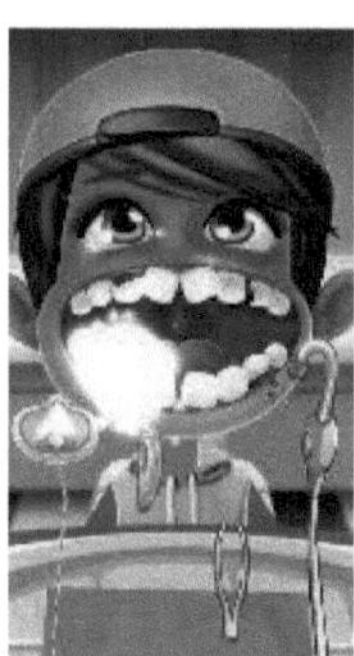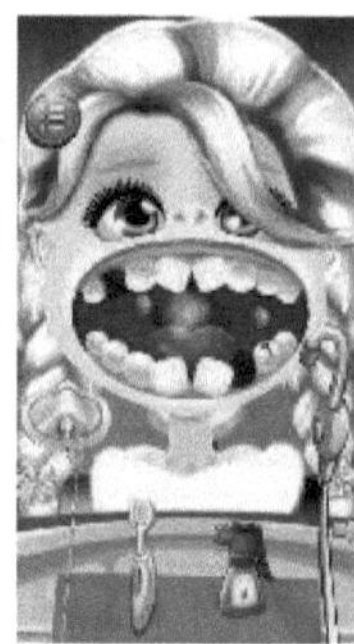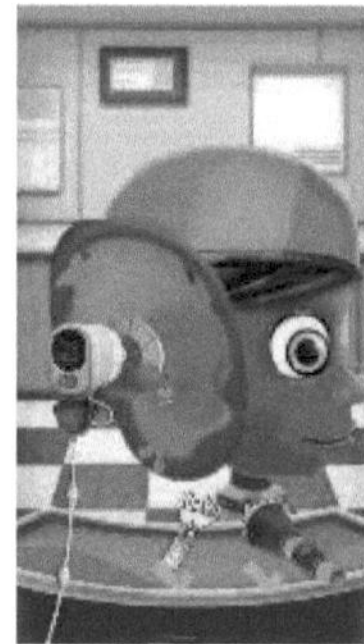

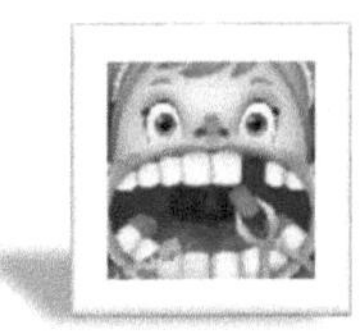

Pequeno dentista encantador

Este jogo tem uma variedade de personagens, incluindo pacientes, dentistas, assistentes de dentistas e outros médicos. As personagens bonitas e fofinhas têm uma variedade de acessórios como chapéus, sacos, estetoscópios, escovas de dentes, aparelhos e outras ferramentas que podem ser utilizadas para tratar os pacientes e tornar a experiência da medicina dentária um pouco mais divertida. Este é um jogo muito emocionante e divertido, em que a criança pode atender pacientes e tratar dos seus dentes com uma variedade de ferramentas divertidas. Também pode jogar na clínica com uma equipa de assistentes, que também são médicos. O jogo é muito fácil de jogar e é extremamente divertido. Além disso, é educativo para as crianças e os seus pais .[14]

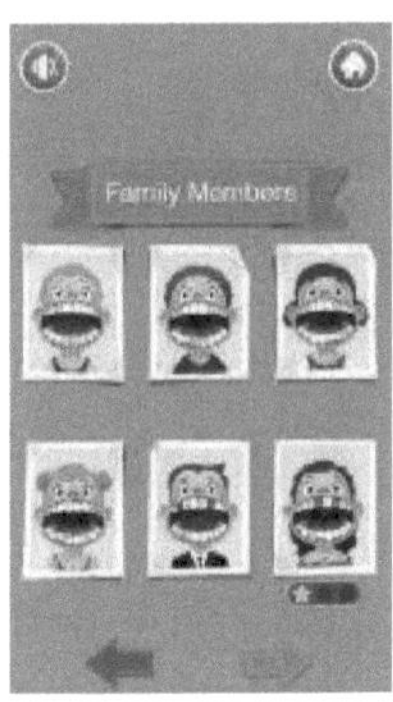

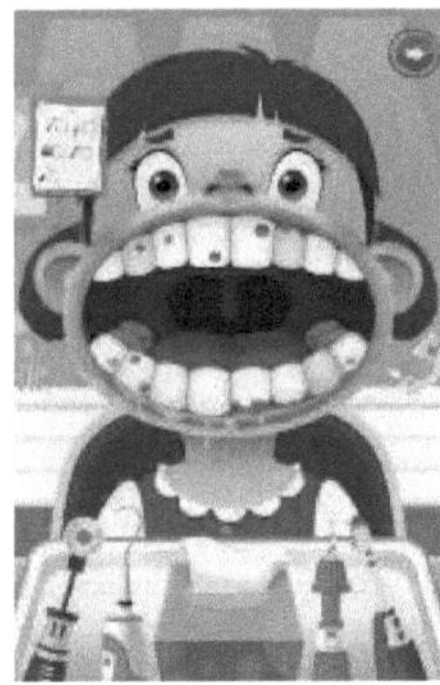

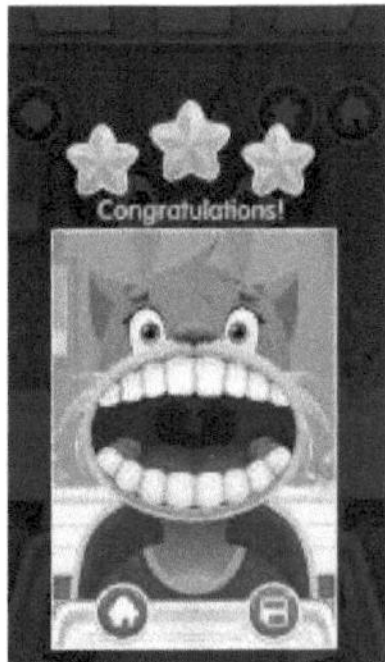

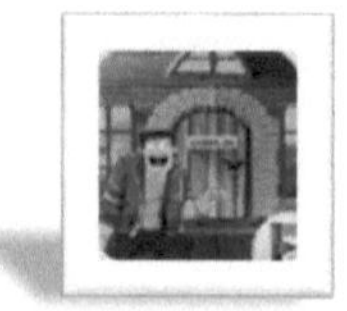

Dentista Monstro

A criança torna-se dentista dos monstros e trata-lhes dos dentes. Escolhendo entre 4 monstros, Frankenstein, Homem Luva, Homem Máscara e Drácula, todos eles têm dentes horríveis e precisam de tratamento por parte da criança. A criança pode usar ferramentas realistas, como brocas de dentista e escovas de dentes, perfurar cáries, obturações e restos de dentes, substituir dentes por novas formas e decorar com tinta, autocolantes ou ambos![15]

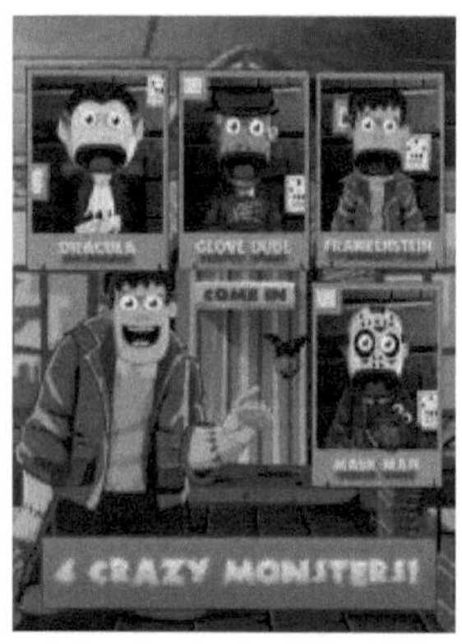

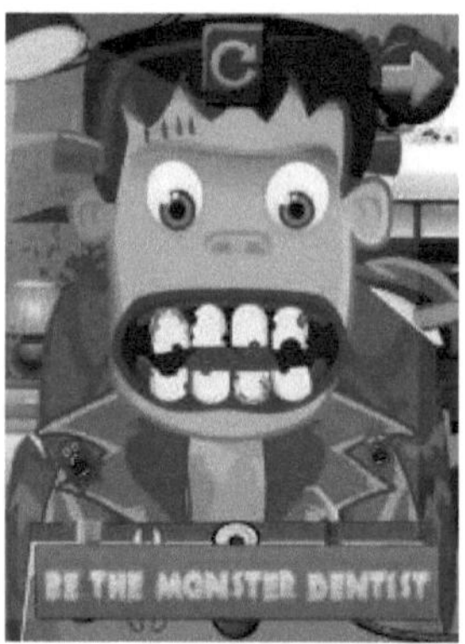

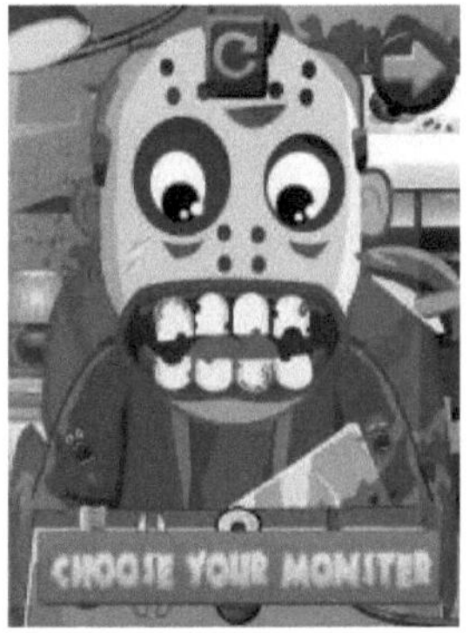
CHOOSE YOUR MONSTER

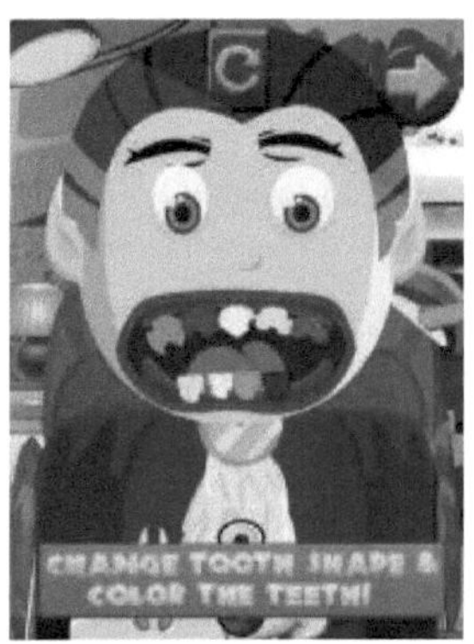
CHANGE TOOTH SHAPE &
COLOR THE TEETH!

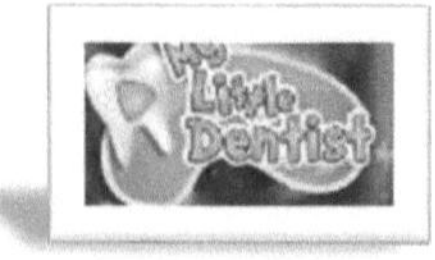

O meu pequeno dentista

Este é um jogo divertido e gratuito para as crianças se divertirem e se tornarem dentistas de sucesso virtualmente num smartphone com um conjunto de tratamentos totalmente novos e a melhor experiência de utilização. As crianças esquecem os seus medos de ir ao dentista e preparam-se para entrar no mundo real e divertido. As personagens Jack, Paul, Amy e os seus amigos precisam de ajuda para tratar dos seus dentes. Este é um jogo divertido, fácil de tocar e arrastar e adequado para crianças, incluindo música BG fixe e gráficos HD, também adequado para toda a família . [14]

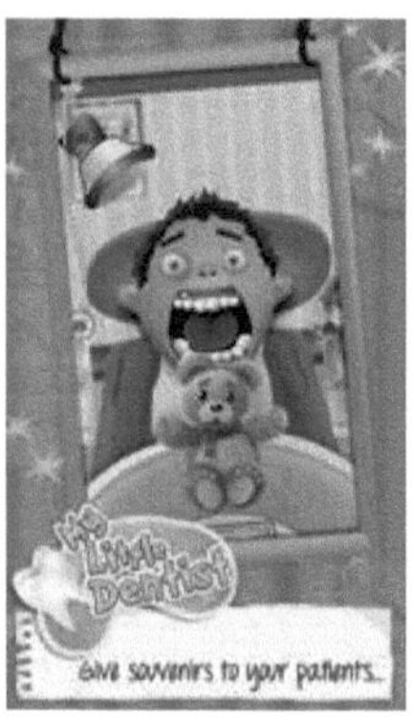

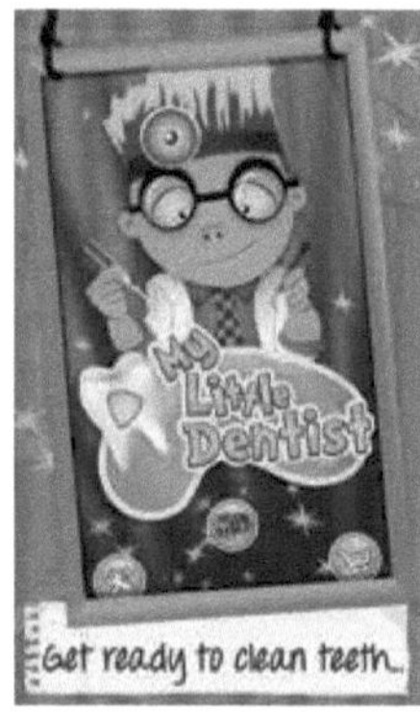

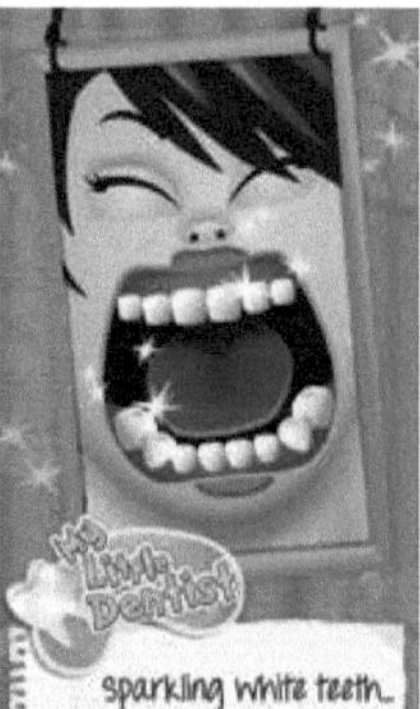

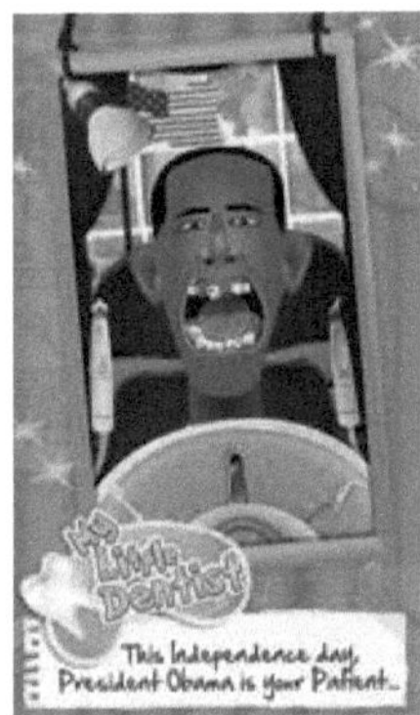

My Little Dentist
This Independence day, President Obama is your Patient...

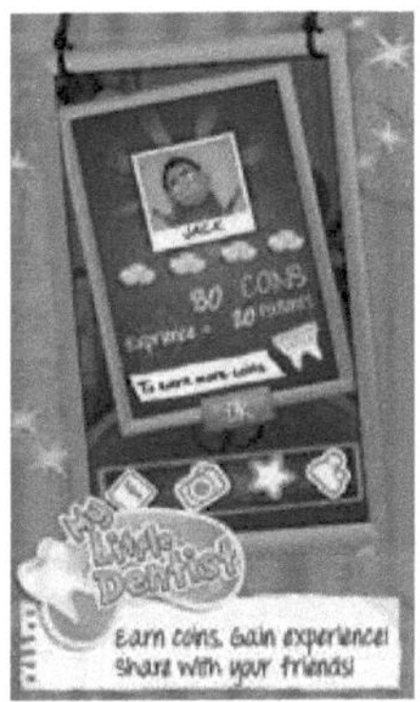

My Little Dentist
Earn coins. Gain experience! Share with your friends!

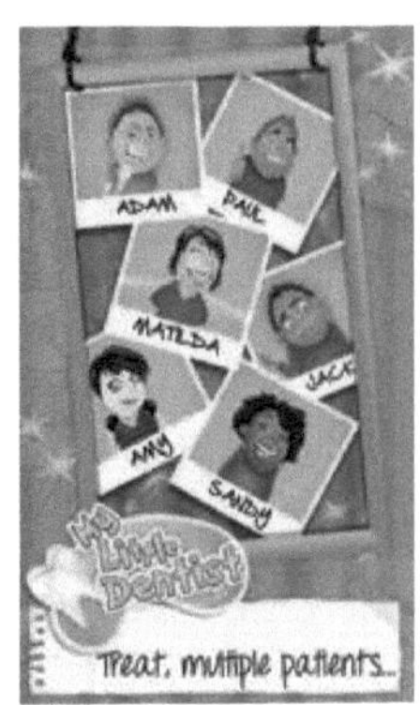

My Little Dentist
ADAM
PAUL
MATILDA
JACK
AMY
SANDY
Treat. multiple patients...

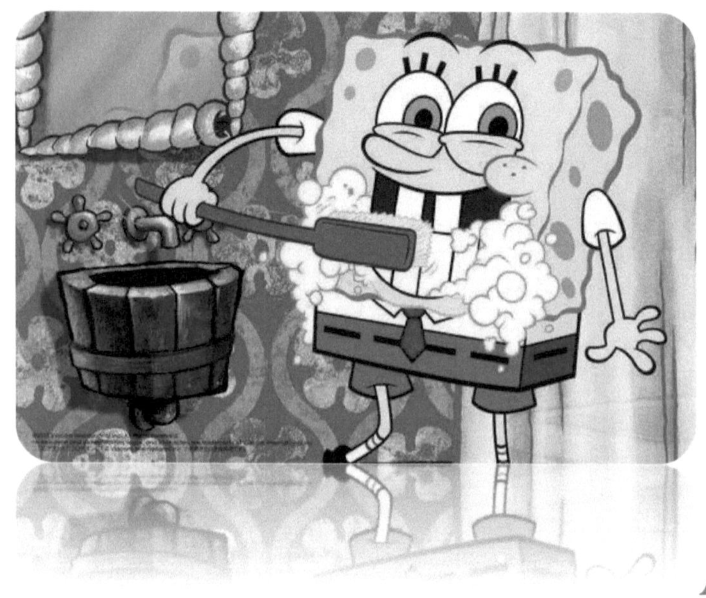

A BRIGADA DE ESCOVAGEM!

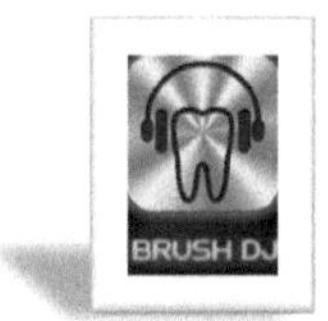

Pincel DJ

A aplicação gratuita Brush DJ, vencedora de vários prémios, é adequada para crianças de todas as idades. Esta aplicação com temporizador para escova de dentes reproduz 2 minutos de música a partir dos dispositivos, da nuvem ou do serviço de streaming - para tornar a escovagem dos dentes menos aborrecida! A Brush DJ foi desenvolvida por um dentista para qualquer pessoa que queira reduzir o risco de doenças das gengivas e cáries dentárias. Além disso, ao utilizar esta aplicação, encontrará novas canções e redescobrirá a sua coleção de música - desde os prazeres culpados aos hinos de férias! A criança pode escolher a cor do ecrã e do temporizador para combinar com a sua escova de dentes, com a sua casa de banho ou simplesmente escolher as combinações de cores favoritas. Pequenos vídeos animados mostram como realizar tarefas básicas de higiene oral, como usar o fio dental, uma escova interdental e uma escova de dentes manual. As informações mais recentes, baseadas em provas e específicas para cada idade, são fornecidas pelo conjunto de ferramentas da Public Health England "Delivering Better Oral Health". Estão disponíveis actualizações gratuitas sempre que são publicadas novas informações sobre saúde oral.

O Brush DJ funciona com uma escova de dentes manual ou eléctrica e permite-lhe definir lembretes para:

-Mudar a escova de dentes/cabeça da escova de 3 em 3 meses e escovar pelo menos duas vezes por dia

-Passar o fio dental/limpar os dentes interdentais todos os dias

-Utilizar um elixir bucal numa altura diferente da pasta de dentes

-Quando for visitar o dentista, o higienista, o ortodontista ou o terapeuta dentário[15]

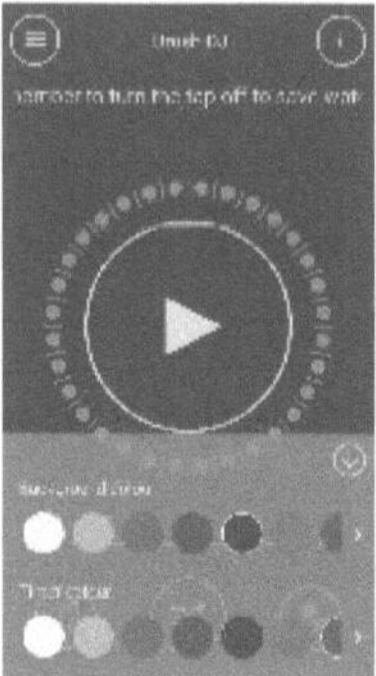
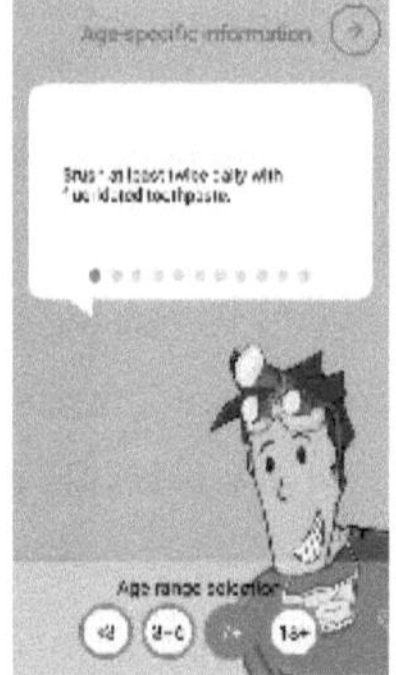
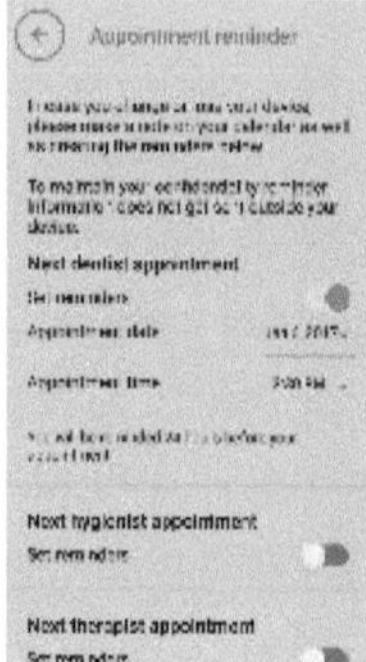

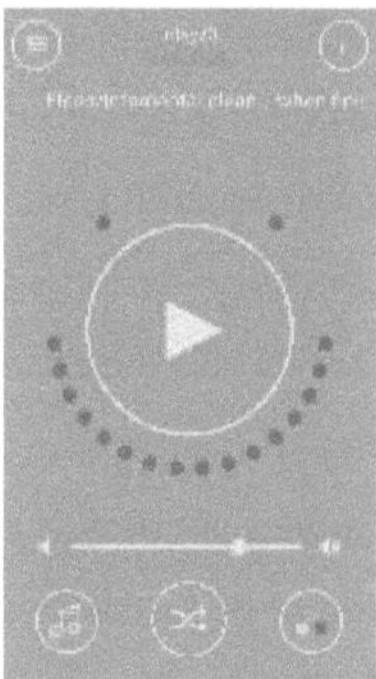

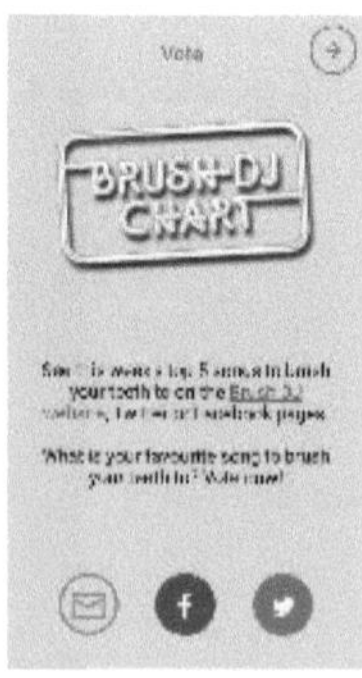
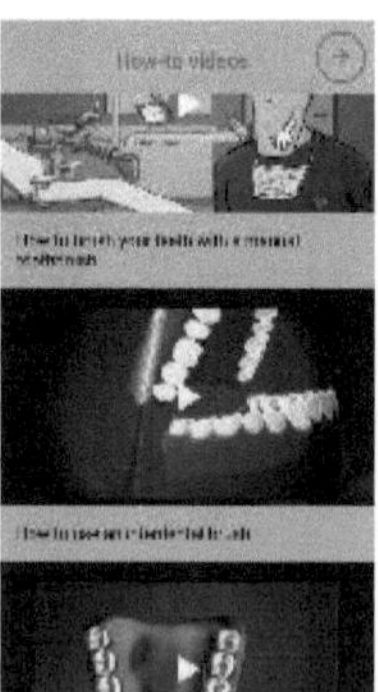
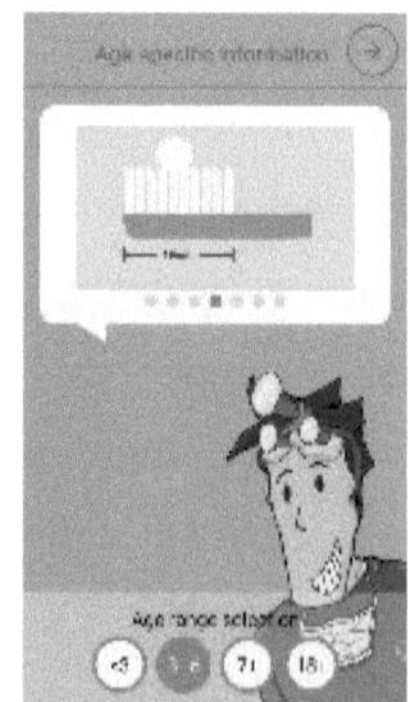

Escovar e Guardar

Com mais de 27.000 transferências, esta aplicação de higiene oral foi criada por um dentista que queria ajudar a sua filha em idade escolar a passar a vida sem cáries e doenças periodontais. O tempo de escovagem dos dentes pode ser definido para apenas 2 ou mais minutos. No entanto, para evitar falhas, recomenda-se que o utilizador comece por escovar os dentes com a aplicação e mantenha a definição inicial de 8 minutos.

 Quem antes via a escovagem dos dentes como um incómodo, passará a ter uma atitude mais proactiva em relação à higiene oral. À medida que os utilizadores continuam a escovar os dentes para atingir o seu objetivo de poupança, adquirem naturalmente bons hábitos de escovagem. O ato, outrora monótono, de escovar os dentes diariamente parecerá um jogo, ajudando o utilizador a continuar a escovar os dentes sem perder o interesse. Também para os adultos, a aplicação ajuda os utilizadores a evitar pontos perdidos e ajuda a prevenir a hipersensibilidade que pode ser causada pela escovagem típica de um lado para o outro.

Nesta aplicação, a técnica de escovagem baseia-se em movimentos para cima e para baixo. Isto é o que muitos dentistas recomendam porque, com movimentos para cima e para baixo, é menos provável que o utilizador deixe passar pontos ou tenha problemas de hipersensibilidade do que com a típica escovagem de lado a lado. Com imagens 3D realistas e instruções faladas, a aplicação guia o utilizador através do processo de escovagem para ajudar a garantir que todas as áreas dos dentes ficam bem limpas. A aplicação também oferece instruções sobre a utilização de fio dentário e elixir bucal, ajudando o utilizador a manter a boca limpa e agradável.

Um novo conceito! Criar poupanças através da escovagem dos dentes:
Muitas pessoas estão demasiado ocupadas ou simplesmente não se dão ao
trabalho de praticar bons hábitos de escovagem. A parte "poupança" de
"Tooth-brushing savings" é como um banco virtual que permite aos
utilizadores aumentar as suas contas através da escovagem diária. A ideia é
incentivar as pessoas a adoptarem uma atitude mais pró-ativa em relação à
higiene oral.

A aplicação foi igualmente concebida para incentivar os utilizadores a
utilizá-la todos os dias. Ao atingir um determinado número de dias sem
falhar, o utilizador pode desbloquear itens especiais de escovagem de dentes
em ouro e prata. Estes artigos também podem ser utilizados nos ecrãs de
escovagem dos dentes. Isto pode ajudar a tornar a escovagem dos dentes
mais divertida a longo prazo. Com esta última versão da aplicação, o
utilizador pode comparar a sua pontuação de "dias sem saltar" com membros
da família ou amigos virtuais e obter novos designs para a sua escova de
dentes virtual em cada estação, se mantiver a escovagem durante 60 dias
sem saltar. Estas novas funcionalidades foram concebidas para dar aos
utilizadores uma maior sensação de realização, tornar a escovagem dos
dentes mais parecida com um jogo e fazer com que os utilizadores se sintam
ainda mais motivados para manter os dentes limpos. Muitas clínicas
dentárias recomendam agora a aplicação não só aos seus pacientes infantis,
mas também aos adultos, como forma de incentivar uma escovagem correta
todos os dias .[16]

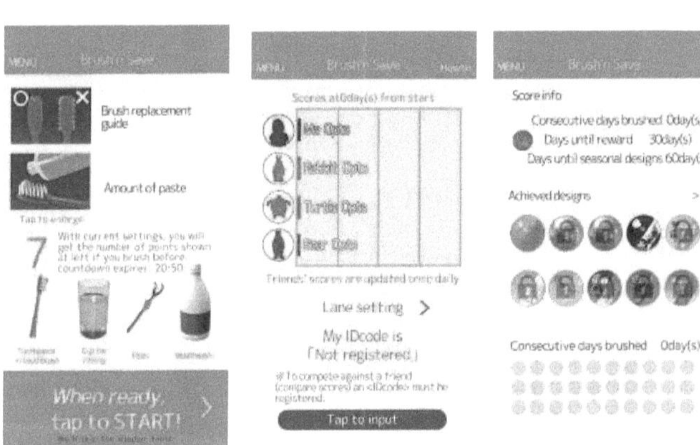

MENU   Brush 'n Save
Brush replacement guide
Amount of paste
Tap to enlarge!
With current settings, you will get the number of points shown at left if you brush before countdown expires. 20:50
Toothpaste + toothbrush
Cup for rinsing
Floss
Mouthwash
When ready, tap to START!

MENU   Brush 'n Save   Home
Scores at 0day(s) from start
Me Opts
Rabbit Opts
Turtle Opts
Bear Opts
Friends' scores are updated once daily
Lane setting >
My IDcode is 「Not registered.」
※ To compete against a friend (compare scores) an <IDcode> must be registered.
Tap to input

MENU   Brush 'n Save
Score info
Consecutive days brushed 0day(s)
Days until reward   30day(s)
Days until seasonal designs 60day(s)
Achieved designs   >
Consecutive days brushed   0day(s)

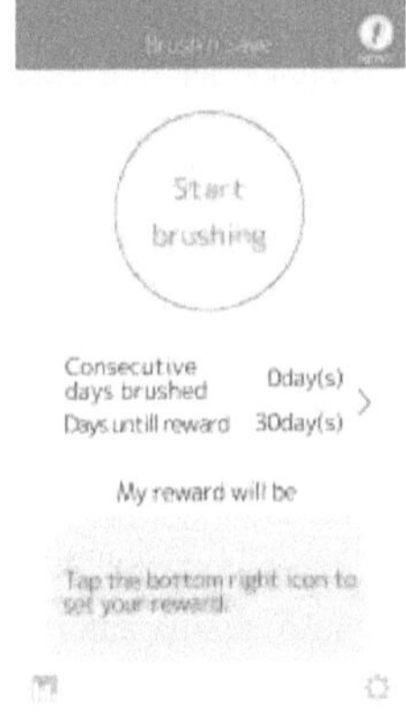

Brush 'n Save
Start brushing
Consecutive days brushed   0day(s) >
Days until reward   30day(s)
My reward will be
Tap the bottom right icon to set your reward.

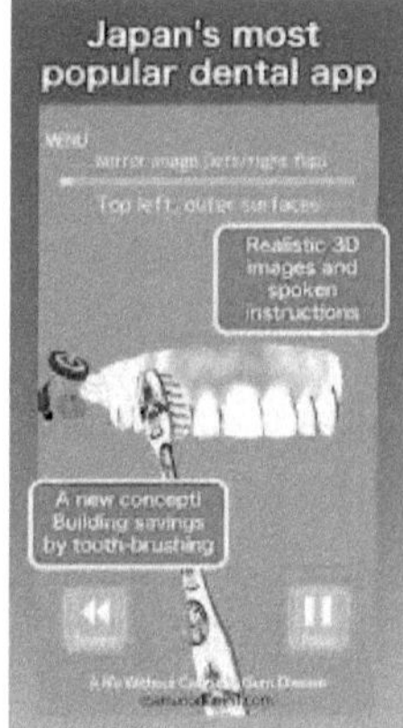

Japan's most popular dental app
MENU
mirror image (left/right flip)
Top left, outer surfaces
Realistic 3D images and spoken instructions
A new concept! Building savings by tooth-brushing

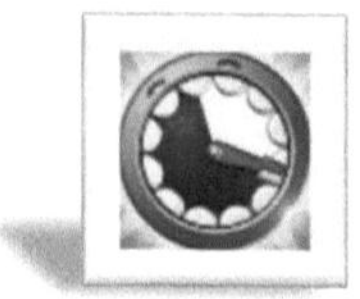

Brusheez

Brusheez - The Little Monsters Toothbrush Timer é um temporizador de escova de dentes divertido e interativo, concebido para tornar a hora da escovagem agradável para as crianças. Desenvolvida pela Shondicon LLC, esta aplicação gratuita está disponível na plataforma iPhone.

Com Brusheez, as crianças podem escolher entre uma variedade de adoráveis amigos monstros e personalizar o seu aspeto mudando a cor do cabelo, o pijama e a cor da escova de dentes. A aplicação oferece uma série de animações que podem ser activadas tocando na barriga ou na cabeça do amigo, acrescentando um elemento de entusiasmo à hora da escovagem.

A aplicação também inclui um temporizador que pode ser definido de acordo com as preferências individuais. Os utilizadores podem ajustar a duração do temporizador e começar a escovar ao som da música que o acompanha. Se vários utilizadores estiverem desbloqueados, a aplicação guarda automaticamente as definições para as personagens de cada utilizador.

Brusheez é a ideia de um pai que queria tornar a escovagem dos dentes uma experiência mais agradável para os seus filhos pequenos. Com esta aplicação, ele conseguiu combinar personagens, música e código para criar uma ferramenta poderosa que põe fim às batalhas na hora de escovar os dentes .[14]

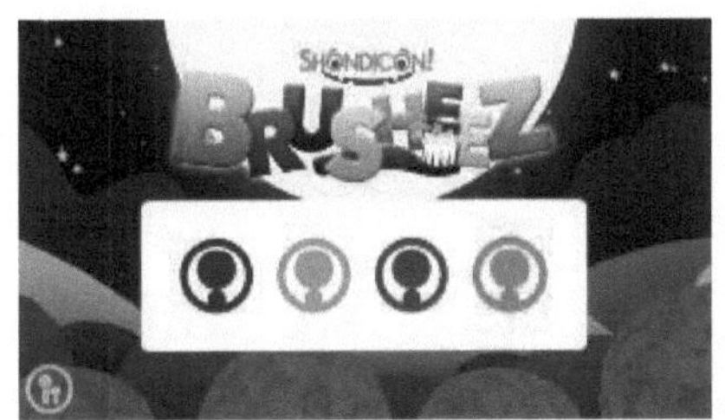

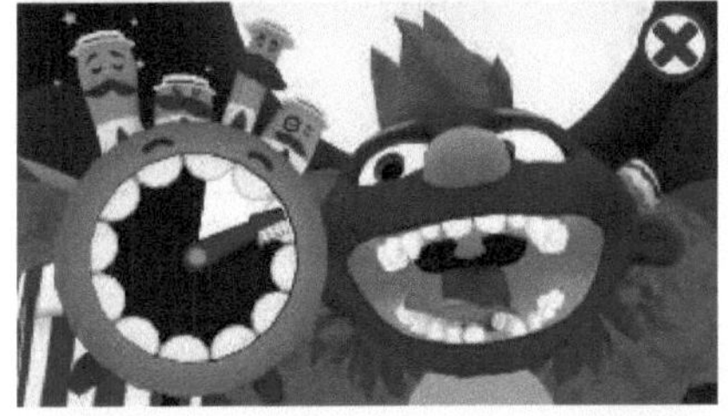

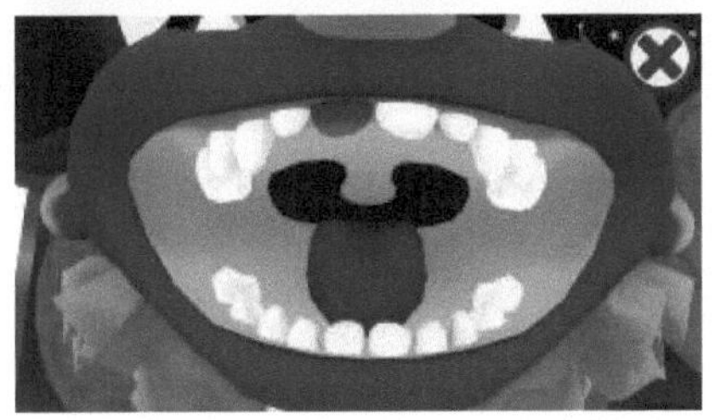

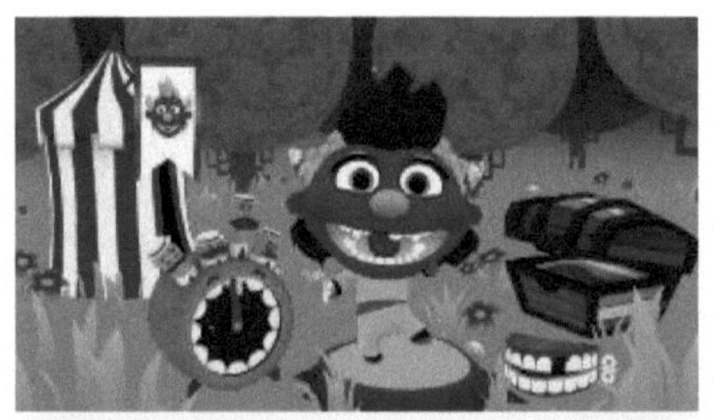

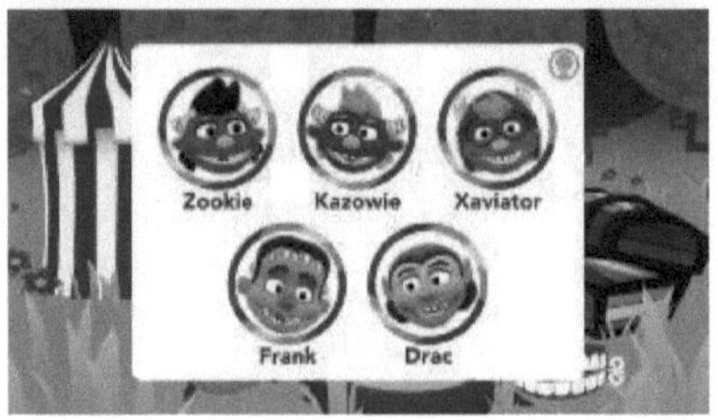

Zookie
Kazowie
Xaviator
Frank
Drac

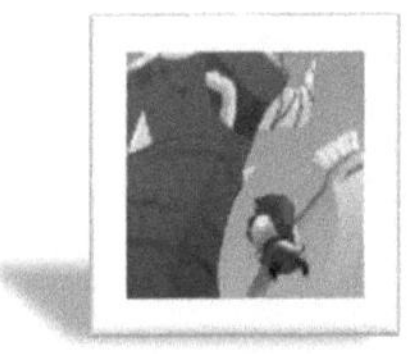

Herói da escovagem

Este jogo faz com que as crianças gostem de escovar os dentes. Quando a criança segura uma escova de dentes e olha para a câmara, transforma-se num herói com um capacete de guerra de ferro.

 Pode atacar os monstros escovando os dentes. Com o objetivo de permitir que as crianças adquiram o hábito de escovar bem os dentes, esta aplicação foi concebida para aumentar o poder de ataque à medida que a criança escova os dentes de vários ângulos.

 Depois de jogar, a criança recebe "cartas de herói" consoante o número de moedas que tiver adquirido e pode aumentar o nível do seu poder de ataque. Se a criança vencer os dragões que aparecem a cada 30 fases, recebe um novo e lindo capacete de herói ! [14]

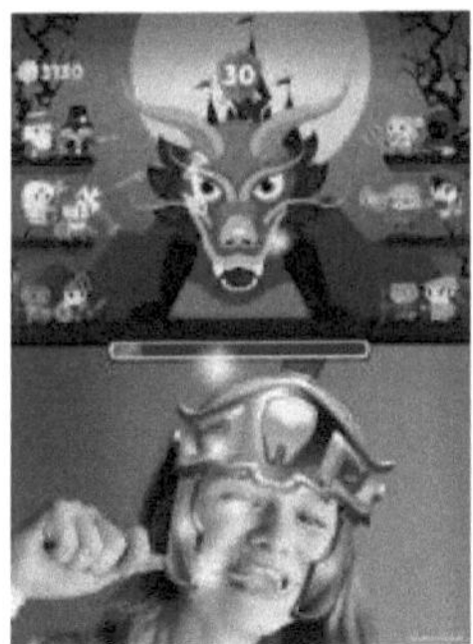
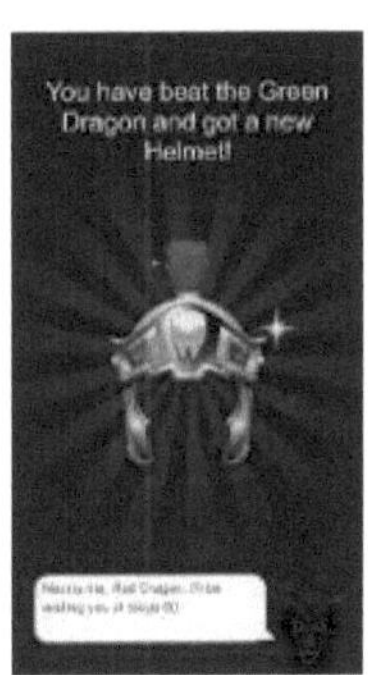

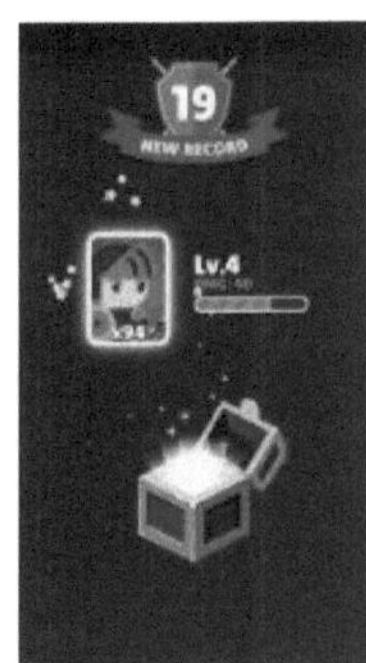

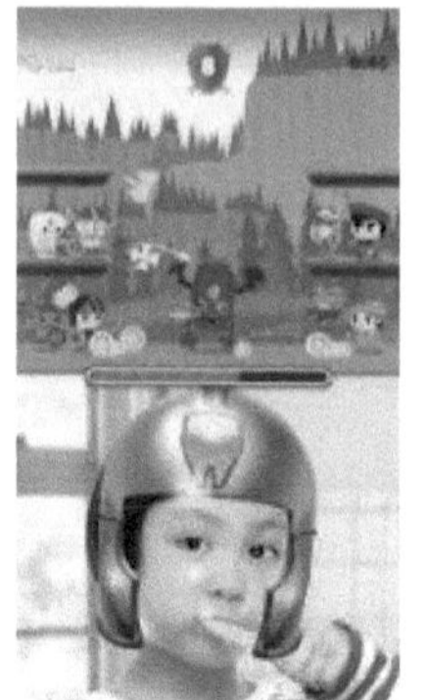 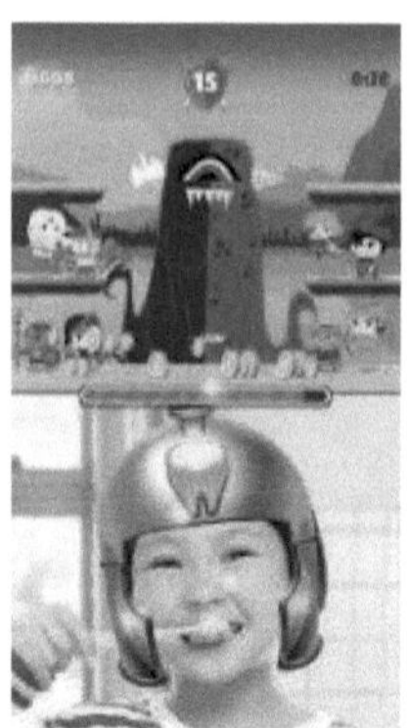

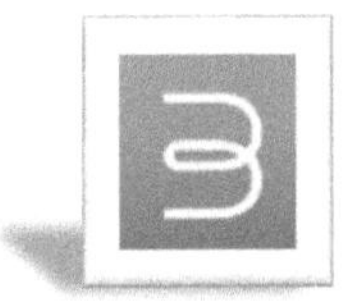

Dispositivos Brushlink

Brushlink é um dispositivo inovador que se liga a qualquer escova de dentes - manual ou eléctrica - transformando-a numa escova de dentes "inteligente". O dispositivo Brushlink se conecta ao aplicativo Brushlink gratuito via Bluetooth™ para fornecer treinamento em tempo real para orientar os pacientes a escovar em um ângulo de 45° em todas as superfícies dos dentes. Através do Dentrix, pode ligar automaticamente os dados Brushlink dos seus pacientes às respetivas fichas periodontais. Isto permite finalmente que os profissionais de medicina dentária vejam a correlação direta entre os hábitos de escovagem e a doença periodontal[17] .

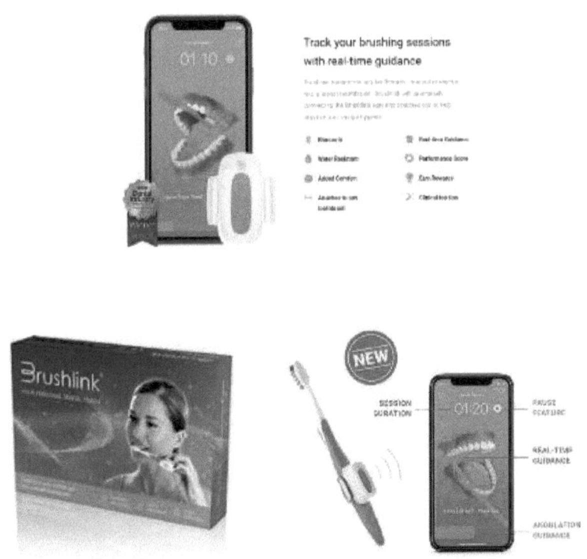

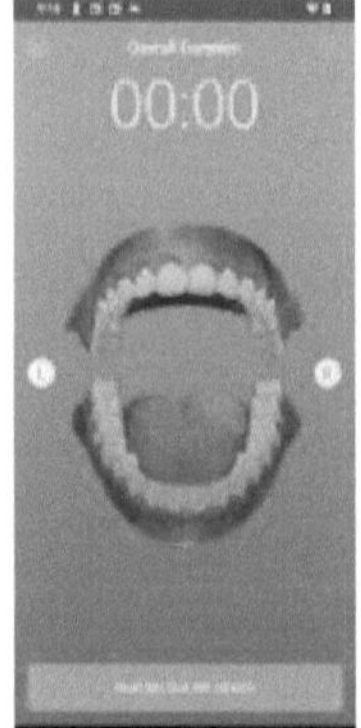
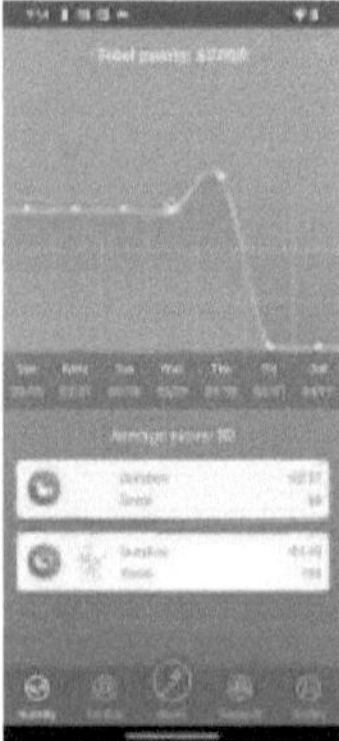
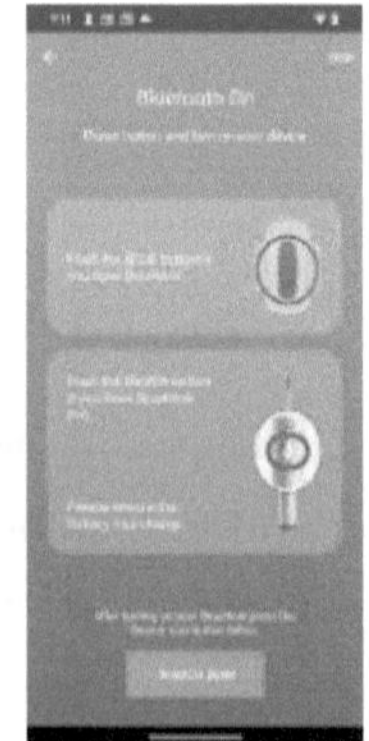

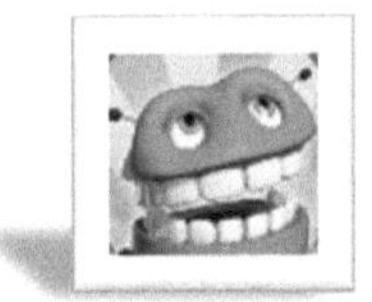

Escovar

Em 2016, a aplicação ganhou o primeiro prémio do Departamento de Educação dos EUA, da Associação de Software de Entretenimento e do Encontro Internacional de Simulação em Cuidados de Saúde. App do Ano da Academia Nacional de Medicina.

Os profissionais de saúde querem armas eficazes para combater a omnipresença da placa bacteriana. Brush Up é uma dessas armas. Brush Up demonstrou melhorar a escovagem das crianças num estudo financiado pelo National Institute of Health. O National Institute of Health apoiou ensaios do Brush Up através do National Institute of Dental and Craniofacial Research com revisão institucional pela Morehouse School of Medicine. Os resultados foram publicados na revista da American Academy of Pediatric Dentistry.

Os investigadores registaram crianças a escovar os dentes no laboratório sem a ajuda dos pais, de um cientista, de um temporizador ou de música, e escovaram melhor os dentes duas semanas depois de utilizarem a aplicação! As crianças divertem-se quando aprendem a escovar os dentes com o Budd![14]

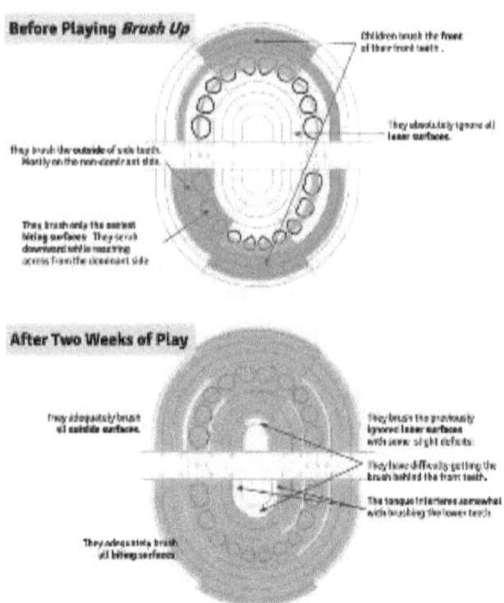

AJUDAR O SEU FILHO

Aprender habilidades - com Budd, o tutor de escovas de dentes.

Tornar-se responsável - jogar o jogo de avaliação de selfies

Criar hábitos - ao ganhar uma coleção de Prémios Fixes mensais.

CIÊNCIA

Investigação financiada pelo Instituto Nacional de Saúde.

Dirigido por cientistas da higiene dentária e psicólogos infantis.

Estudos de acompanhamento mostram uma melhor escovagem um ano inteiro depois de deixarem de brincar.

JOGO GRATUITO

Mentor alegre, canção brilhante, animação divertida.

O Espelho Mágico coloca a criança no jogo com o Budd.

Proteção dos dados pessoais.

CONTEÚDO DE QUALIDADE

Prémios novos todos os meses mantêm o seu filho motivado.

Os relatórios em tempo real mantêm-no informado.[16]

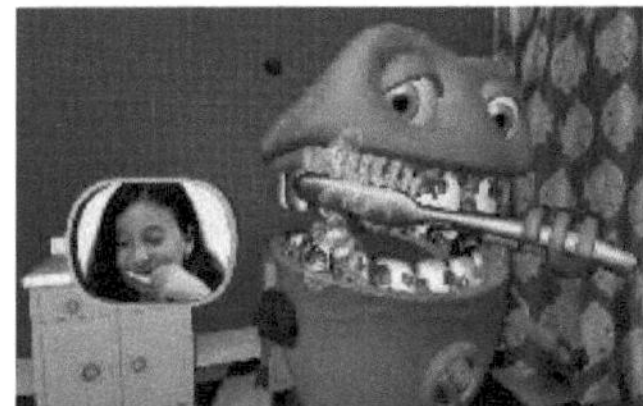 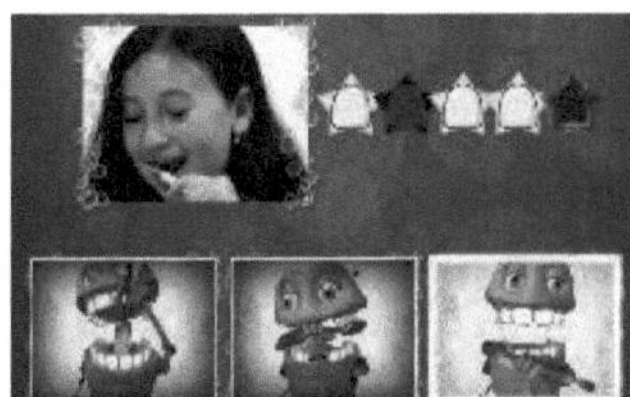

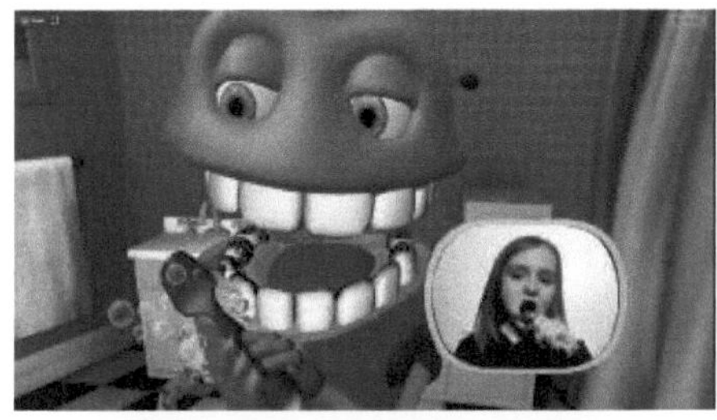

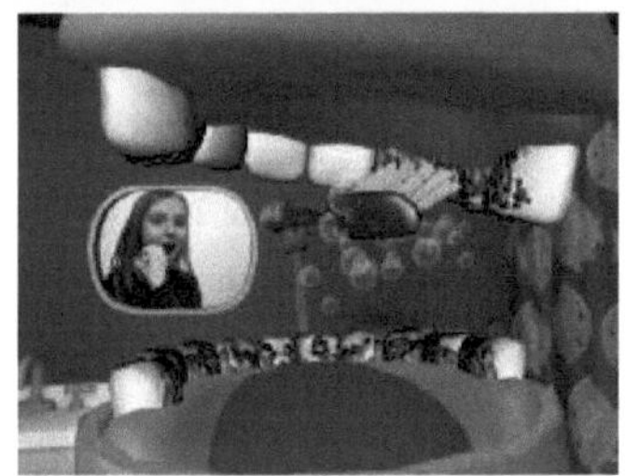

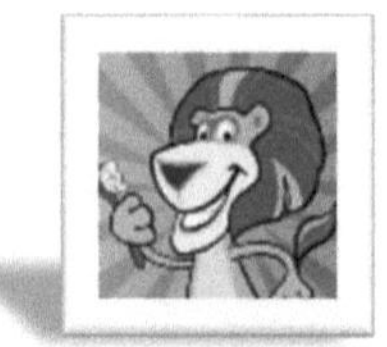

Chomper Chums

A United Concordia Dental desenvolveu a aplicação Chomper Chums®, que é uma aplicação móvel centrada na higiene dentária. A aplicação foi concebida para permitir que os pais ajudem os seus filhos a aprender técnicas de escovagem corretas e a estabelecer hábitos de bem-estar oral saudáveis e duradouros. O público-alvo inclui crianças entre os 4 e os 11 anos de idade.

O objetivo da aplicação é ajudar as crianças a desenvolverem, desde cedo, bons hábitos de bem-estar oral que se prolongarão por toda a vida. Estes incluem a escovagem durante o período recomendado de dois minutos, duas vezes por dia, bem como o uso de fio dentário e enxaguamento. Para envolver as crianças enquanto escovam os dentes e aprendem, a aplicação apresenta três personagens animais divertidas, simpáticas e adoráveis que são nomeadas pela criança e com as quais interagem sempre que escovam os dentes. As personagens incluem um leão, um cavalo e um crocodilo - todos eles ajudam a criança a aprender a escovar corretamente.

Utilizando animações coloridas, a aplicação também ajuda as crianças a certificarem-se de que atingem todos os quadrantes da boca quando escovam os dentes, mostrando o interior da boca da personagem animal enquanto escovam os dentes. A criança pode perseguir "bichinhos de açúcar" em cada quadrante, durante 30 segundos por quadrante. Quando a criança escova corretamente os dentes duas vezes por dia e durante o período recomendado de 2 minutos, ganha moedas que são utilizadas para comprar alimentos para ajudar a cuidar do seu animal.

Ao cuidar do seu animal, a criança é encorajada a selecionar alimentos saudáveis, mas também pode selecionar opções menos saudáveis para alimentar o seu animal, como snacks em vez de vegetais. No entanto, a saúde da personagem animal é influenciada pelas suas escolhas, ensinando-lhes a importância de fazerem as suas próprias escolhas alimentares saudáveis. Além disso, as crianças que continuarem a escovar os dentes regularmente durante longos dias podem ganhar o "Prémio Super Sorriso", que lhes permite enviar a sua personagem animal numa nova aventura! [14]

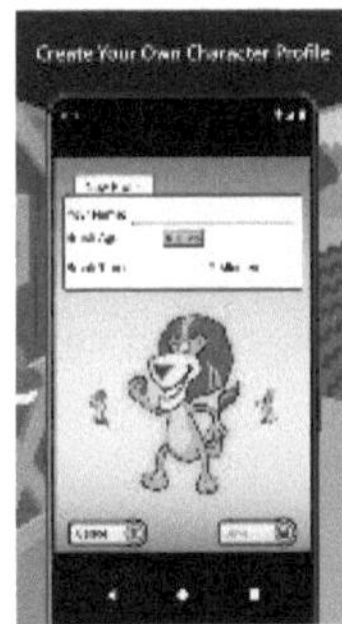

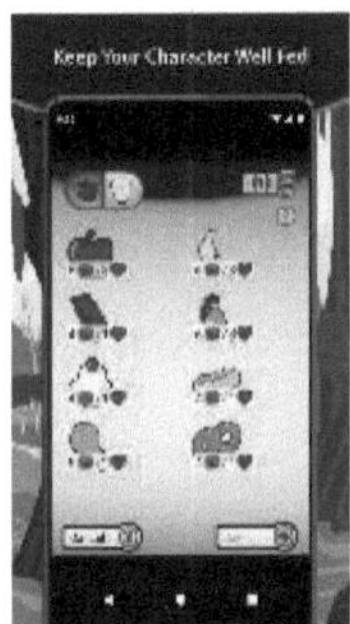

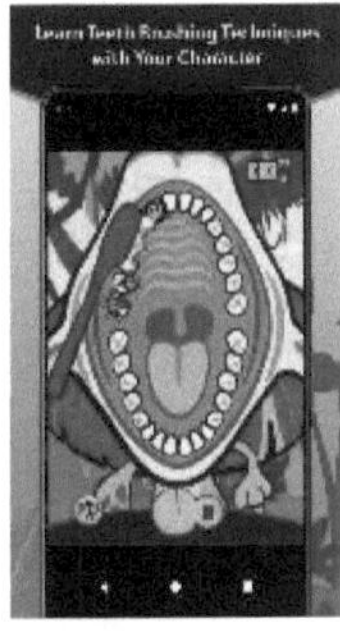

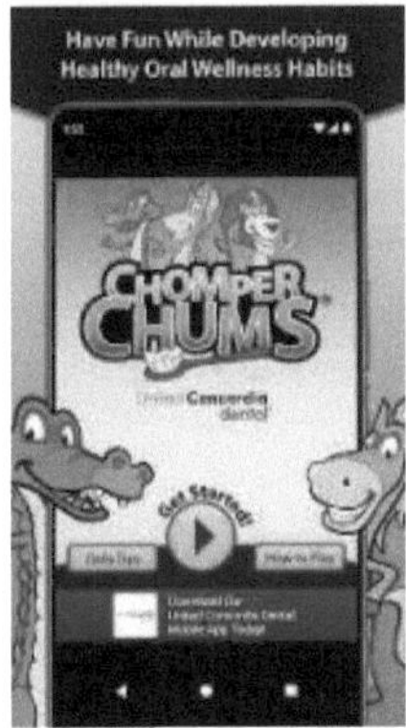

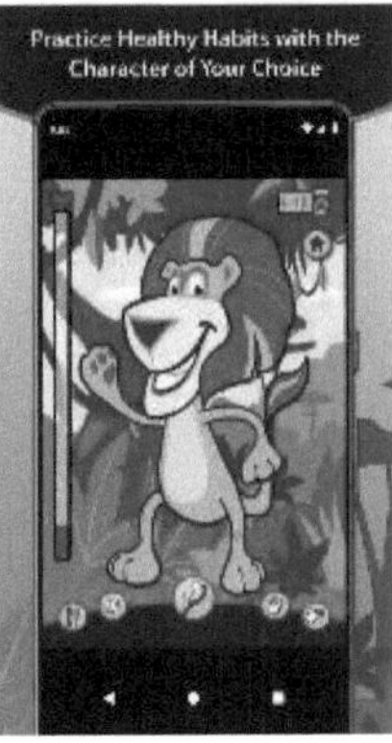

DAYA: Monitorizar e melhorar a saúde dentária das crianças

A aplicação foi desenvolvida para monitorizar e melhorar a saúde dentária das crianças.

<u>Manter-se informado</u>

- Monitorizar dados sobre o tempo que as crianças passam a escovar os dentes
- Obter informações sobre a área que não é vigiada
- Comparar o desempenho com os seus pares
- Receber lembretes quando for altura de lavar os dentes

<u>Obter informações por região -</u> Reconhecer rapidamente as partes menos frequentadas

<u>Aprender a escovar com jogo-</u>

Cada passagem torna-se significativa e agradável como uma bala para defender os monstros que atacam o castelo. Acompanhe e oriente a cobertura da região, a técnica e a duração da escovagem com acelerómetros. Recolha padrões de escovagem de dentes para a aplicação de monitorização[18]

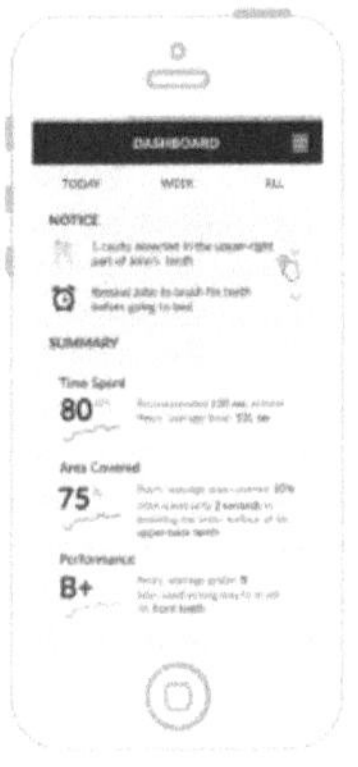
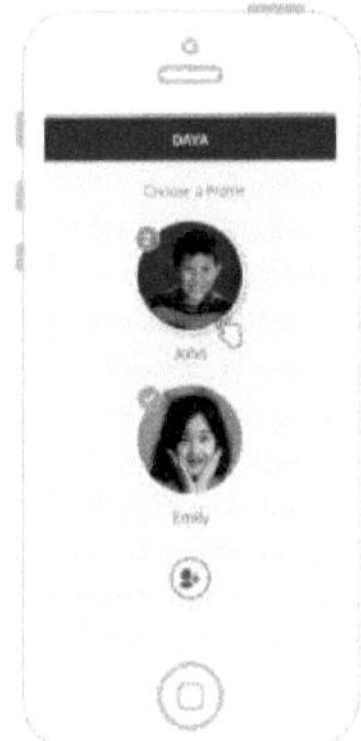
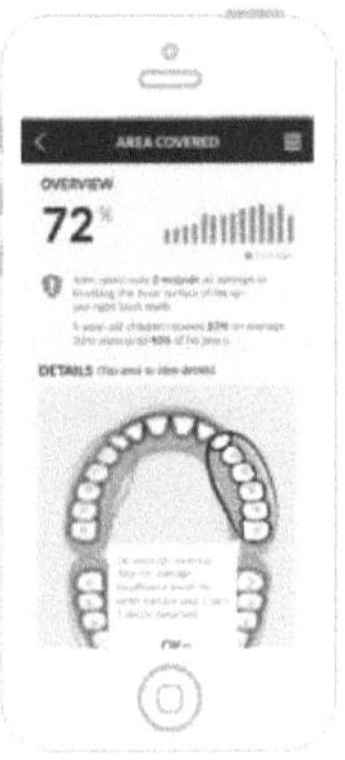

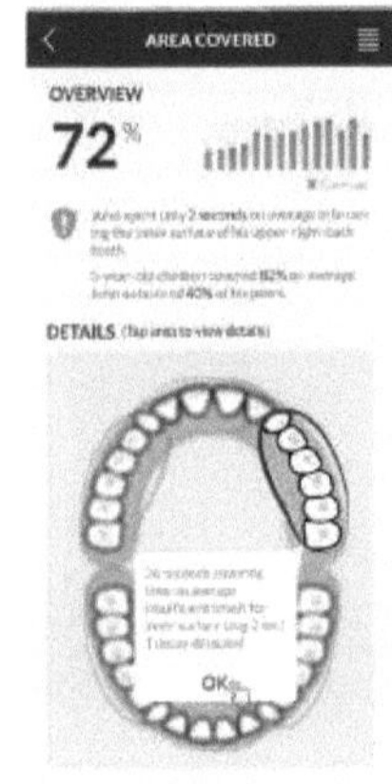
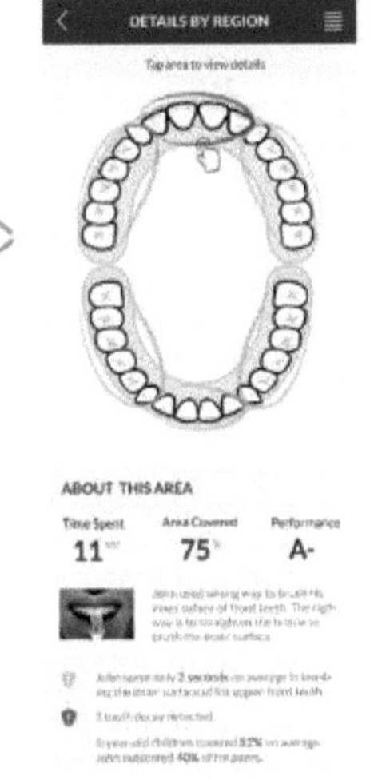

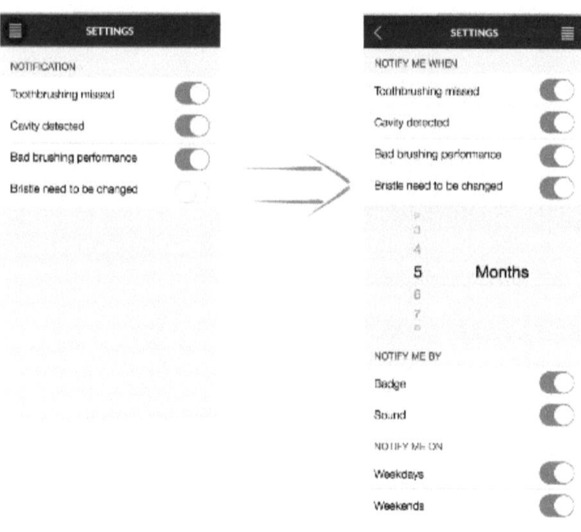

SETTINGS
NOTIFICATION
Toothbrushing missed
Cavity detected
Bad brushing performance
Bristle need to be changed
SETTINGS
NOTIFY ME WHEN
Toothbrushing missed
Cavity detected
Bad brushing performance
Bristle need to be changed
5   Months
NOTIFY ME BY
Badge
Sound
NOTIFY ME ON
Weekdays
Weekends

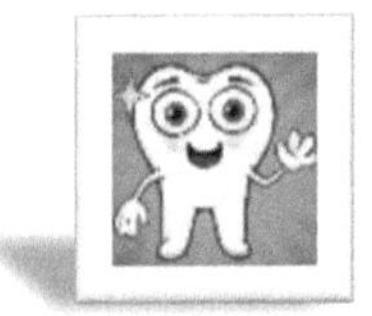

Denny, o dente

A aplicação móvel Denny® (Ikoni Innovations Company Oy, Oulu, Finlândia), composta por "Denny the Tooth® e Denny Timer®", foi desenvolvida em 2016 com o objetivo de encontrar soluções digitais para a promoção da saúde oral. Os conhecimentos especializados sobre saúde dentária e promoção da saúde oral vieram de peritos na matéria.

Denny é um animal de estimação virtual - um dente que vive nos dispositivos móveis das crianças. Segue o mesmo ritmo que a criança: acorda de manhã, tal como o seu dono, consome tudo o que o dono lhe quiser dar de comer e os seus dentes podem ser escovados, por exemplo, de manhã e à noite, antes de se deitar, enquanto a criança escova os seus próprios dentes.

O Denny Timer é também um assistente de escovagem dos dentes: dá conselhos às crianças sobre como e durante quanto tempo devem escovar os dentes. As aplicações Denny foram concebidas para crianças com idades compreendidas entre os cinco e os 12 anos. As aplicações foram desenvolvidas para os sistemas operativos Android e iOS .[19]

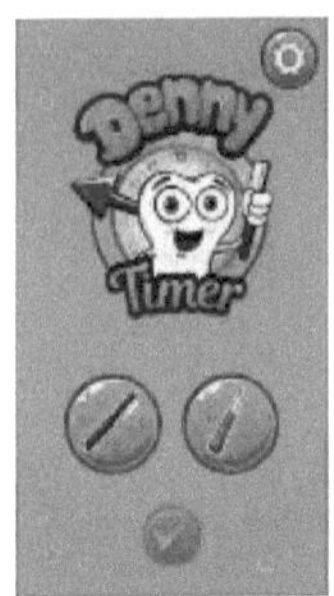
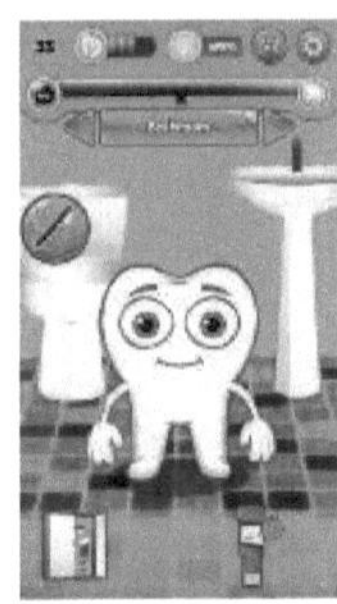
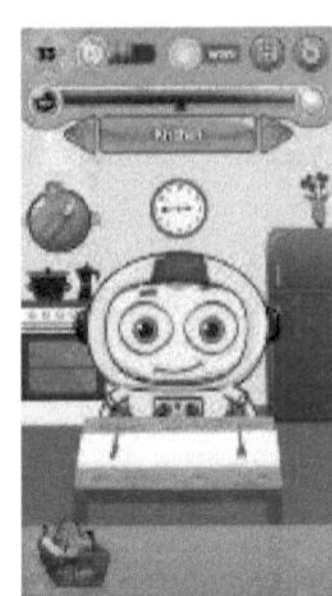
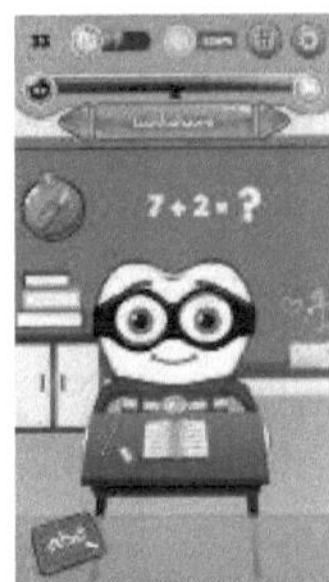

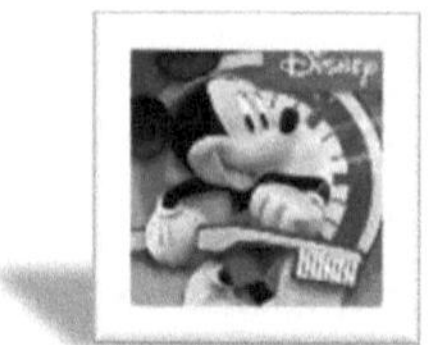

Disney Magic Timer

90% das crianças escovam os dentes durante mais tempo com a aplicação Disney Magic Timer da Oral-B! Destacada como "Melhor nova aplicação" para "Crianças". Aplicação gratuita descarregada para crianças "dos 6 aos 8 anos" no iPhone nos EUA e em 40 outros países. Aplicação gratuita descarregada em "Saúde e Boa Forma" para iPad nos EUA. Compatível com qualquer produto Crest ou Oral-B Pro-Health Stages e com iPhone, iPad e iPod Touch com iOS 14 ou mais recente. Esta aplicação tem mais de 20 personagens da Disney para escolher. A personagem torna-se mais clara à medida que a criança escova os dentes.

Passos para utilizar a aplicação:

1. Descarregar a aplicação Disney Magic Timer da Oral-B

2. Digitalize qualquer produto Crest ou Oral-B Pro-Health Stages com a câmara do seu dispositivo na aplicação.

3. Revele mais diversão e deixe a escovagem começar.

 Personagens apresentados nesta aplicação:

- António e Mirabel

- Simba, Nala, Timon e Pumba

- Capitão Lightyear e Sox

- O Mandaloriano e a Criança

- Sully

- Nemo e Dory

- Relâmpago McQueen e Dusty

- Buzz Lightyear e Woody

- Sr. Incrível, Elastigirl, Dash, Violeta e Jack Jack

- Homem de Ferro, Capitão América, Hulk, Thor, Homem-Formiga e Homem-Aranha

- Anna, Elsa e Olaf

- Rapunzel, Belle, Cinderela, Ariel e Jasmine

- Rey, Darth Vader, Yoda, Storm Troopers e BB8

- Rato Mickey e Minnie Mouse[15]

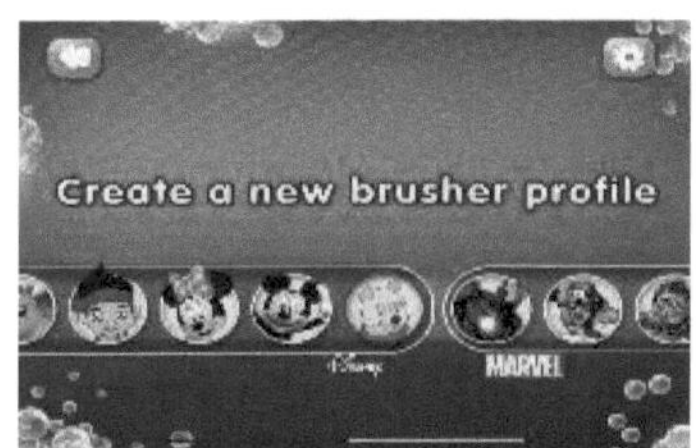

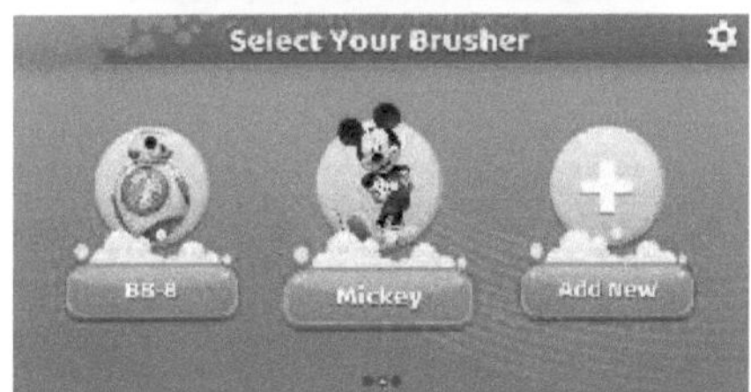

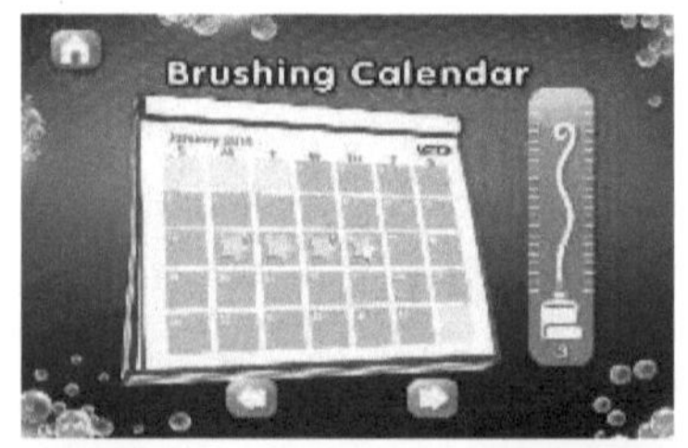

Brushing Calendar

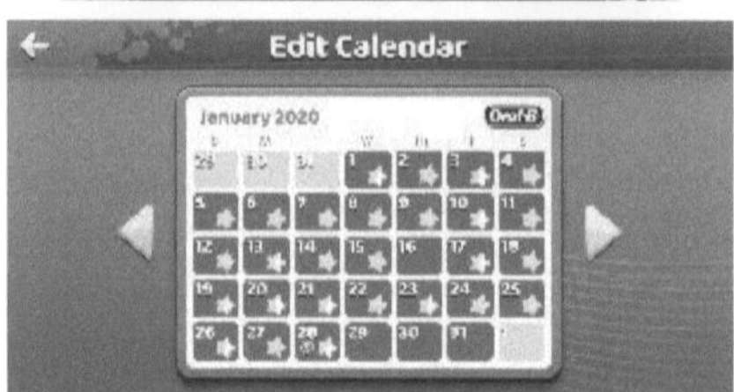

Edit Calendar
January 2020
Oral-B

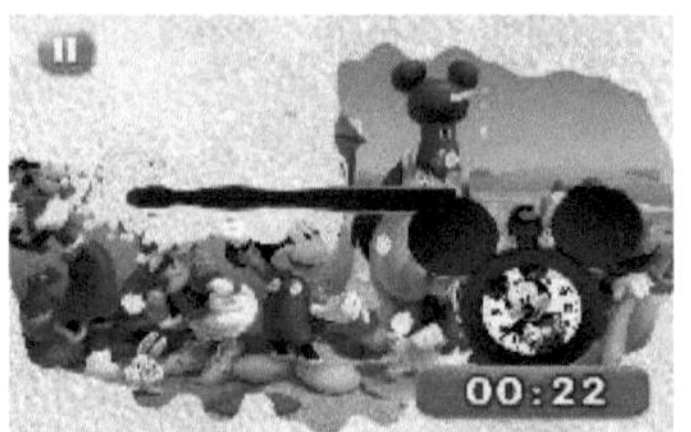

00:22

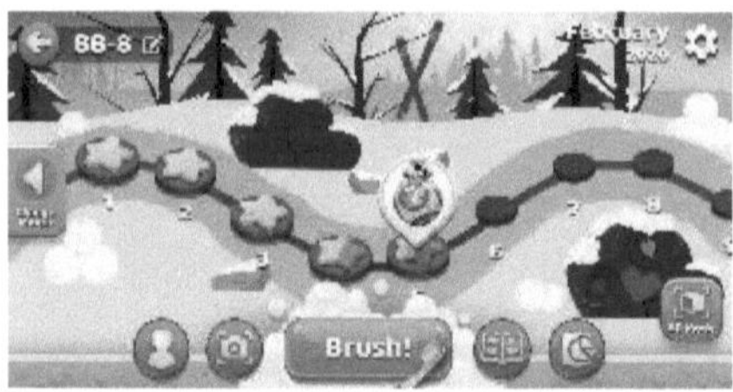

BB-8
February 2020
Brush!

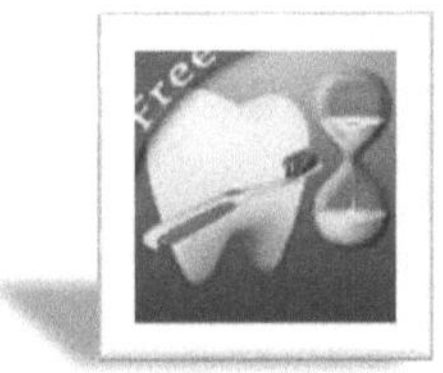

Vamos escovar

Let's Brush é uma ferramenta para ajudar as crianças a escovar os dentes melhor e mais eficazmente. Pode ser utilizado tanto com uma escova de dentes eléctrica como com uma escova de dentes manual à moda antiga.

É apresentada uma representação gráfica do maxilar superior e inferior abertos.

A boca é dividida em quadrantes e cada quadrante é novamente dividido em exterior, interior e topo dos dentes.

Quando as crianças iniciam o Let's Brush, cada um destes sectores é ativado à vez.

Depois de terminado o tempo de um sector, é emitido um sinal que pode ser um sinal sonoro, uma vibração, um flash no ecrã ou uma combinação destes.

Let's Brush dá-lhe a possibilidade de escolher entre dois ou três minutos de tempo de escovagem.

Pode escolher uma música da sua biblioteca para tornar a escovagem dos dentes ainda mais agradável.

Esta aplicação foi actualizada pela Apple para apresentar o ícone da aplicação Apple Watch.[15]

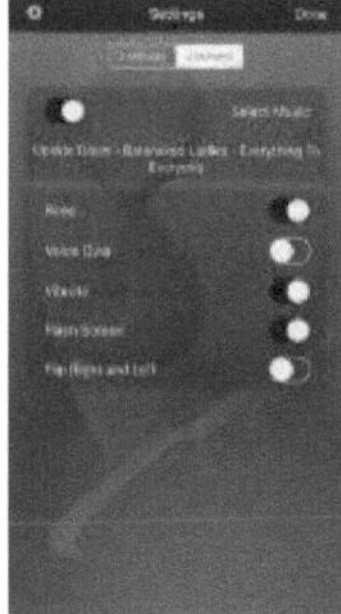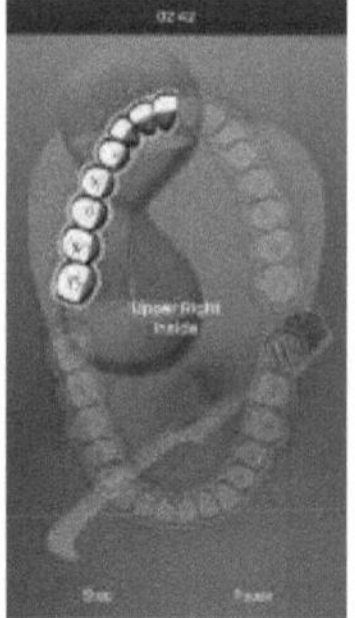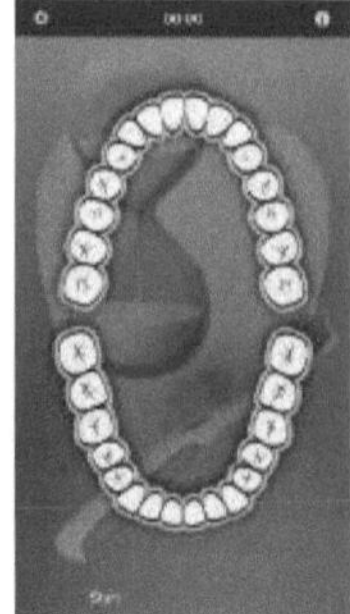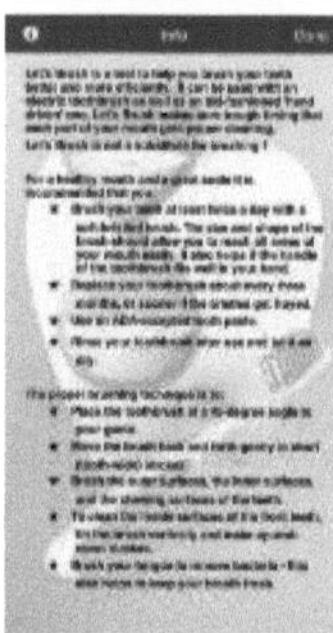

Aplicação Oral-B 9000

As escovas de dentes eléctricas Oral-B funcionam limpando mecanicamente os dentes, trabalhando em 3 dimensões. No modo normal, a cabeça da escova de dentes oscila 9900 vezes por minuto e pulsa 45000 vezes nesse mesmo minuto. Esta ação vigorosa deixa a boca com uma sensação de limpeza fantástica. A Oral-B Genius 9000 tem um temporizador que emite um sinal sonoro a cada 30 segundos e um sinal sonoro extra após dois minutos. A ideia é certificar-se de que está a escovar durante os dois minutos completos que recomendamos. Ao tocar a cada 30 segundos, esta escova de dentes dá-lhe uma indicação de quanto tempo deve passar a escovar cada quarto da sua boca.

A aplicação Oral-B permite-lhe registar a frequência e a duração da escovagem dos dentes com o Genius 9000. Regista até seis meses e pode descarregar os dados se assim o desejar.

No entanto, a melhor funcionalidade "inteligente" é o detetor de posição. A aplicação torna-se o seu próprio treinador de escovagem de dentes. Orienta-o à volta da boca enquanto escova os dentes, assegurando que escova cada área cuidadosamente e que não se esquece de nenhum ponto em particular.

Longe de ser essencial, mas o detetor de posição pode ser ótimo para lhe mostrar onde está a falhar ao escovar. [16]

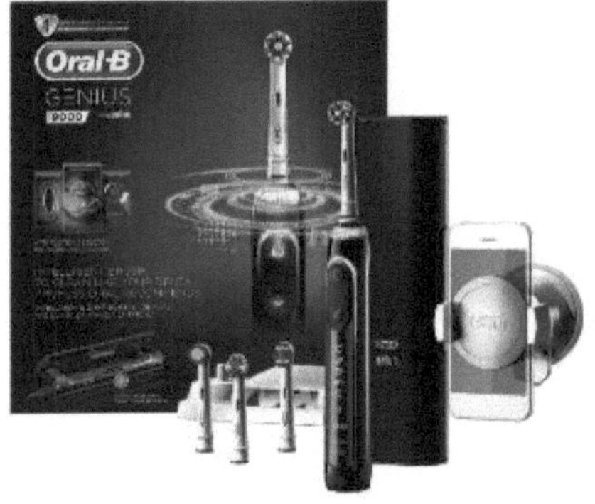

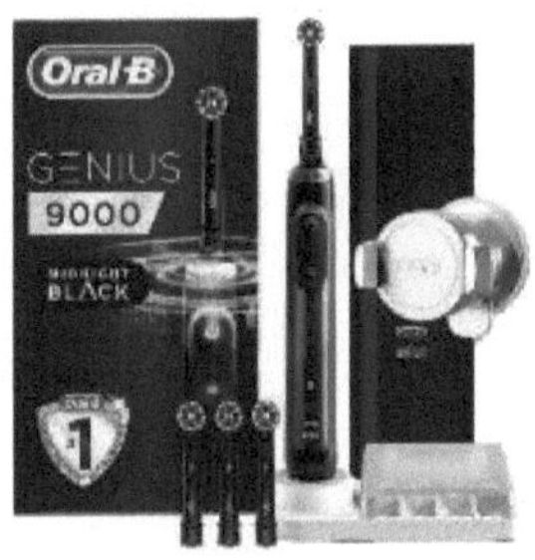

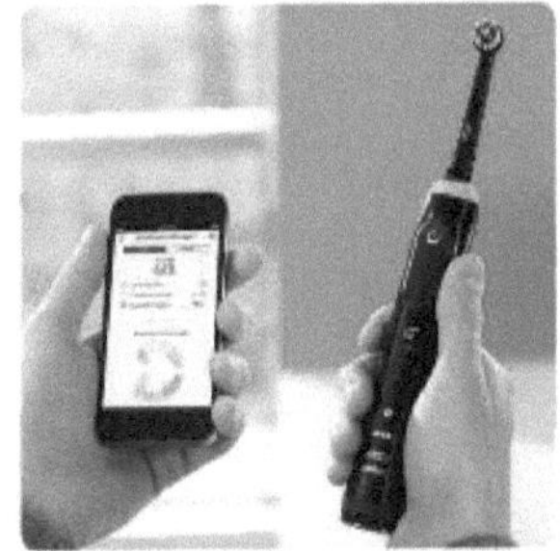

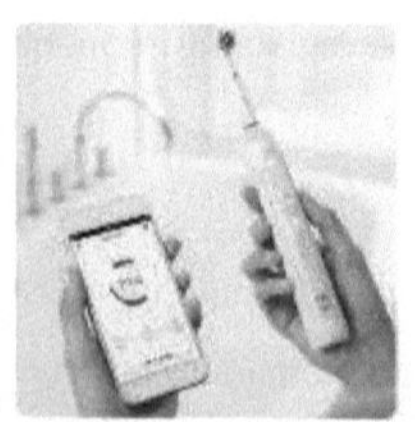

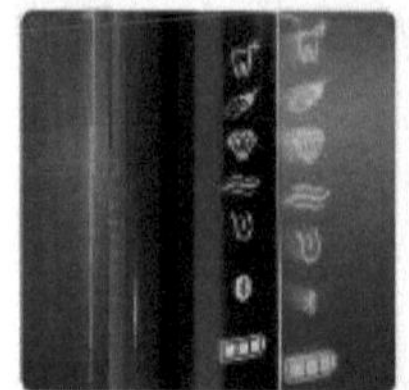

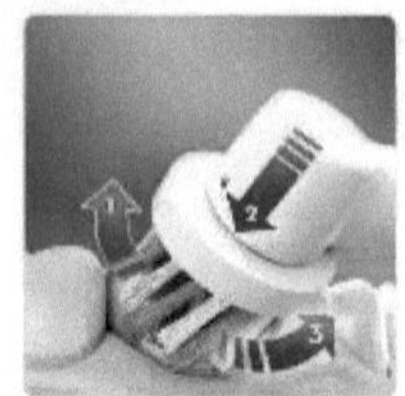

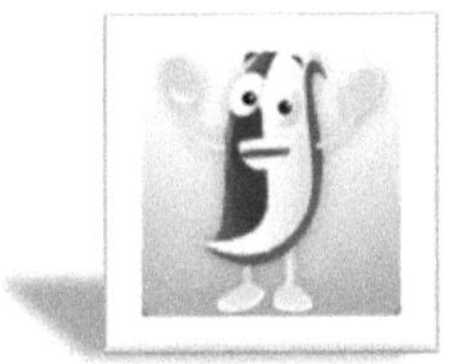

Tempo 2 Escova

Quando inicias a aplicação, vês esta figura engraçada em forma de pasta de dentes, cujo nome é Nurdle. O Nurdle dá às crianças uma orientação rápida sobre como escovar todas as partes dos dentes. Assim que as crianças carregam no botão de início, um temporizador começa a fazer uma contagem decrescente de dois minutos com uma música a tocar. A canção é tão cativante que as crianças podem dançar ao som da música. A letra reforça a mensagem de escovar os dentes duas vezes por dia e durante dois minutos. Ao fim de um minuto de escovagem, o ecrã mostra a mensagem "trocar de lado". Cada vez que as crianças terminam os 2 minutos de escovagem, ganham pontos que podem utilizar para "comprar" roupas para o Nurdle. Este é um bom sistema de recompensa que os pais podem utilizar para incentivar as crianças a lembrarem-se de escovar os dentes todos os dias . [20]

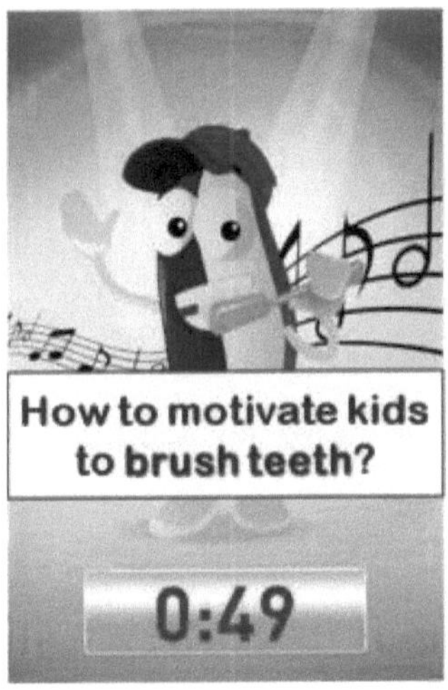

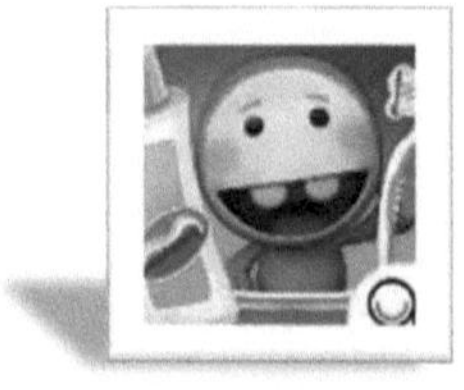

Hora da escova de dentes com Icky

Vencedor do Prémio Escolha da Família e dos Pais 2014, do Prémio Kappi Gold, do Prémio NAPPA Gold e do Prémio Professores com Aplicações. Este programa é ideal para bebés, crianças pequenas e crianças com 2 anos, 3 anos, 4 anos e 5 anos de idade no pré-escolar, jardim de infância e primeiro ano. As crianças com dificuldades de aprendizagem parecem achar a aprendizagem cativante e mantêm-se concentradas.

DESCRIÇÃO:
- Uma atividade didática para que as crianças aprendam sobre a higiene pessoal
- Animações de personagens divertidas, como o icky, para atrair as crianças
- Permite à criança identificar a diferença entre dentes sujos e dentes limpos para manter a criança interessada.[14]

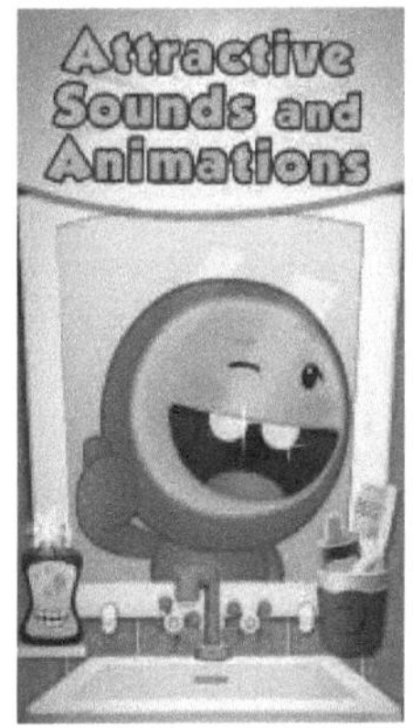

Attractive
Sounds and
Animations

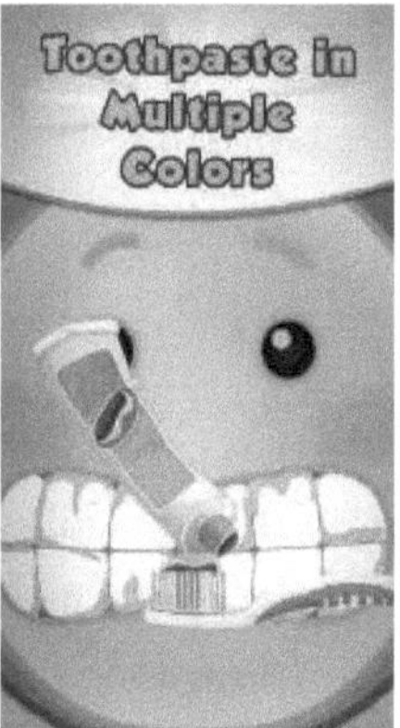

Toothpaste in
Multiple
Colors

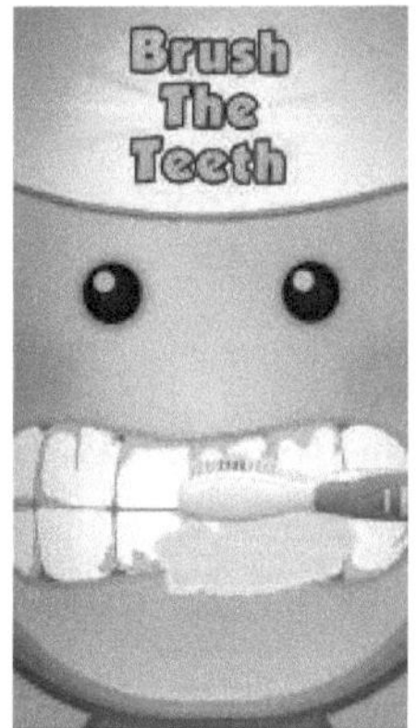

Brush
The
Teeth

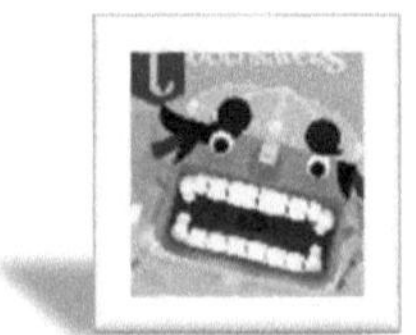

Dentes de leite

Toothsavers foi criado pela Partnership for Healthy Mouths, Healthy Lives como parte da sua campanha Kids' Healthy Mouths. A campanha visa motivar os pais a tomarem medidas para reduzir o risco de doenças orais dos seus filhos, assegurando que estes escovam os dentes durante dois minutos, duas vezes por dia.

Salva o reino dos contos de fadas com a tua escova de dentes! Uma feiticeira malvada lançou um feitiço maléfico, deixando a boca de toda a gente a apodrecer e a ser invadida por cáries. Agora cabe às crianças ajudar o Toothy e os Toothsavers a salvar os dentes de toda a gente! As crianças têm dois minutos para escovar e esfregar o feitiço de cada um dos habitantes peculiares do reino, do Dragão ao Capuchinho Vermelho e ao Pirata.

Eles ajudarão a tornar a escovagem divertida. E por cada dia que a criança escova os dentes, desbloqueia um novo Toothsaver para escovar.

- 10 personagens coloridas com as suas próprias escovas de dentes divertidas e partículas de alimentos para escovar
- Utiliza toques e deslizes para limpar os dentes de cada personagem em cada sessão de dois minutos
- Até três estrelas atribuídas por escovar bem cada personagem
- 10 animações diferentes de dois minutos para tornar divertida a escovagem na vida real
- 10 dentes coloridos de desenhos animados que se animam com a sua voz no modo de dois jogadores

- Um mapa interativo para registar cada dia e noite em que escova os dentes com Toothsavers
- Ganhe novas personagens ao escovar os dentes durante dois minutos, duas vezes por dia, com Toothsavers
- A secção dos pais permite-lhes designar horários diários de escovagem e monitorizar os progressos da escovagem dos seus filhos num calendário
- Os pais podem ligar-se no Facebook e publicar sempre que o seu filho atingir um marco na escovagem[14]

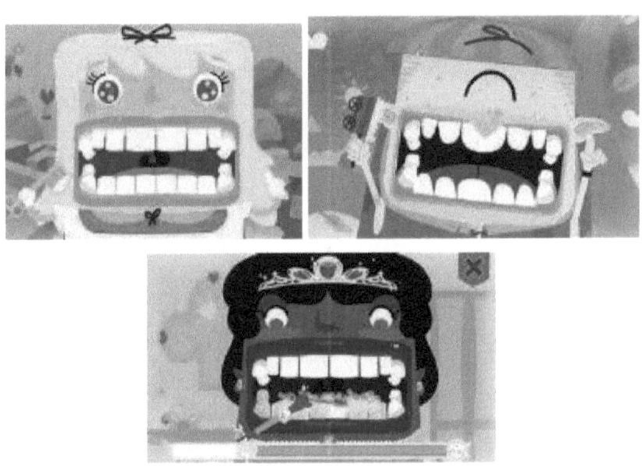

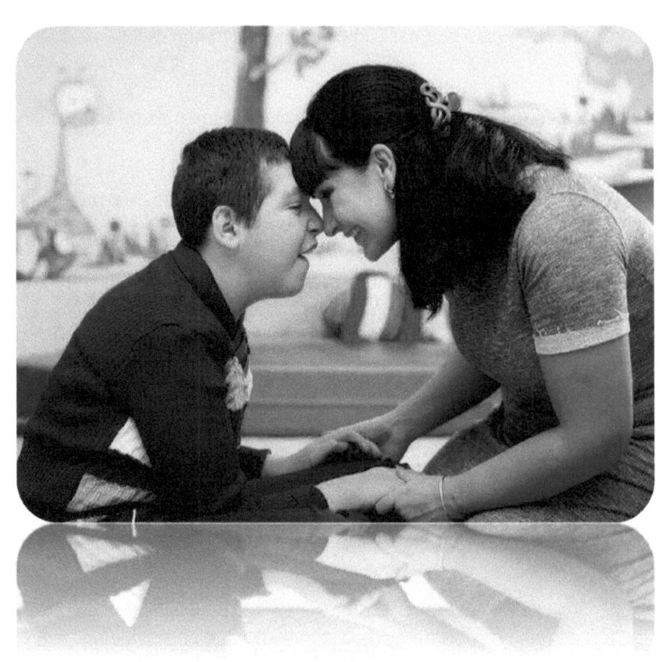

SMILE SQUAD: APLICAÇÕES PARA CRIANÇAS E PAIS

- ## Para crianças autistas

As perturbações do espetro do autismo (PEA) envolvem uma perda persistente da comunicação social mútua e da interação social e estão associadas a padrões repetitivos de comportamento, interesse e atividade. Os principais problemas de saúde oral observados nestes indivíduos são a dificuldade no controlo do biofilme, a cárie dentária e a doença periodontal. A sensibilidade sensorial, a hiperatividade e a auto-agressão são problemas comuns nos doentes com PEA, causando dificuldades na comunicação e obrigando frequentemente à utilização de anestesia geral durante os procedimentos dentários. Para ultrapassar os problemas de manutenção da higiene oral e preparar os pais e as crianças autistas para as consultas dentárias, foram desenvolvidas várias aplicações.

1. 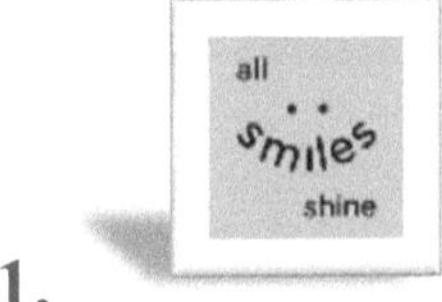 Todos os sorrisos brilham

A aplicação 'All Smiles shine' foi criada para ajudar as comunidades com autismo e DDI a aprender sobre cuidados de saúde oral, praticar cuidados preventivos e preparar-se para uma próxima visita ao dentista.

Em casa - Os pais podem praticar cuidados preventivos em casa, assistindo a vídeos, acompanhando os hábitos de escovagem e uso do fio dental da criança e aprendendo mais sobre uma próxima visita ao dentista.

No dentista - Os pais podem explorar recursos que ajudam a criança a ter uma visita bem sucedida ao médico, incluindo a personalização do horário da fotografia, a prática de respiração calma, a identificação de emoções e muito mais.

O meu perfil - Os pais podem criar um perfil personalizado que pode ser partilhado com o dentista, incluindo uma lista das preferências sensoriais, interesses e ferramentas calmantes da criança.

<u>Recursos para cuidadores</u> - Podem aprender mais sobre cuidados de saúde oral e encontrar dicas e recursos para ajudar na escovagem diária, uso do fio dental, alimentação saudável e muito mais .[16]

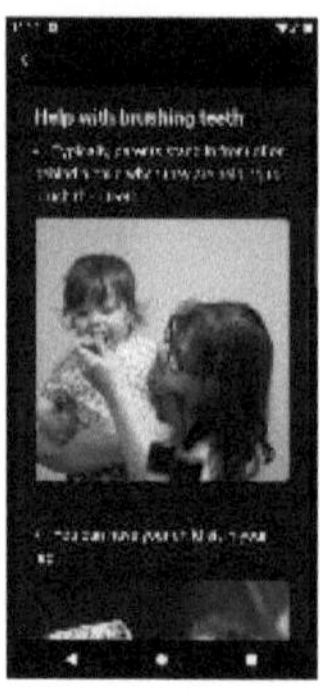
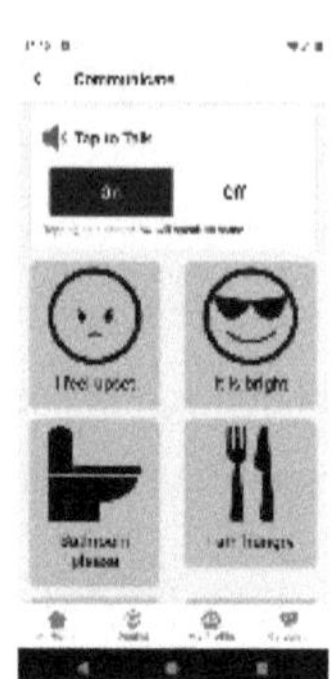
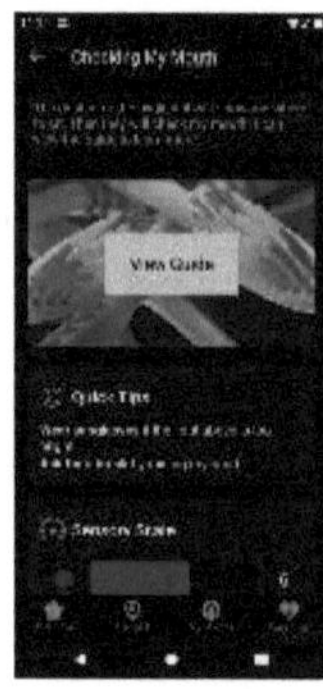
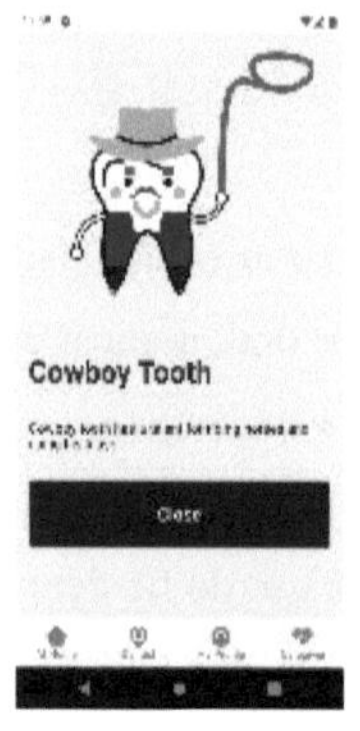
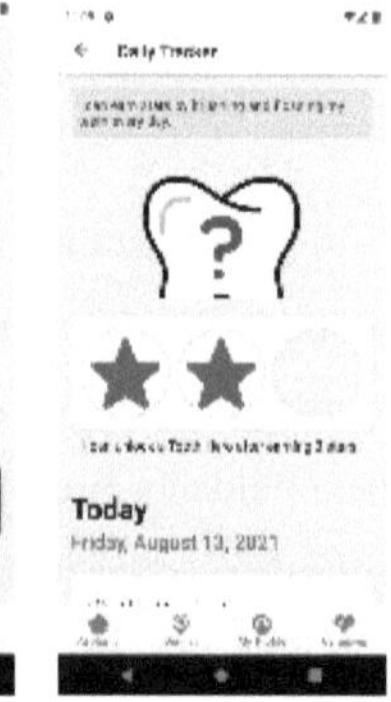
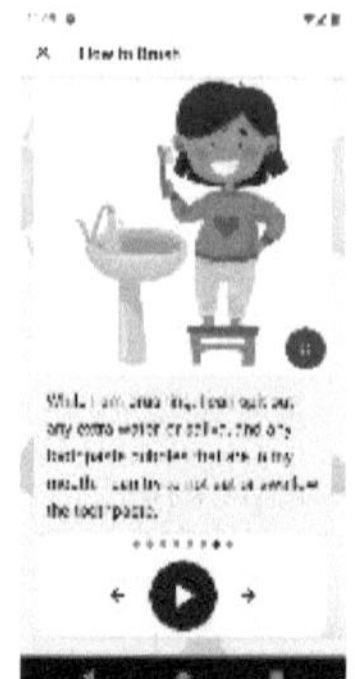

2. Criança autista vai ao dentista

O aplicativo foi desenvolvido no Laboratório de Gravimetria e Geomagnetismo da Universidade de São Paulo, São Paulo, e denominado Criança Autista Indo ao Dentista. Esse aplicativo foi desenvolvido para o sistema operacional iOS (Apple, Cupertino, Calif., EUA) e não requer nenhum hardware específico, permitindo assim que o usuário utilize qualquer computador, tablet ou smartphone que funcione com esse sistema. No ecrã principal, a aplicação permite ao utilizador aceder a conteúdos que consistem em texto que explica a técnica passo a passo. Além disso, as imagens representativas acompanham os comentários escritos e áudio correspondentes, descrevendo as fases do tratamento dentário que podem ser antecipadas. A posição dos ícones no ecrã principal permite ao utilizador (o doente ou o tutor) gerir facilmente a aplicação. A aplicação tem um nível de personalização elevado e conveniente, permitindo ao utilizador ajustar as definições de acordo com as suas necessidades. Além disso, estão disponíveis várias opções no ecrã de definições. A opção de género permite ao utilizador escolher uma voz masculina ou feminina para os comentários audíveis. A opção de língua permite ao utilizador ler os comentários e ouvir a narração numa de três línguas: Inglês, Espanhol ou Português. A opção de música permite ao utilizador alterar a música de fundo (que pode ser desactivada no ecrã principal) e a opção de leitura automática permite a reprodução automática sem necessidade de intervenção do utilizador. Os vídeos adicionais incluídos para fornecer mais informações podem ser acedidos através de um ícone específico no ecrã inicial. Os vídeos não fazem parte da técnica de antecipação da consulta dentária (com a apresentação de imagens), mas estão disponíveis para a complementar. No ecrã principal da aplicação, o utilizador pode aceder diretamente aos textos ilustrados com comentários sobre a importância da prevenção e da visita ao dentista. O ícone de leitura complementar disponibiliza links para literatura que pode auxiliar o profissional e o tutor .[21]

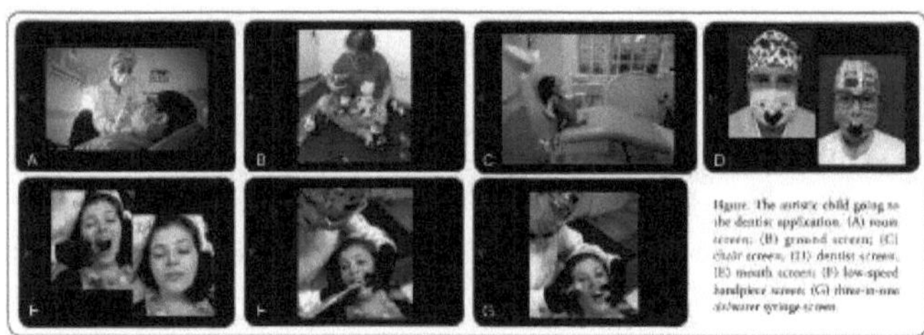

- ## Outras aplicações para crianças

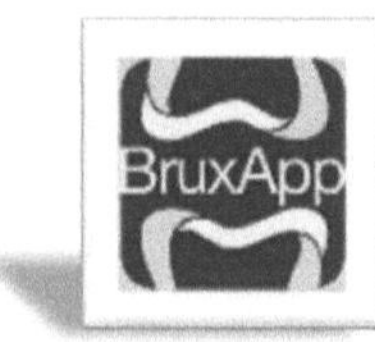

BruxApp

Objetivo - Detetar e orientar os pacientes com bruxismo.

A aplicação foi desenvolvida por Goran Djukic, analista de programas no Instituto de Fisiologia Clínica, Conselho Nacional de Investigação, Universidade de Pisa, Itália. A aplicação é compatível com iPhone 6 e superiores e iOS 9.3 e superiores. BruxApp Cloud não é apenas uma aplicação, mas uma plataforma de tecnologia de saúde (Digital Health) inteiramente dedicada ao bruxismo. É constituída por uma Web App e uma Smartphone App com certificação como dispositivo médico de classe 1, registada oficialmente no Ministério da Saúde. É uma plataforma científica sólida que pode ajudar a avaliar e gerir o bruxismo desperto. Utilizada em todo o mundo por pacientes, dentistas, fisioterapeutas e investigadores, já foi traduzida em 23 línguas.

O Bruxapp é uma ferramenta simples utilizada por dentistas e pacientes para vários fins:

- Para ajudar a avaliar a presença/ausência de actividades relacionadas com o bruxismo (ou seja, cerrar ou ranger os dentes, cerrar a mandíbula) e as suas potenciais consequências.

- Para avaliar a gravidade do bruxismo, caso exista.

- Como ferramenta de gestão do bruxismo baseada em biofeedback.

- Aumentar a sensibilização dos doentes para as actividades de bruxismo, para que possam evitar ou corrigir hábitos negativos, enviando periodicamente mensagens de alerta no smartphone e nos relógios inteligentes.

- Sensibilizar os pacientes para as possíveis consequências clínicas do bruxismo e tentar preveni-las.

- Promover conhecimentos de ponta sobre o bruxismo, com base na investigação científica mais recente.

Os estudos com a BruxApp foram supervisionados por especialistas, como parte de um projeto de investigação multicêntrico em curso sobre a epidemiologia e gestão do bruxismo, coordenado pelo Prof. Daniele Manfredini, Universidade de Siena, Itália .[22]

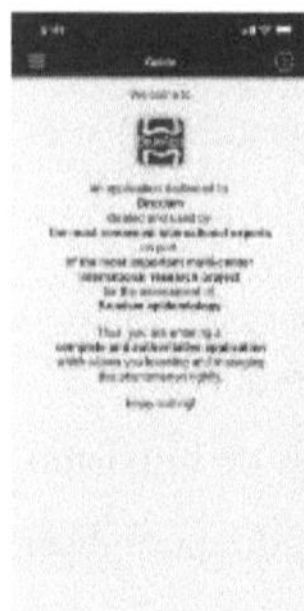 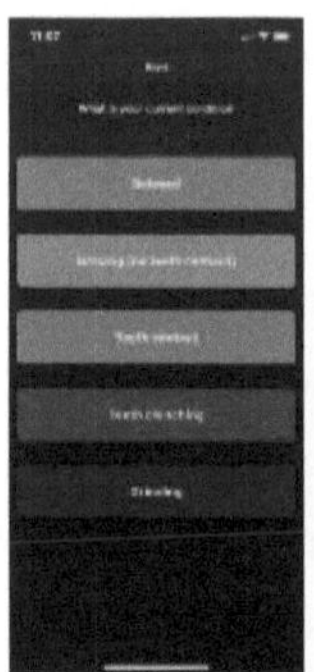 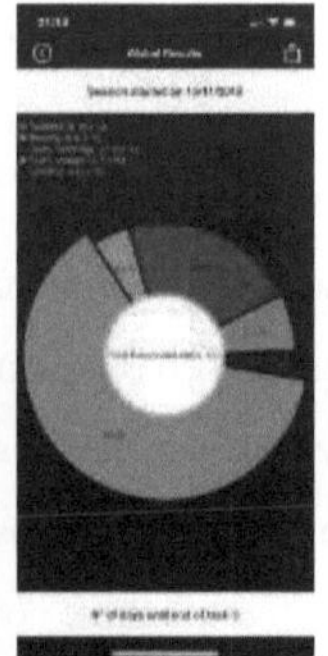 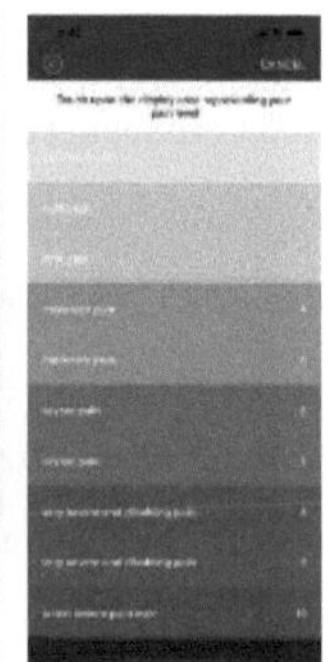

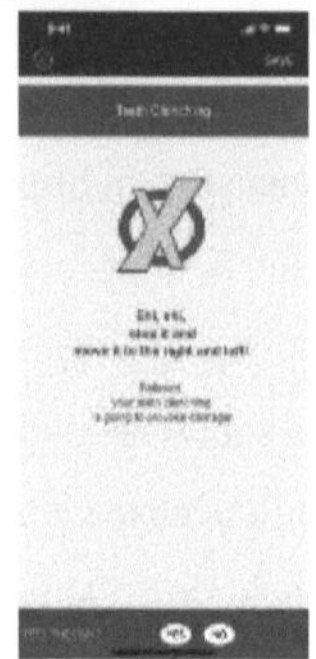

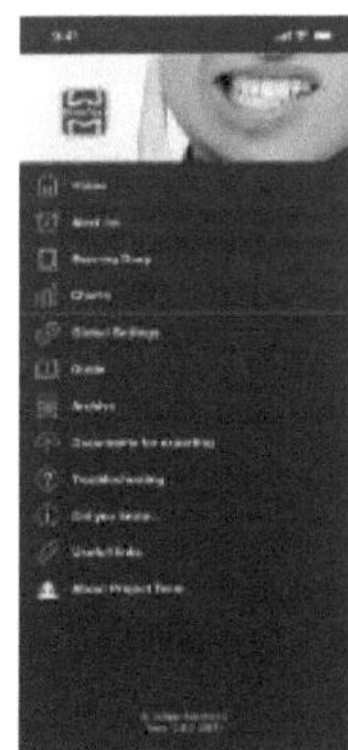
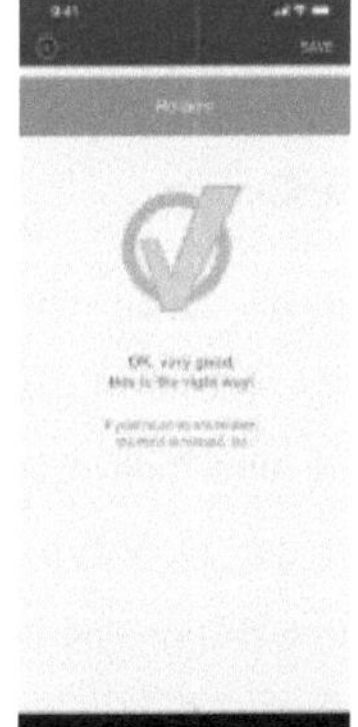
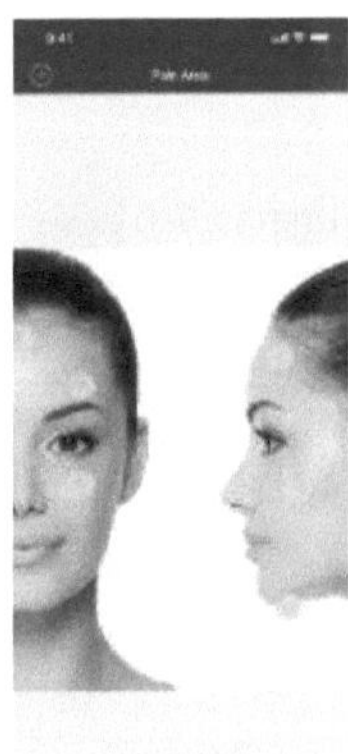

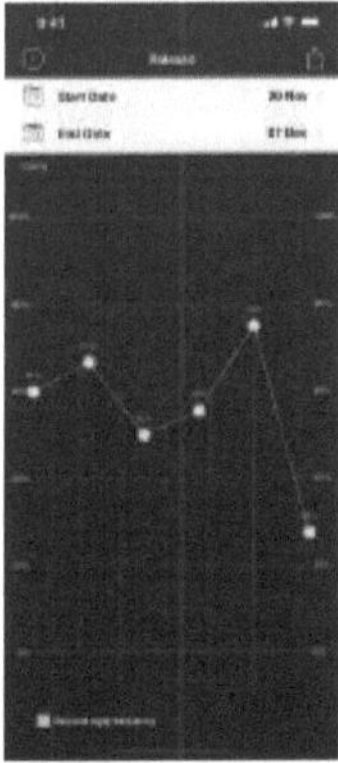

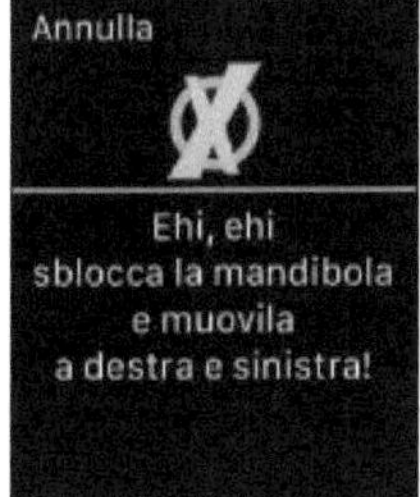

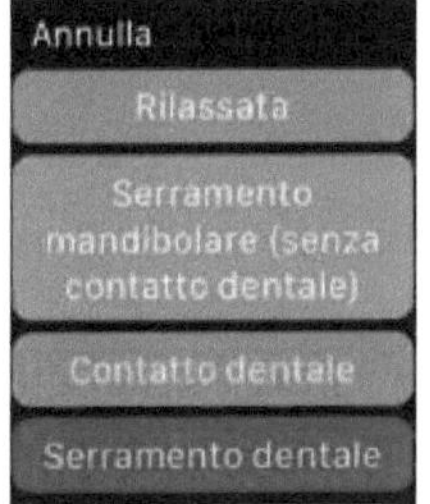

Visualização de alertas em relógios inteligentes

Exodont

Objetivo - Instruções pós-extração.

A ExoDont é uma aplicação de saúde móvel promissora que aborda especificamente o tratamento pós-operatório e a adesão à medicação após a extração dentária. A ExoDont é uma aplicação para Android baseada em notificações, que envia pop-ups que recordam aos pacientes a dosagem de medicamentos prescrita e as instruções pós-operatórias a seguir.

A aplicação ExoDont suporta 2 plataformas - uma para o cirurgião e o pessoal administrativo e outra para o doente.

O pessoal administrativo introduz os dados dos doentes, como o nome, a idade, o sexo, a hora e a data do procedimento e o número de telefone, na página Web do ExoDont. Posteriormente, o pessoal administrativo tem de escolher, a partir da lista de opções, os nomes dos antibióticos e analgésicos a utilizar, a duração de cada um destes medicamentos e a frequência com que o doente tem de tomar o medicamento prescrito. As opções para a duração do regime de medicamentos estão disponíveis como curso curto (3 dias), curso normal (5 dias) e curso longo (7 dias).

Após a extração do dente, os pacientes têm de descarregar a aplicação para o seu smartphone a partir da Google Play Store. Os pacientes recebem uma mensagem introdutória assim que iniciam sessão na aplicação. Esta mensagem apresenta os dados demográficos do paciente e a data e hora do procedimento, tal como introduzidas pelo pessoal administrativo. Com base na hora do procedimento, os pacientes recebem lembretes programados para as instruções pós-operatórias.[23]

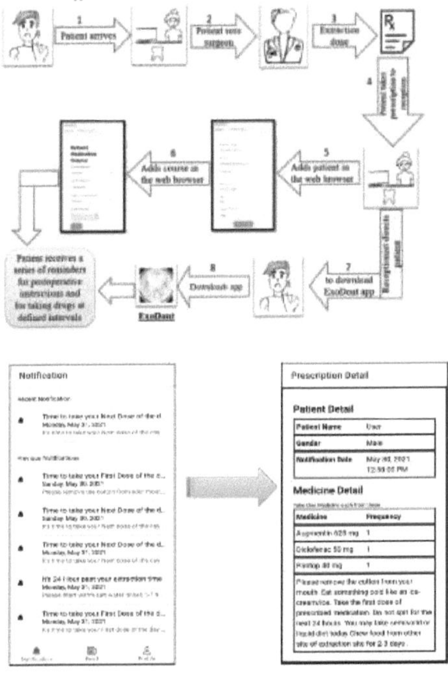

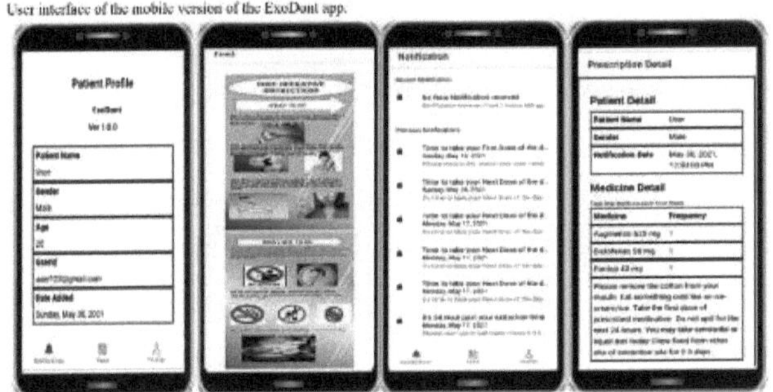

User interface of the mobile version of the ExoDont app.

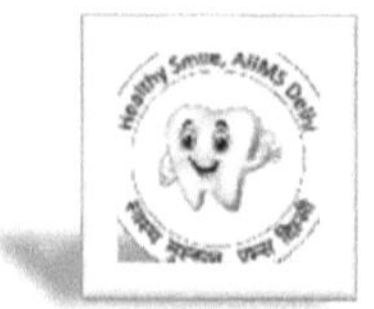

Sorriso saudável - स्वस्थ मुस्कान

Objetivo - Manutenção da higiene oral.

Esta aplicação foi desenvolvida pelo Departamento de Medicina Dentária Pediátrica e Preventiva do Centro de Educação e Investigação Dentária, Instituto de Ciências Médicas de Toda a Índia, Nova Deli. Estas são baseadas nas evidências das actuais diretrizes internacionais e na opinião dos especialistas.

A aplicação Healthy Smile é um companheiro musical para as crianças durante a escovagem. Ajuda a iniciar hábitos saudáveis, desde a infância, o período dos bebés e os anos pré-escolares, para proporcionar um sorriso saudável e bonito. Esta aplicação oferece funcionalidades para orientar os jovens pais a manter a saúde oral das crianças em casa com medidas simples. Tem um temporizador de escovagem de 2 minutos, vídeos sobre como escovar, dicas de saúde dentária específicas para cada idade, lembretes e dicas de cuidados de saúde oral relacionados com a gravidez. Está disponível em inglês e hindi para ser compreendido por um vasto leque de utilizadores. A secção FAQ resolve muitas questões relacionadas com a saúde dentária dos pais para os seus filhos. Educa e motiva as crianças a seguir os métodos de cuidados em casa aconselhados pelos profissionais dentários.

O sorriso saudável previne a cárie dentária nas fases iniciais, dá confiança à criança, liberta os pais de visitas frequentes a clínicas dentárias por causa de problemas dentários infantis e dá informações sobre técnicas de escovagem corretas para as crianças.

Principais caraterísticas:

- Temporizador de escovagem de dois minutos

- Painel colorido para crianças

- Vídeos motivacionais

- Como manter a higiene bucal de uma criança pequena

- Dicas de cuidados dentários preventivos

- Lembretes de escovagem

- Lembretes de marcação de consultas

- Perguntas frequentes

- Cuidados orais durante a gravidez[14]

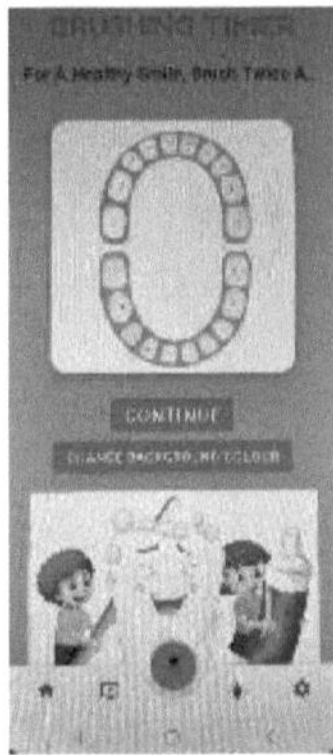
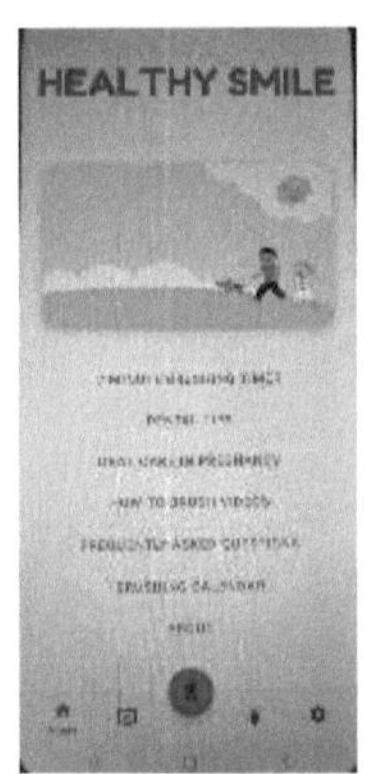

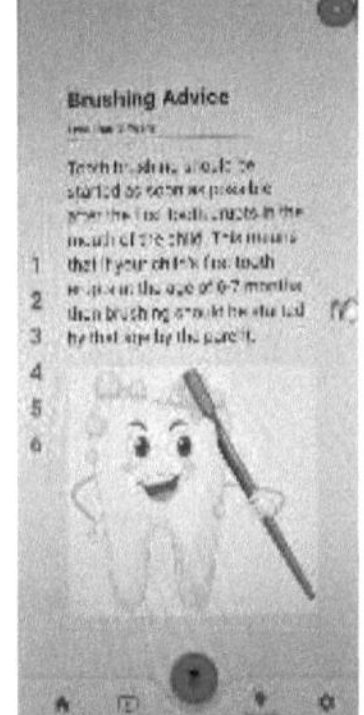

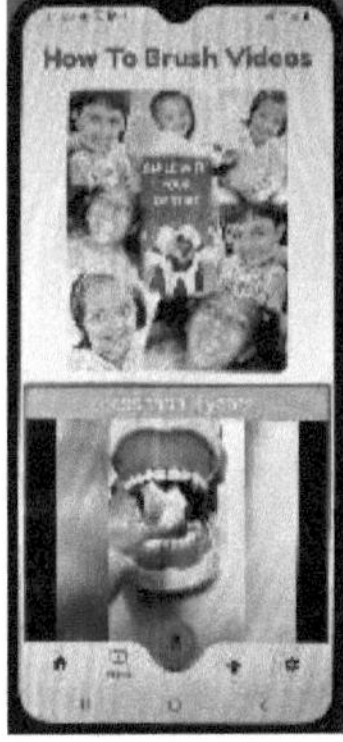

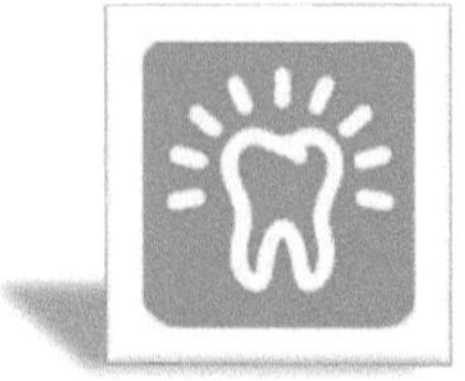

A minha caixa de dentes

Objetivo - Lembrete para o uso de retentores. MyToothCase utiliza sensores Bluetooth acopláveis e uma aplicação móvel para lembrar, acompanhar e recompensar os pacientes ortodônticos pelo uso de retentores.[15]

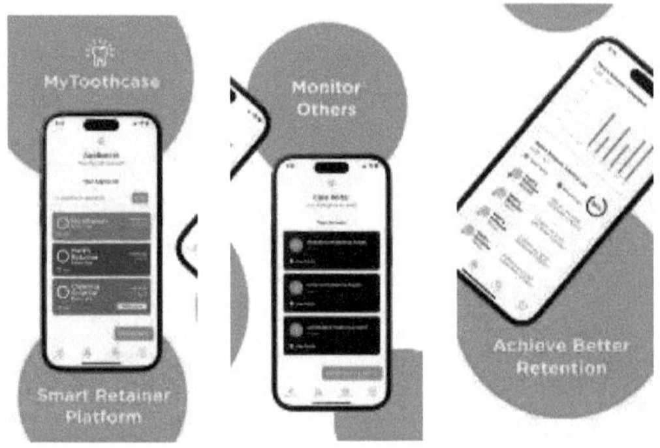

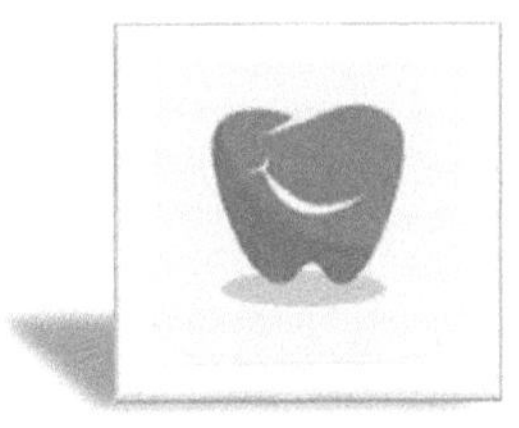

SorrisoAmigo

Objetivo - Lembrar e controlar o desgaste do alinhador.

As aplicações SmileBuddy foram desenvolvidas para ajudar os pacientes da Ortopedia a manterem-se no caminho certo com os seus alinhadores transparentes e a obterem os melhores resultados possíveis com o tratamento. SmileBuddy é uma aplicação de seguimento de alinhadores fácil e simples. A SmileBuddy pode registar o tempo que o paciente usa os alinhadores todos os dias e notificá-lo quando for altura de mudar o alinhador. Além disso, o SmileBuddy ajuda-os a documentar a sua jornada de alinhadores claros e a ver o progresso, permitindo que os pacientes tirem selfies de sorrisos para cada etapa.

Caraterísticas principais:

Comece por criar um novo registo/refinamento ou continue um tratamento existente em qualquer altura.

Definir notificações sobre um novo tratamento para o lembrar de mudar para o alinhador seguinte

Os botões de início e pausa ajudam-no a controlar o número de horas que está a usar o alinhador todos os dias. Basta partilhar os dados de conformidade do alinhador com o seu médico por e-mail ou texto.

Acompanhe o seu progresso tirando uma selfie com um sorriso sempre que mudar de alinhador

Veja o progresso do seu tratamento percorrendo as fotografias. Avalie quanto tempo usa o seu alinhador por dia e classifique-o .[15]

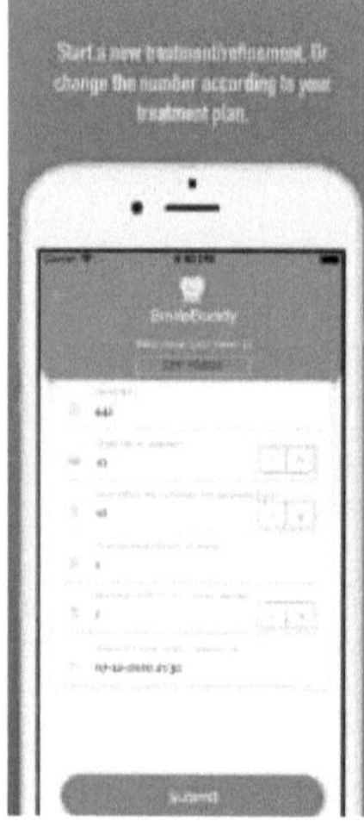

Start a new treatment/refinement, Or change the number according to your treatment plan.

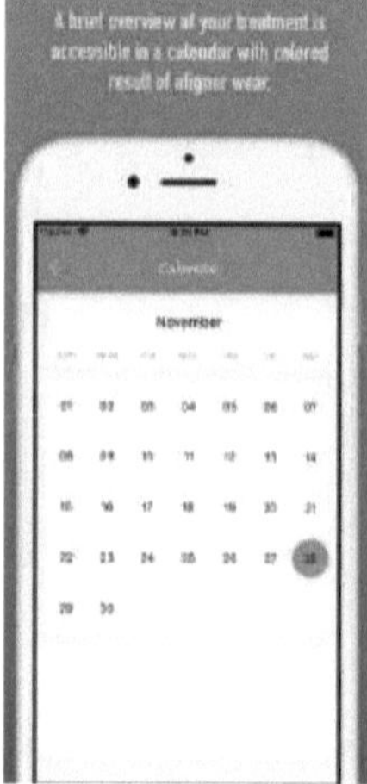

A brief overview of your treatment is accessible in a calendar with colored result of aligner wear.

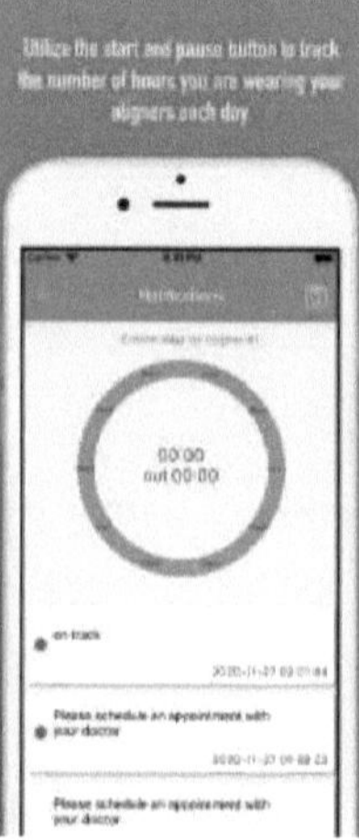

Utilize the start and pause button to track the number of hours you are wearing your aligners each day

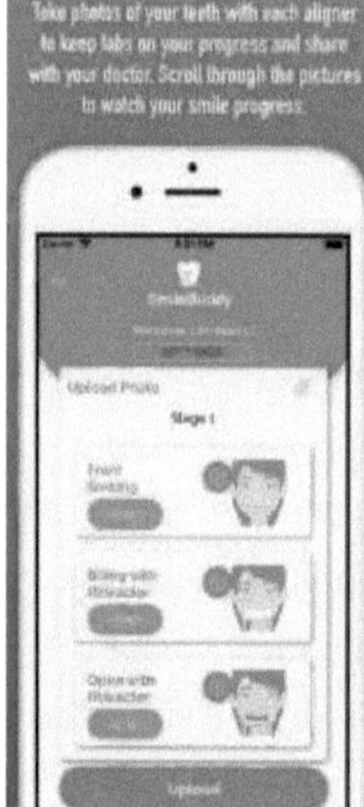

Take photos of your teeth with each aligner to keep tabs on your progress and share with your doctor. Scroll through the pictures to watch your smile progress.

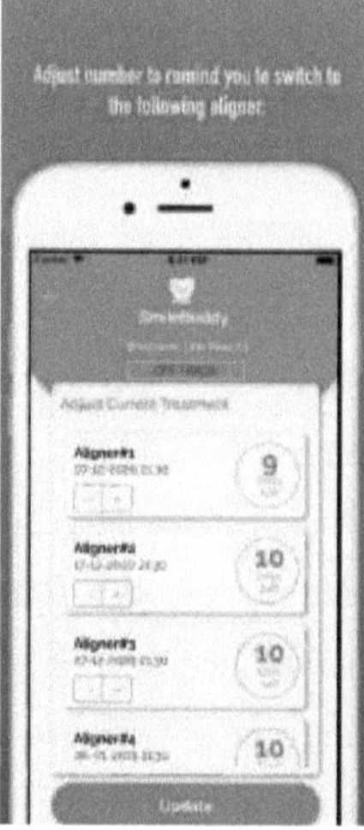

Adjust number to remind you to switch to the following aligner.

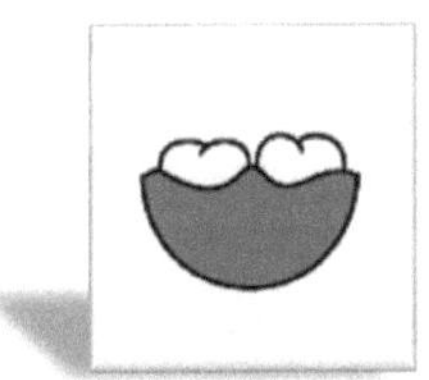

Testar os meus dentes

Objetivo - Detetar a placa bacteriana.

Testmyteeth é um assistente digital de higiene oral alimentado por IA que o ajuda a melhorar a sua escovagem em casa.

 Como funciona

a aplicação Testmyteeth: -

Descarregue a aplicação Testmyteeth

gratuitamente - Aceda a tutoriais guiados para melhorar a sua higiene oral gratuitamente

- Veja os produtos recomendados

gratuitamente - Compre exames digitais de placa bacteriana com IA ou ligue tablets de divulgação compatíveis para desbloquear os exames digitais de placa bacteriana com IA

- Acompanhe os resultados dos exames de placa bacteriana ao longo do tempo[14]

Improve your
oral hygiene

Track your
scan results

Scan your teeth
for plaque

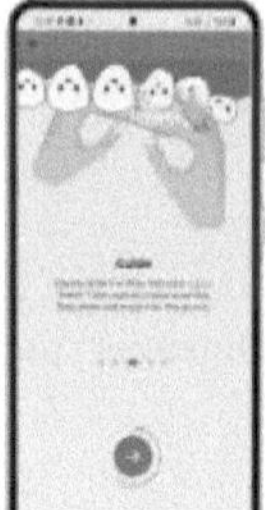

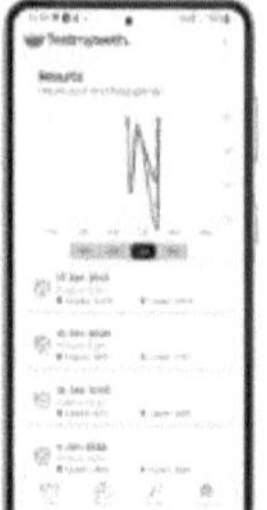

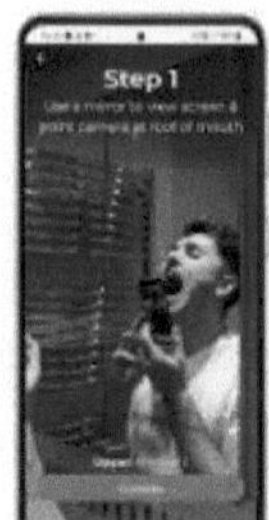

AI powered
plaque insights

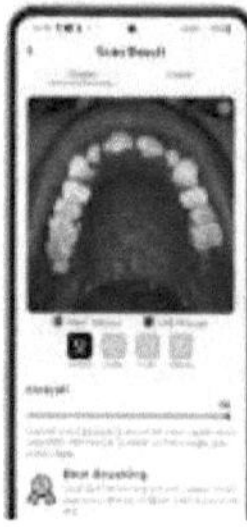

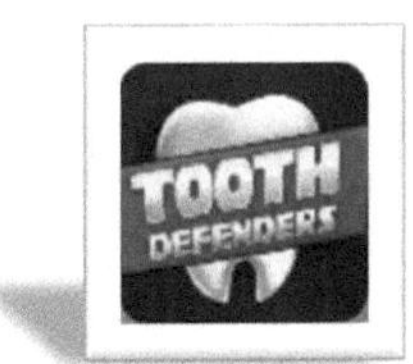

Defensores dos dentes

Objetivo - Jogo de manutenção da higiene oral.

Ajude os Defensores dos Dentes a proteger a boca da criança do malvado Placulus e a manter uma boa saúde oral em cinco jogos divertidos. A criança é responsável por manter a Cidade dos Dentes limpa e sem cáries!

SWAT DE SNACKS

Placulus e os seus capangas atiram gomas pegajosas e pegajosas para a boca. As crianças batem nas gomas antes de entrarem para que os Defensores dos Dentes as afastem e protejam a boca das cáries.

MEMÓRIA

Este jogo testa a concentração da criança neste clássico jogo de memória, virando duas cartas para fazer uma correspondência.

TROFÉU DO LANCHE

O Placulus está a enviar ondas de snacks pegajosos para os teus dentes! É um jogo de velocidade e inteligência em que a criança escolhe o Tooth Defender certo para os limpar antes que a placa bacteriana se acumule e domine a boca.

ATAQUE DE PLACA

Ajuda o duo da pasta de dentes a proteger os dentes nesta aventura de deslocação lateral. Mantém a saúde oral entre as idas ao médico Rabbit, impedindo Placulus e os seus capangas de passarem por ti! Obtém super-poderes no consultório do dentista para manteres o Placulus em fuga!

BOLA DE PASTA DE DENTES

Divirta-se e derrote-os com o seu sorriso matador, com este jogo de pinball Tooth Defenders .[14]

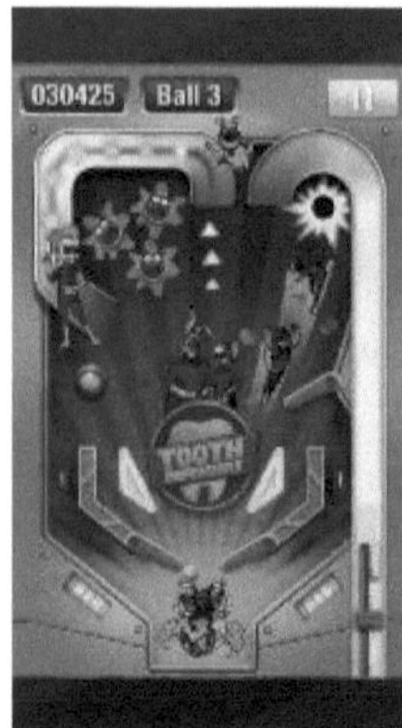
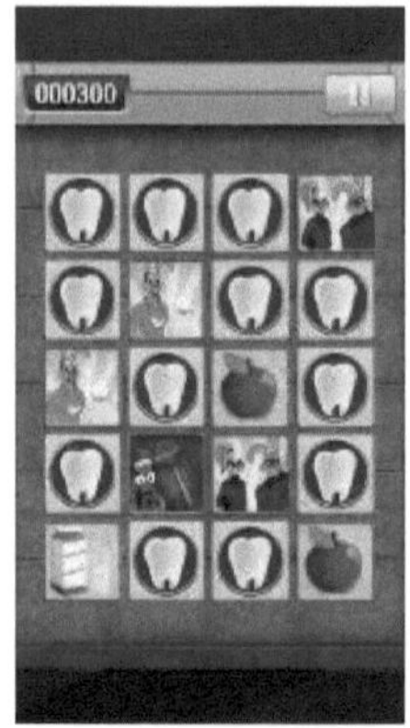
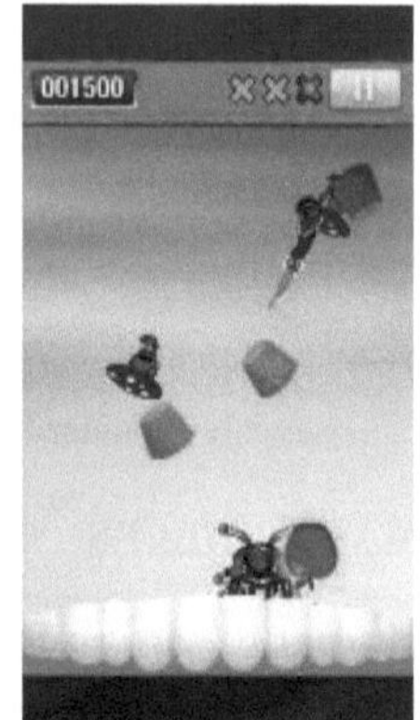

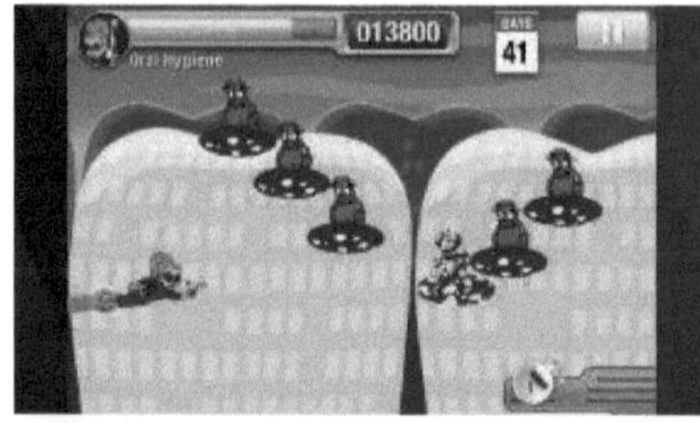

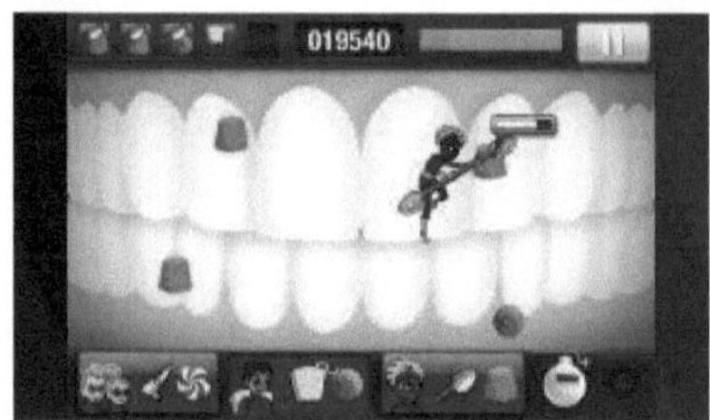

- **Para os pais**

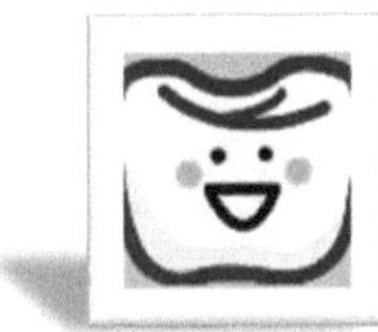

Dentes de leite

Objetivo - Ajudar no processo de dentição.

Ajuda os pais a controlar os primeiros dentes do seu bebé. Uma aplicação simples e útil, com ilustrações encantadoras e feitas à mão, que demonstra a sequência da dentição. Os pais podem acompanhar o período de dentição dos seus filhos, incluindo as várias precauções e medidas a ter em conta .[16]

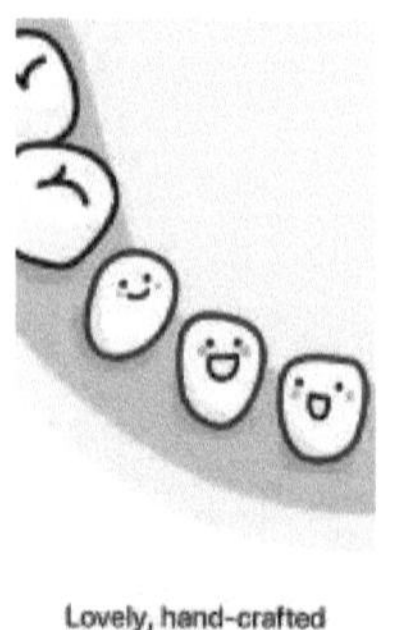
Lovely, hand–crafted
illustrations.

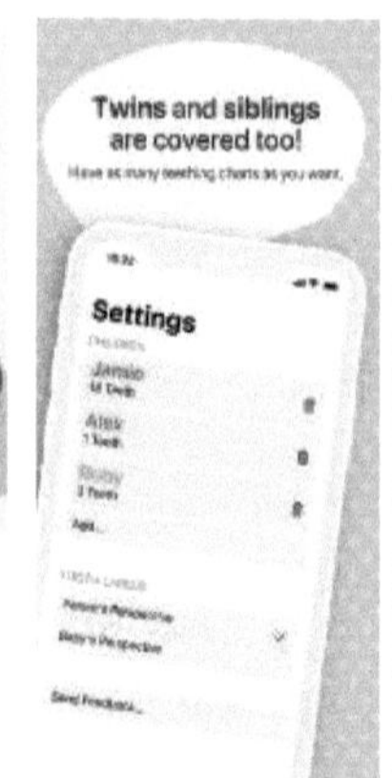

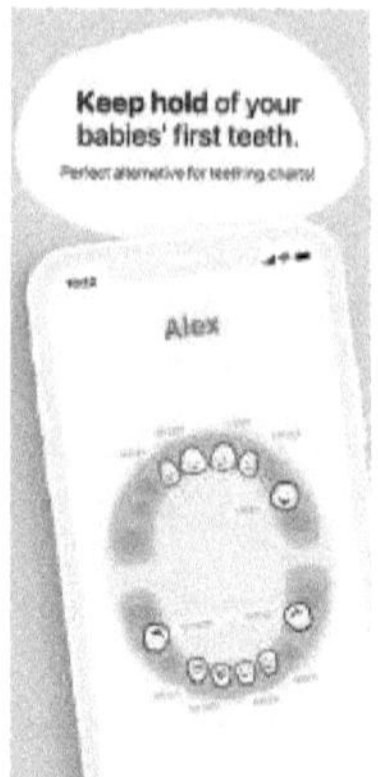

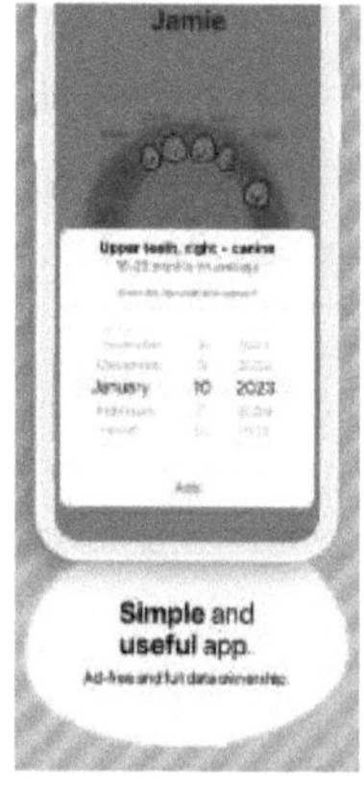

Simple and
useful app.

AI Cáries

Objetivo - Deteção de cáries.

Utilizando a AI Caries, os pais podem utilizar os seus smartphones normais para tirar fotografias dos dentes dos seus filhos e detetar a CCE com a ajuda da AI Caries, para que possam procurar ativamente tratamento para os seus filhos numa fase precoce e reversível da CCE. Utilizando a IA Caries, os pais podem também obter conhecimentos essenciais sobre a redução do risco de cárie dos seus filhos. Este estudo da AI Caries utilizará uma conceção de estudo qualitativo em duas fases para avaliar o feedback e a usabilidade da componente e do fluxo da aplicação, e se os pais podem tirar fotografias dos dentes das crianças por si próprios.

- Algoritmo de deteção de cáries alimentado por IA: A aplicação arquivou um conjunto de dados com mais de 100.000 fotografias intra-orais de alta qualidade, incluindo dentes anteriores e posteriores. Utilizando um software semi-automático de anotação de cáries dentárias desenvolvido internamente, dentistas treinados e calibrados anotaram aproximadamente 40.000 fotografias individuais de dentes para detetar cáries dentárias, utilizando os critérios de diagnóstico visual do Sistema Internacional de Diagnóstico de Cáries como referência para a deteção de cáries e pontuação da gravidade. Estas imagens de dentes anotadas foram utilizadas para desenvolver o algoritmo de deteção de cáries baseado em IA
- Avaliação do risco materno e avaliação do risco infantil: Esta é uma ferramenta interactiva de avaliação do risco de cárie para mães e crianças pequenas. Os elementos modificados do sistema de avaliação do risco de cárie da Associação Dentária Americana (ADA) estão disponíveis para pessoas com menos conhecimentos em matéria de saúde. Através destas avaliações, as mães podem visualizar como o

comportamento diário de higiene oral e a dieta podem afetar o seu risco de cárie e o dos seus filhos.

- Índice validado de literacia em saúde oral perinatal: Para medir a literacia em saúde oral da mãe
- Recursos educativos para a saúde oral das mães e das crianças: A aplicação reuniu uma série de materiais educativos informativos que fornecem informações oportunas e específicas sobre a importância da saúde oral das mulheres grávidas, o desenvolvimento dos dentes das crianças, a higiene oral das crianças e as recomendações de dieta.
- Lista de clínicas dentárias disponíveis que aceitam seguros dentários para grupos com baixos rendimentos (por exemplo, Medicaid): elaborada com base na lista desenvolvida pelo Eastman Institute for Oral Health (EIOH) da Universidade de Rochester e pela Healthy Baby Network através de uma subvenção do Departamento de Saúde do Estado de Nova Iorque "MICHC Oral Health Manual and Toolkit"[24]

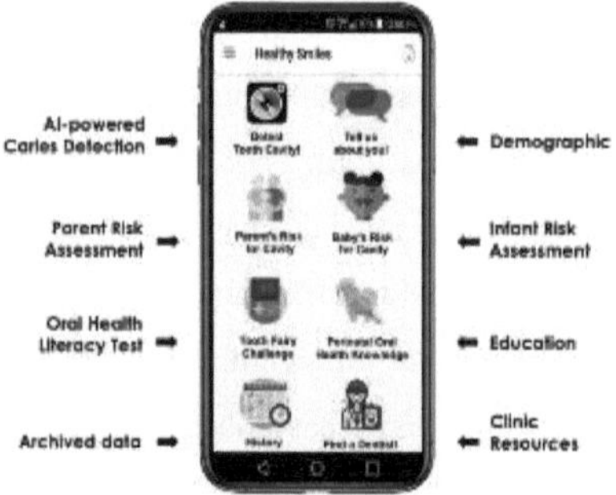

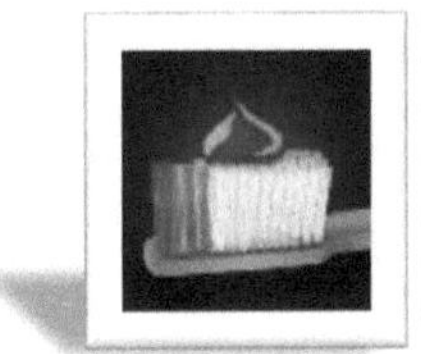

DentAdvisor

Objetivo - Informação sobre saúde oral.

A DentAdvisor é a aplicação de saúde oral mais completa para iPhone e iPad.

Esta aplicação foi concebida para ajudar a manter uma higiene oral adequada e para aprender sobre os aspectos mais importantes da medicina dentária.

Todos os desenhos e conteúdos foram desenvolvidos por dentistas.

Explicações claras e concisas ensinarão os tópicos mais interessantes sobre saúde oral e os temporizadores animados ajudarão na manutenção passo a passo de dentes e gengivas saudáveis.

As animações de higiene oral com instruções faladas incluem:

- Escova de dentes manual - Escova de dentes eléctrica - Limpeza da língua - Uso do fio dental - Escovas interdentais - Colutório - Higiene específica do aparelho fixo -

Na secção de informações, encontrará:

- Higiene oral:

    - Escovagem - Limpeza interdentária - Pastas dentífricas - Colutórios

- Temas dentários, incluindo, entre outros:

    - Cáries - Gengivas - Halitose - Implantes - Ortodontia - Crianças -
Bruxismo

- Desenhos e diagramas interactivos para descobrir:

    - Anatomia - Radiografias dentárias - Nomenclatura -

- Respostas interessantes a mais de 130 perguntas sobre temas dentários.

- Glossário com mais de 200 definições de palavras técnicas comuns utilizadas pelos dentistas.

- Animações para compreender as intervenções mais comuns do dentista e as doenças mais comuns da boca.

A aplicação Apple Watch inclui temporizadores com instruções animadas:

- Escova de dentes - Limpeza da língua - Fio dentário - Escovas interdentais - Elixir bucal 30 segundos - Elixir bucal 60 segundos-[15]

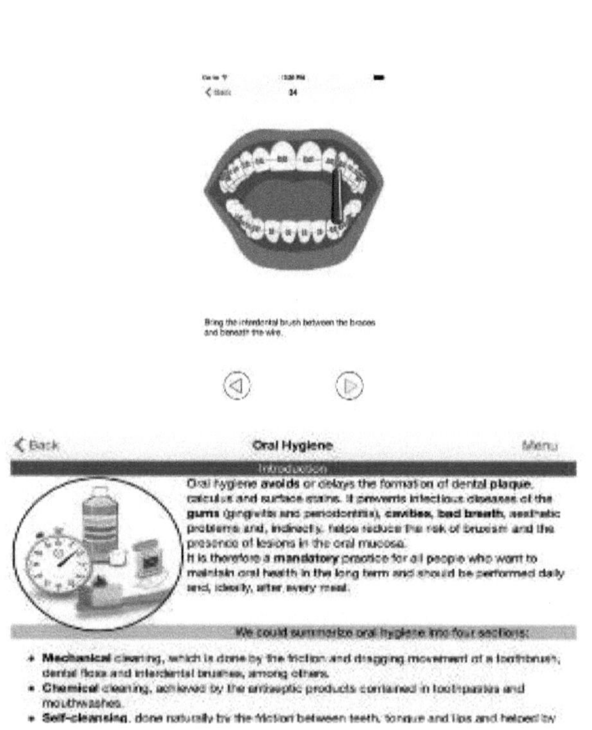

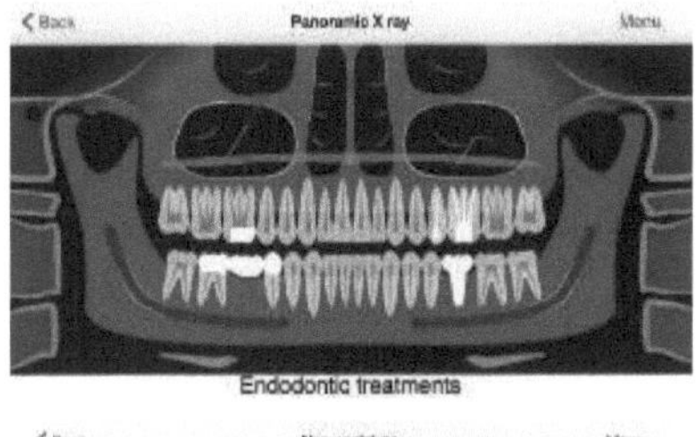

Endodontic treatments

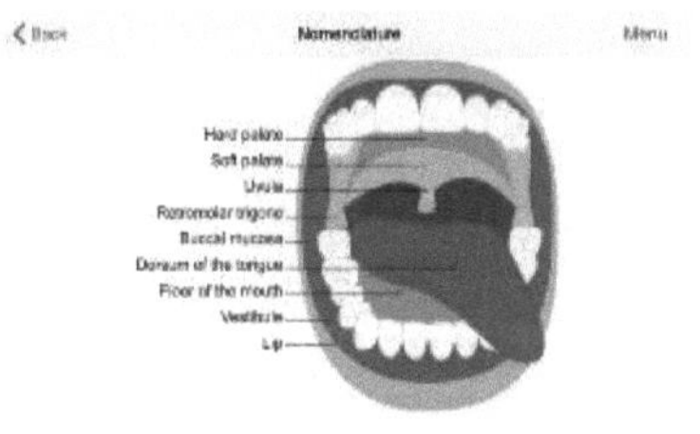

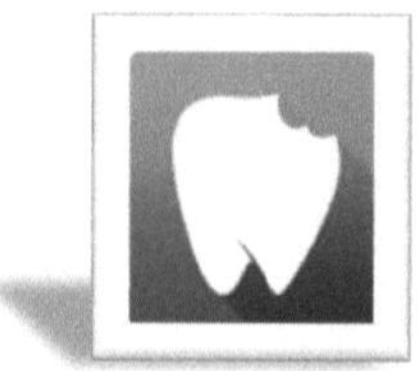

Alimentos para os dentes

Objetivo - Dieta e saúde oral.

Esta aplicação, concebida pelo Dr. Prateek Biyani, é educativa e fornece uma ferramenta para ajudar a identificar as fontes alimentares dos problemas dentários.

<u>FUNÇÕES DA APLICAÇÃO:</u>

- Criar um registo de dieta/diário alimentar para partilhar com o dentista/o higienista que ajudará a diagnosticar o caso e orientará os pais

- Pesquise na base de dados de alimentos e bebidas para saber que alimentos, bebidas e hábitos estão secretamente a prejudicar os seus dentes

Os pais aprendem a proteger-se a si próprios e aos seus filhos das doenças dentárias

- Explorar alternativas saudáveis aos alimentos/bebidas que causam doenças dentárias

Semáforo dos riscos associados aos alimentos e bebidas para ajudar a compreender .[25]

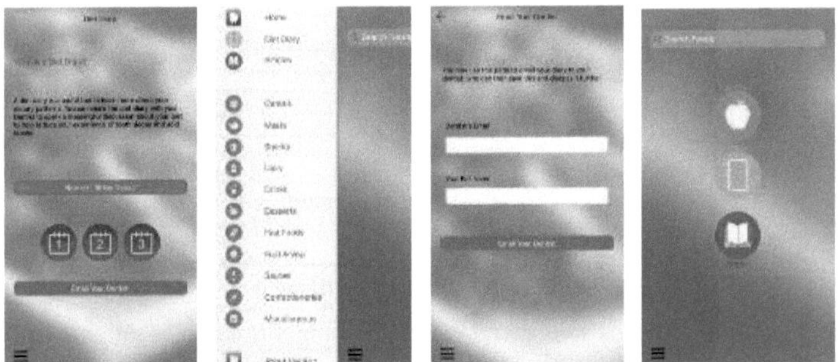

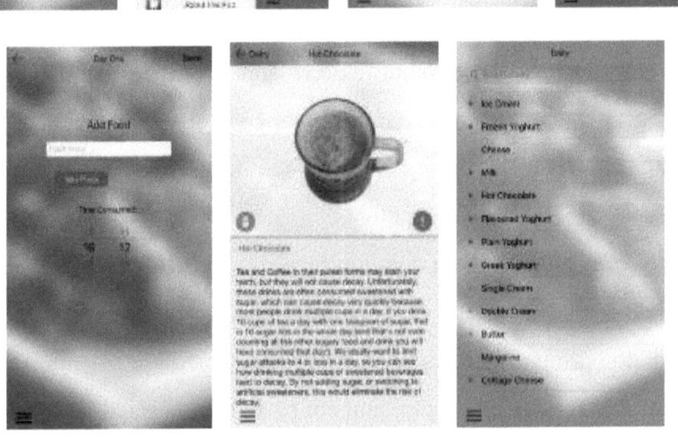

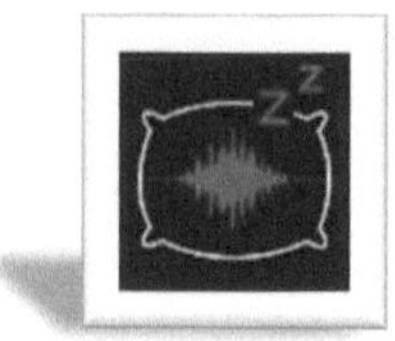

Ressono ou ronco

Objetivo - Detecta o ressonar e o ranger de dentes.

Esta aplicação grava os sons do ressonar e do ranger dos dentes durante o sono e os pais podem ouvi-los na manhã seguinte. Um algoritmo filtra e detecta os sons do ranger dos dentes e do ressonar. Podem escolher se pretendem gravar apenas o ressonar, o ranger ou ambos. Existem soluções simples para reduzir o ranger de dentes e o ressonar. Nesta aplicação, são apresentados vários remédios e factores.

 Compare as gravações de som com um remédio ou fator com as gravações sem qualquer remédio ou fator e veja a diferença, comparando a pontuação do ranger e do ressonar, para saber que fator ou remédio é mais prejudicial ou útil para o doente. A aplicação também pode ser utilizada em modo de avião .[16]

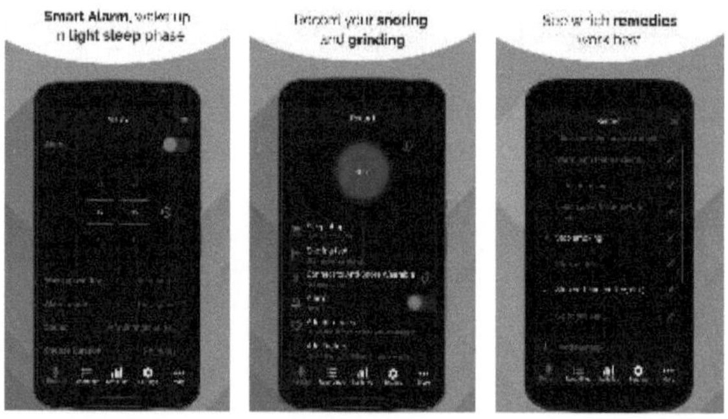

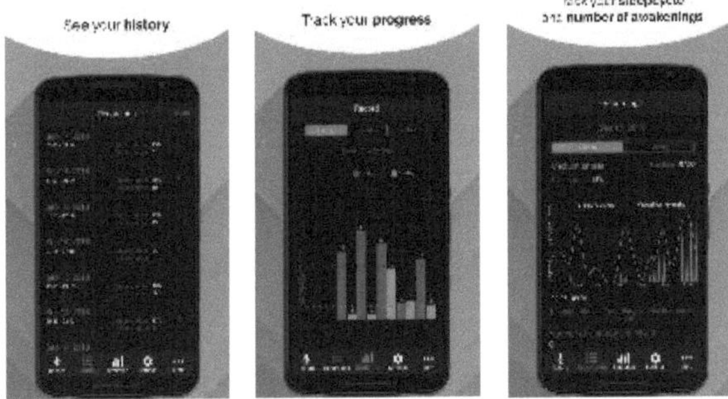

iTeethy

Objetivo - Informação sobre saúde oral para grávidas.

Uma aplicação que fornece informações sobre cuidados de saúde oral para crianças desde a infância até aos 6 anos de idade. A aplicação também fornece informações para mães grávidas. A aplicação foi desenvolvida com base em informações sobre cuidados de saúde oral na primeira infância e com base nas diretrizes e recomendações da AAPD (2013). A aplicação tem páginas iniciais em inglês e árabe e está alojada tanto na App Store como para utilizadores de iPhones e na Google Play Store. Esta aplicação para telemóvel melhora significativamente os conhecimentos das mães sobre a saúde oral dos seus filhos

.26

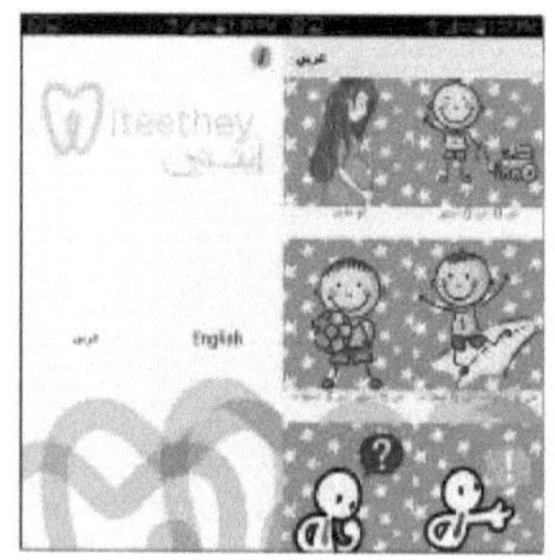

128

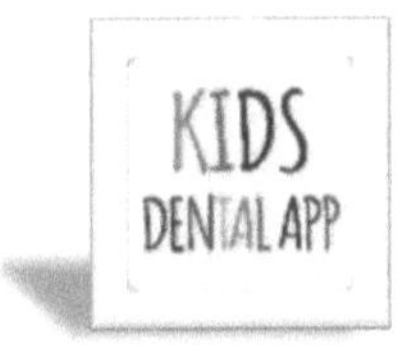

Dentista para crianças

Objetivo - Informação sobre saúde oral.

Nesta aplicação encontramos toda a informação sobre a saúde dos dentes das crianças e dicas úteis para a prevenção de cáries e más oclusões dentárias. Através desta aplicação, os consultórios associados ao "Dentista Infantil" podem realizar o KIDS CARIO TEST e o KIDS ORTO TEST, duas ferramentas para avaliar o risco de cárie, protocolos individuais de prevenção e a necessidade de tratamento ortodôntico .[16]

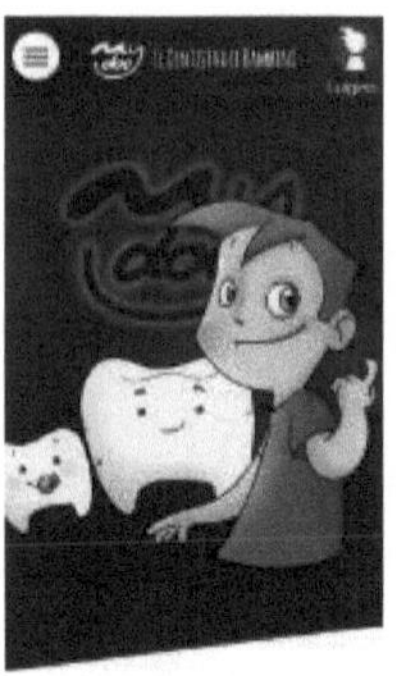

**Benvenuti nella
Kids Dental App**

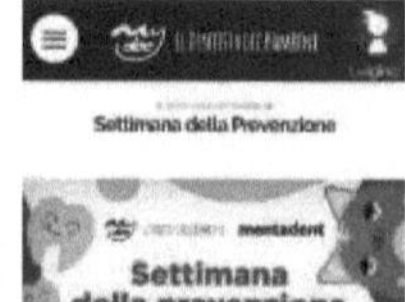
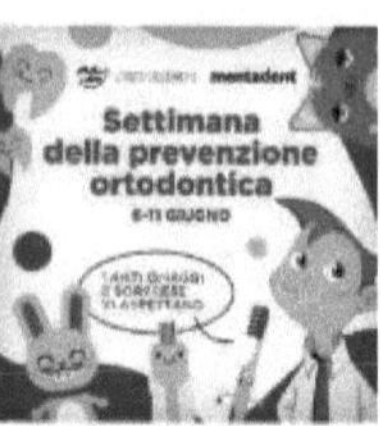

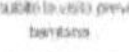
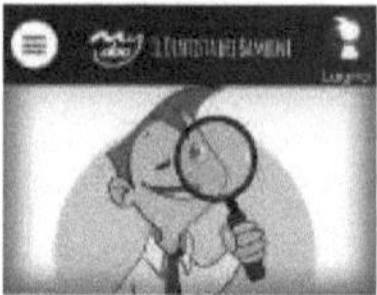

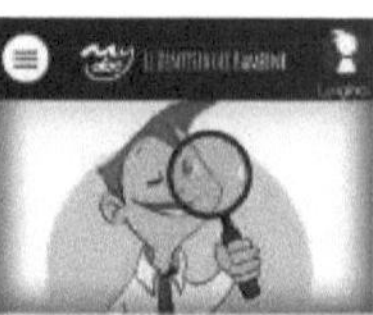
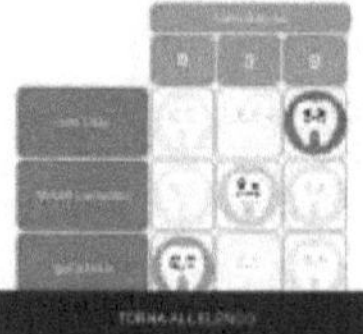

Risultato generale del Kids
Cario Test effettuato in data
09/05/2022

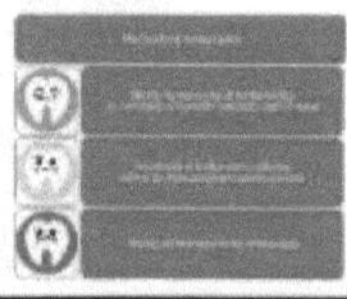

Risultato del Kids Orto Test
effettuato in data
09/05/2022

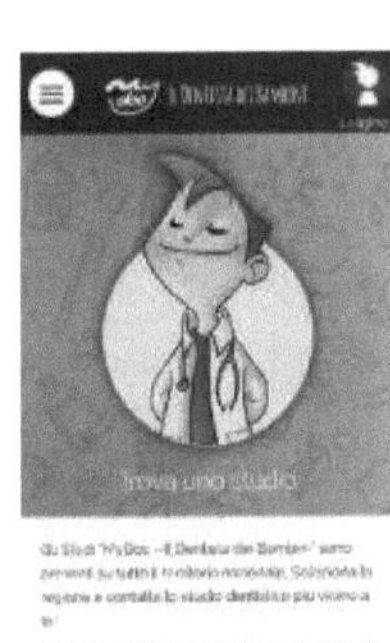
Trova uno studio
Gli Studi "MyDoc - Il Dentista dei Bambini" sono presenti su tutti il territorio nazionale. Seleziona la regione e contatta lo studio dentistico più vicino a te!
SELEZIONA REGIONE

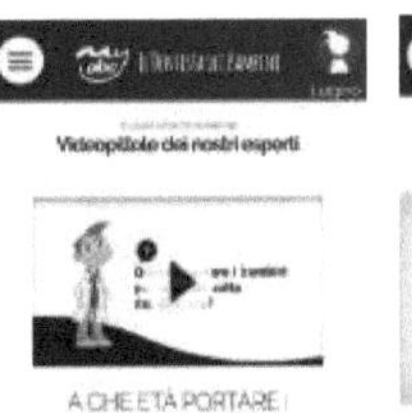
Videopillole dei nostri esperti

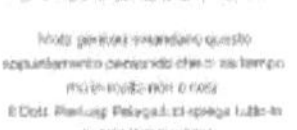
A CHE ETÀ PORTARE I BAMBINI DAL DENTISTA?

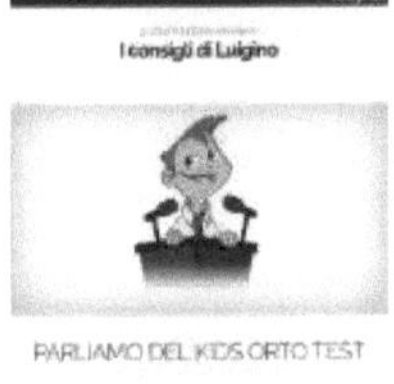
I consigli di Luigino
PARLIAMO DEL KIDS ORTO TEST
LEGGI IL CARTELLO

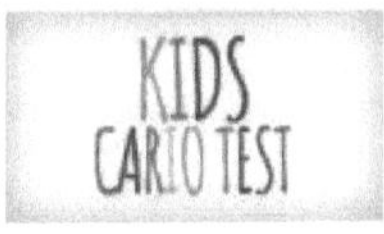
KIDS CARIO TEST
A COSA SERVE IL KIDS CARIO TEST

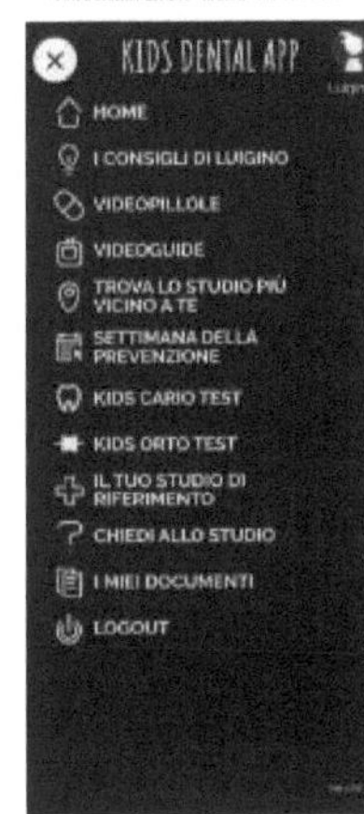
KIDS DENTAL APP
Luigino
HOME
I CONSIGLI DI LUIGINO
VIDEOPILLOLE
VIDEOGUIDE
TROVA LO STUDIO PIÙ VICINO A TE
SETTIMANA DELLA PREVENZIONE
KIDS CARIO TEST
KIDS ORTO TEST
IL TUO STUDIO DI RIFERIMENTO
CHIEDI ALLO STUDIO
I MIEI DOCUMENTI
LOGOUT

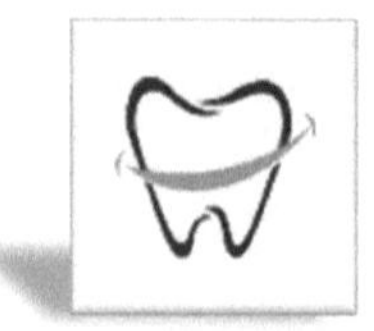

Os meus cuidados dentários

Objetivo - Manutenção da higiene oral.

My Dental Care é um guia educativo gratuito e fácil de utilizar que demonstra o que os pais podem fazer em casa para ajudar a proteger os dentes e a prevenir problemas dentários. Esta aplicação contém os mais recentes conselhos de prevenção baseados nas recomendações estabelecidas pela Public Health England. Foi criada pelo Dr. Shivam Divani para ajudar a promover uma boa saúde oral no Barts and the Royal London Dental Hospital. Desde o seu lançamento, esta aplicação ganhou o prémio "App of the year" nos Dental Industry Awards de 2018.   Todo o conteúdo escrito foi revisto por pares e é apoiado pelo Barts and The London Dental hospital. Também foi revisto por duas grandes organizações nos seus respectivos campos, a Sociedade Britânica de Periodontologia e a Sociedade Britânica de Odontologia Pediátrica. Esta aplicação dentária preventiva é também apoiada pela British Dental Association e está assinada e publicada no seu sítio Web para utilização por profissionais de cuidados dentários.

<u>Há seis secções relacionadas com a saúde oral que abrangem as principais formas de proteger os dentes:</u>

Cárie dentária

Higiene oral

Doença das gengivas

Desgaste dos dentes

Dieta e dentes

Dentes das crianças[14]

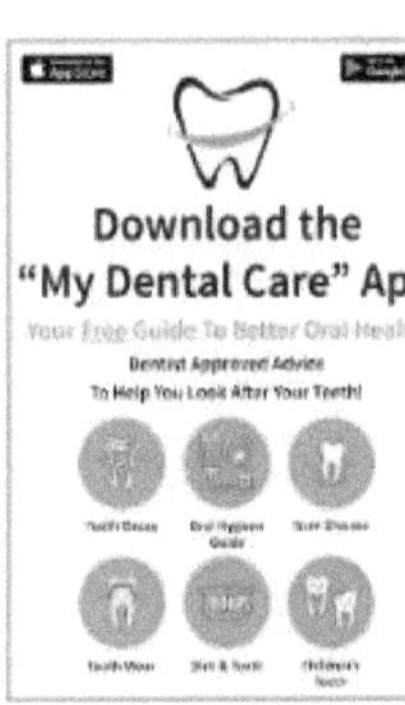

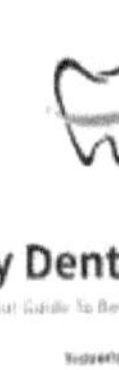

My Dental Care

BDA

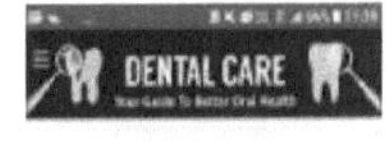

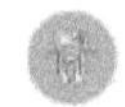
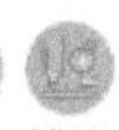
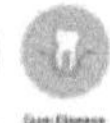

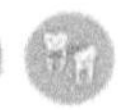

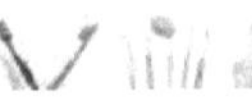

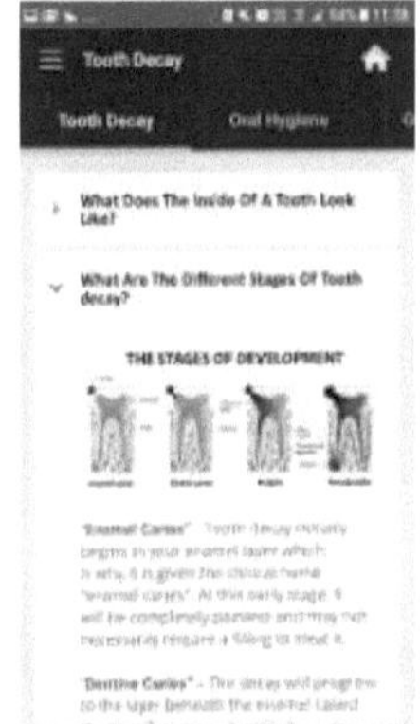

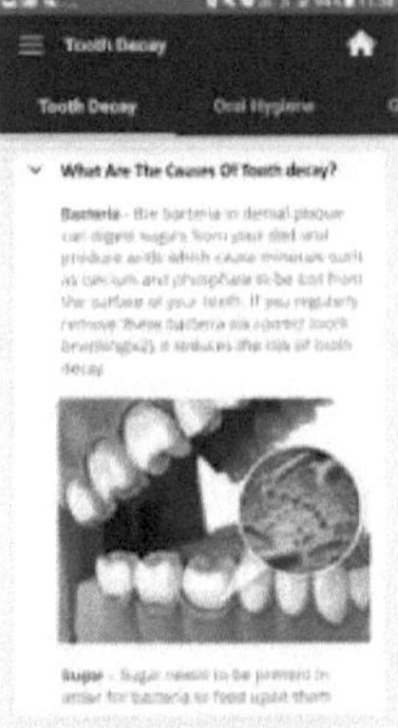

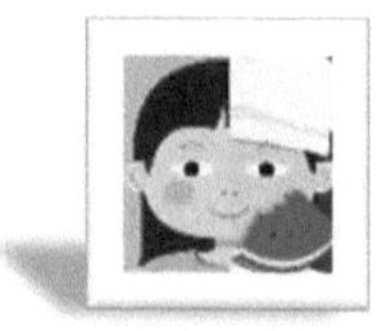# A minha comida - Alimentação para crianças

Objetivo - Alimentação e dieta.

Explora o mundo da alimentação e nutrição e leva o teu prato favorito para a mesa! Esta aplicação ajuda os pais a adquirir conhecimentos e a aprender factos interessantes sobre classificações de alimentos, nutrição e como cultivar ervas de uma forma divertida! De uma forma descontraída, as crianças também se tornam especialistas em alimentação e nutrição.

<u>DESCOBRIR</u>: As crianças ficam a conhecer vários produtos de mercearia e obtêm informações sobre nutrição, digestão e factos interessantes sobre dietas e diferentes comportamentos alimentares adequados às crianças.

<u>EXPERIMENTAÇÃO</u>: Podem plantar as suas próprias ervas e documentar o processo na aplicação com a funcionalidade especial de fotografia e áudio.

Esta aplicação assenta na base inicial STEM (Ciência, Tecnologia, Engenharia e Matemática) e proporciona uma aprendizagem estruturada baseada em padrões e em problemas do mundo real, ligando partes das quatro disciplinas STEM. Também é dada ênfase à ligação entre as oportunidades de aprendizagem STEM dentro e fora da escola.

My Food está em conformidade com os programas de sala de aula e os planos de nutrição do Diary Council of California e do USDA Food Guidance System, bem como com o guia EUFIC (European Food Information Council) para um estilo de vida saudável. Foi concebido para cumprir o quadro de normas de conteúdo do núcleo comum da Califórnia e as normas nacionais de educação.

Conteúdo:

- Qual é a sua comida preferida?

- Como cultivar o seu próprio jardim?

- Onde é que cresce?

- É um vegetal ou uma fruta?

- Qual é o sabor?

Caraterísticas:

- Obras de arte e ilustrações originais!

- Design intuitivo e amigo das crianças!

- Não é necessário ler!

- Voz-off lida por crianças!

- Textos adicionais disponíveis para os "pequenos espertalhões"!

- Interface intuitiva, segura e amiga das crianças!

- Diversão para todas as idades, desde os mais pequenos aos adultos!

- Sem regras ou níveis, a curiosidade é recompensada!

- Não contém compras na aplicação ou anúncios de empresas terceiras![14]

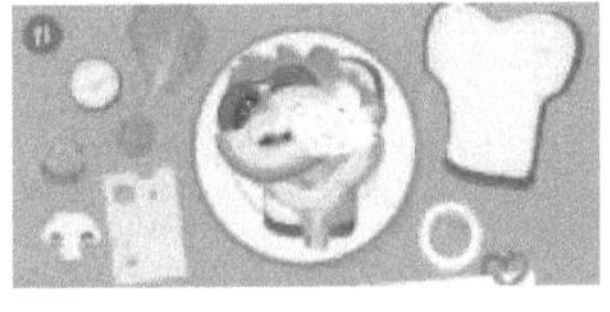
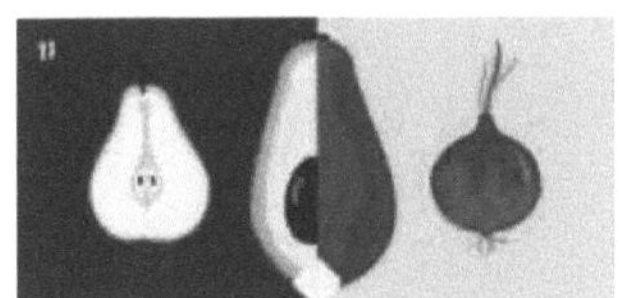
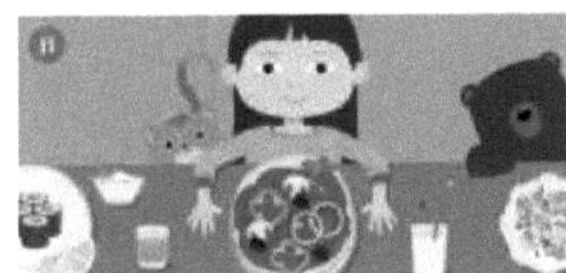
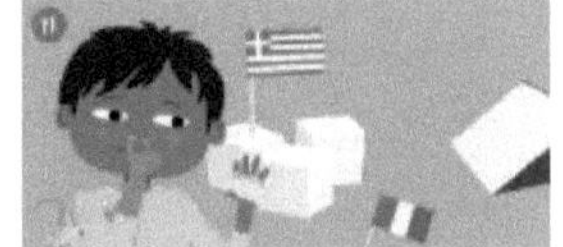

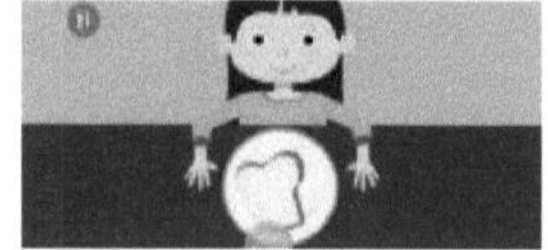

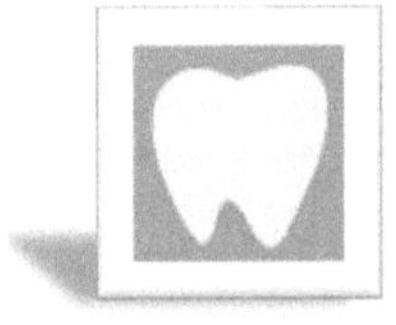 # Sentido dos dentes por Sara Nolen

Objetivo - Controlo da higiene oral.

Tooth Sense é uma ferramenta educativa para ajudar os pais a aprenderem sobre a saúde dentária! Através de vídeos educativos, as crianças podem aprender os cuidados dentários adequados desde a infância. Os vídeos "Brush Along" ensinam às crianças a técnica de escovagem correta, incentivam e registam cada experiência. Os pais podem monitorizar a escovagem dos seus filhos através de gráficos e também podem partilhar as experiências de escovagem das crianças com a família e os amigos no "Clube Smiles".[16]

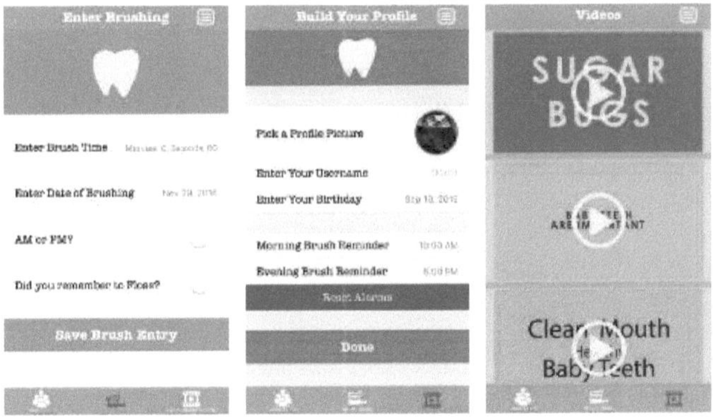

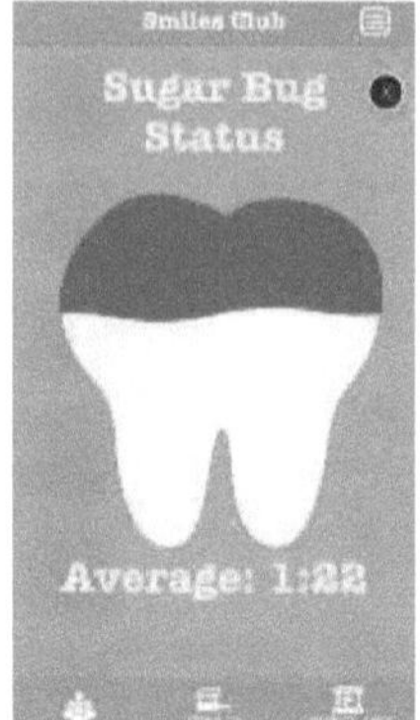
Smiles Club
Sugar Bug
Status
Average: 1:22

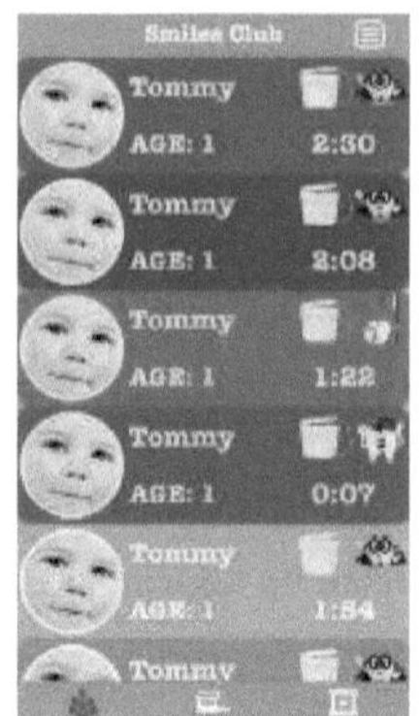
Smiles Club
Tommy
AGE: 1
2:30
Tommy
AGE: 1
2:08
Tommy
AGE: 1
1:22
Tommy
AGE: 1
0:07
Tommy
AGE: 1
1:54
Tommy

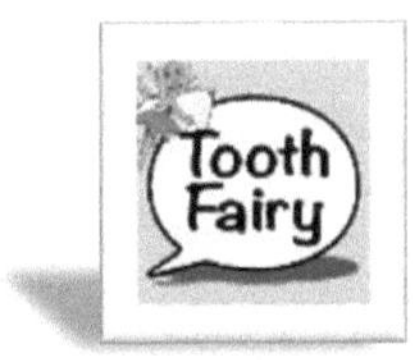

Chamar a aplicação Voicemail da Fada dos Dentes

Objetivo - Dentição e erupção.

A aplicação perfeita para pais e filhos ligarem para a Fada dos Dentes e contarem-lhe sobre um dente que está a abanar ou para organizarem uma recolha de dentes! Esta é a aplicação onde se pode telefonar à Fada dos Dentes, ouvir a sua mensagem de voz, gravar e reproduzir uma mensagem de voz para ela e atualizar a mensagem de texto e ela responde como se fosse real. Isto também pode tornar a escovagem dos dentes ou uma visita ao dentista mais divertida![14]

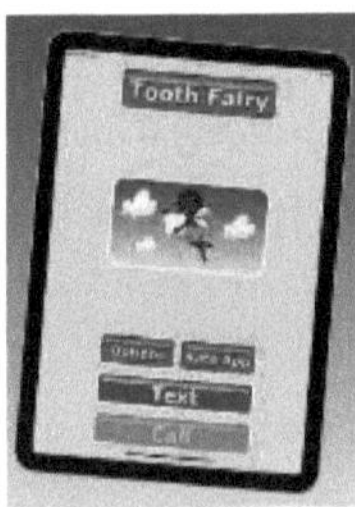

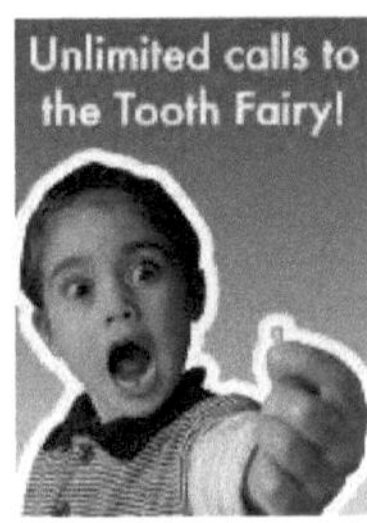

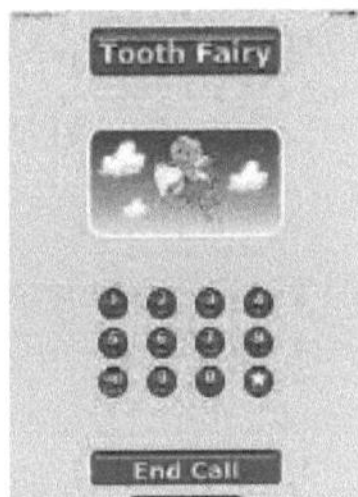

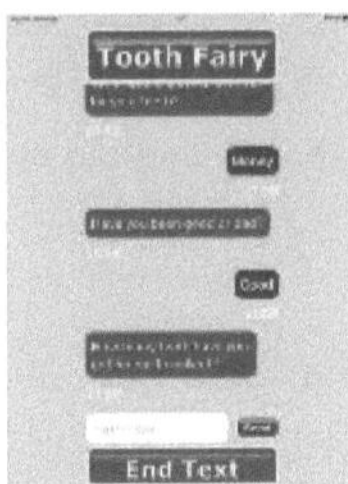

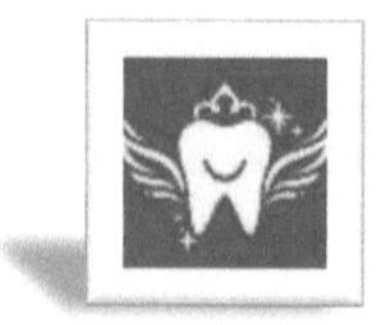

Calculadora da fada dos dentes da Visa

Objetivo - Cálculo das competências monetárias para a esfoliação.

Quando cai o primeiro dente de uma criança, a pergunta dos pais é antiga: quanto é que a "fada dos dentes" paga? Quanto é que a fada dos dentes paga ao seu filho expatriado em França, Espanha, Tailândia, Índia ou onde quer que a fada esteja a passar?

Utilize a Calculadora da Fada dos Dentes da aplicação Practical Money Skills for Life para determinar o que a Fada dos Dentes deixa debaixo da almofada da criança, introduzindo informações como sexo, habilitações literárias, estado, idade, tamanho da família, estado civil e rendimento do agregado familiar. A aplicação também mostra como a inflação afecta o montante e compara o que as crianças recebem agora com o que recebiam há décadas. Os dados baseiam-se num inquérito nacional de 2015.

As funcionalidades incluem a capacidade de partilha de fotografias e filtros fotográficos divertidos na Tooth Booth e e-mails personalizados para enviar à criança pela Fada dos Dentes. A aplicação está disponível para iPhone, iPod touch e iPad. Também está disponível online no sítio Web Practical Money Skills.

De acordo com o inquérito Visa Tooth Fairy 2015, as crianças nos EUA recebem um pagamento médio de 3,19 dólares por dente, menos 24 cêntimos do que no ano passado. Ao longo da vida de uma criança, a fada dos dentes deixará 64 dólares debaixo da almofada, menos 10 dólares do que há dois anos.

A calculadora da fada dos dentes faz parte do programa gratuito e premiado de educação financeira da Visa, Practical Money Skills for Life, um recurso educativo que inclui artigos sobre finanças pessoais, jogos e planos de aulas para professores, disponível em 10 línguas em mais de 30 países. O inquérito é, em parte, produzido para ajudar os pais a incentivarem os seus filhos a terem um interesse ativo na poupança e no orçamento do dinheiro "ganho".

As aplicações estão disponíveis para iPhones e iPads na iTunes Store, para dispositivos Android no Google Play e a calculadora em linha está disponível em Practical Money Skills .[15]

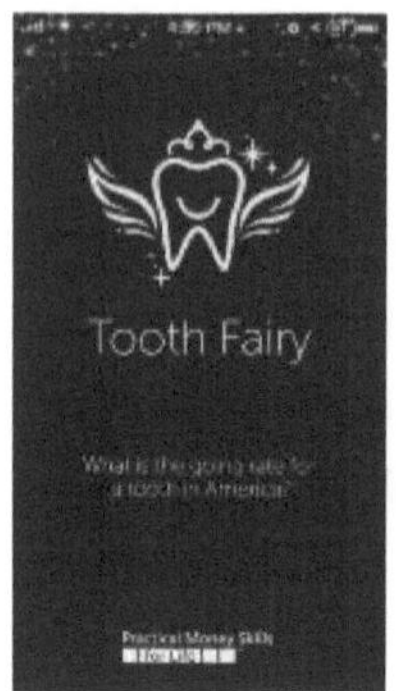

Tooth Fairy
What is the going rate for
a tooth in America?
Practical Money Skills

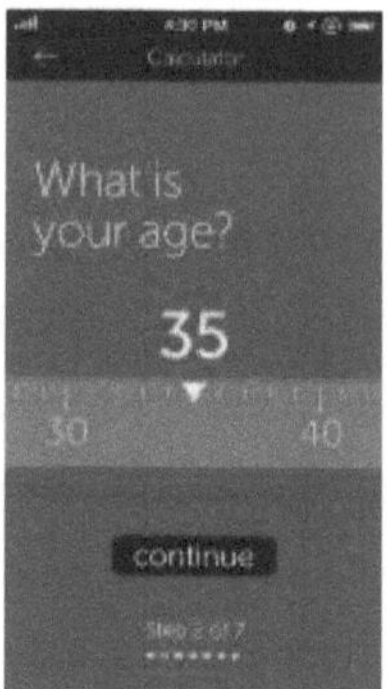

Calculator
What is
your age?
35
30   40
continue
Step 2 of 7

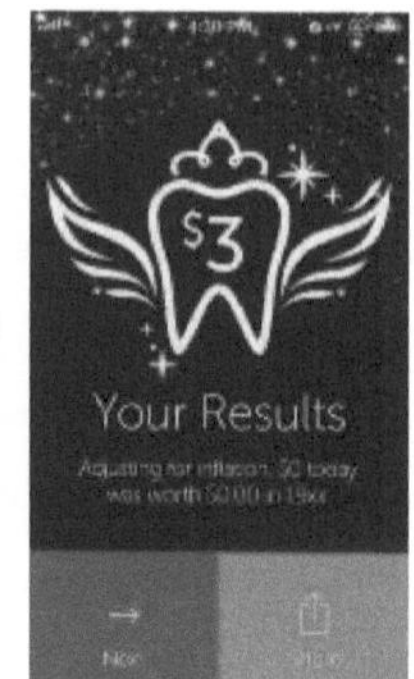

$3
Your Results
Adjusting for inflation, $3 today
was worth $0.00 in 19xx
Next

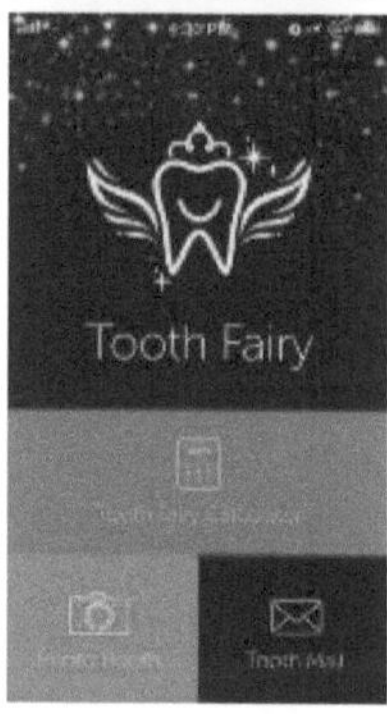

Tooth Fairy
Tooth Fairy Calculator
Photo Booth
Tooth Mail

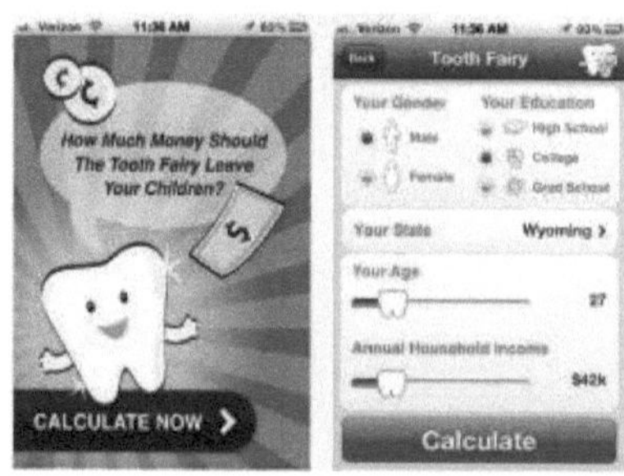

How Much Money Should
The Tooth Fairy Leave
Your Children?
$
CALCULATE NOW
Verizon   11:36 AM   60%
Back   Tooth Fairy
Your Gender   Your Education
Male   High School
Female   College
          Grad School
Your State   Wyoming
Your Age   27
Annual Household Income $42k
Calculate

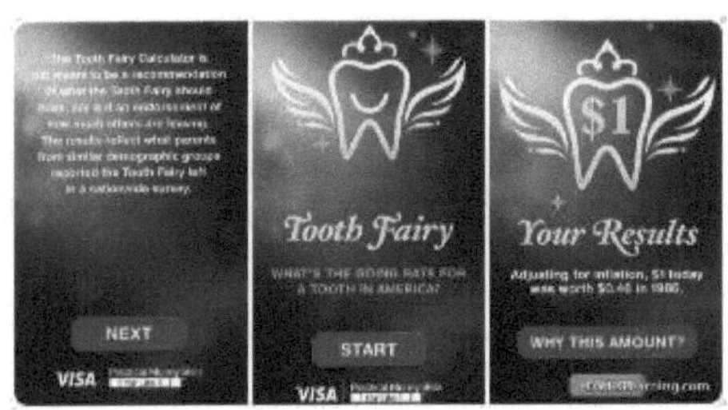

The Tooth Fairy Calculator is not meant to be a recommendation of what the Tooth Fairy should leave, nor is it an endorsement of how much others are leaving. The results reflect what parents from similar demographic groups reported the Tooth Fairy left in a nationwide survey.
NEXT
VISA
Tooth Fairy
WHAT'S THE GOING RATE FOR A TOOTH IN AMERICA?
START
VISA
$1
Your Results
Adjusting for inflation, $1 today was worth $0.46 in 1988.
WHY THIS AMOUNT?

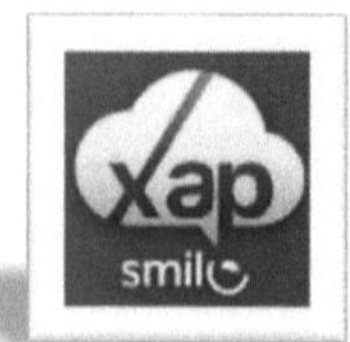

Sorriso Xap

Objetivo - Monitorização da saúde oral das crianças.

PAIS: A aplicação Xap Smile para os pais permite-lhes acompanhar o percurso da primeira infância do seu filho de forma simples e eficaz.

Como funciona

Actualizações diárias: Feed em tempo real das actividades ao longo do dia.

Fotos: Veja o desenrolar do dia da criança com instantâneos enviados para o dispositivo móvel dos pais.

Mantenha-se ligado: Mantenha-se em contacto com os educadores e reforce a aprendizagem da criança com actividades em casa.

Enviar convites: Convide os avós, amas e amigos - com controlo sobre o que podem fazer e ver na aplicação Xap Smile .[14]

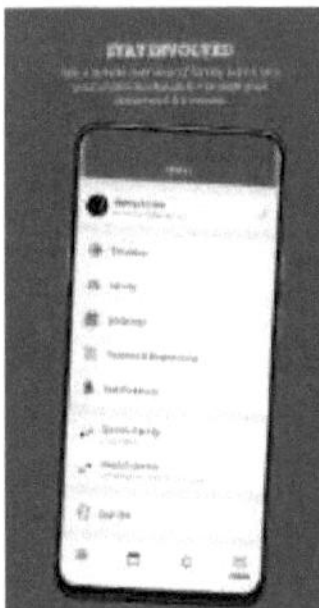

STAY INVOLVED

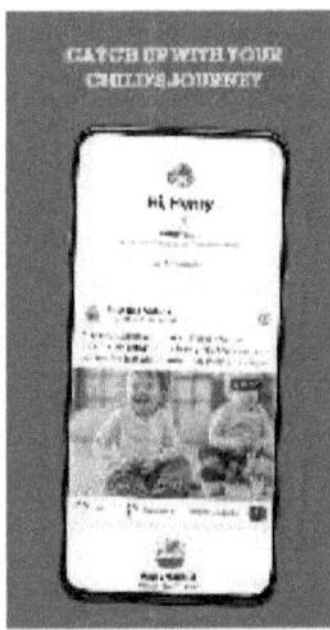

CATCH UP WITH YOUR CHILD'S JOURNEY

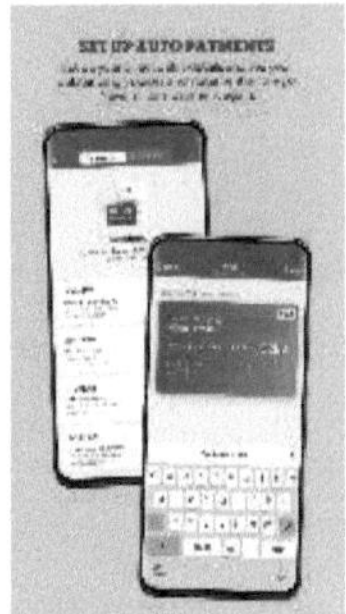

SET UP AUTO PAYMENTS

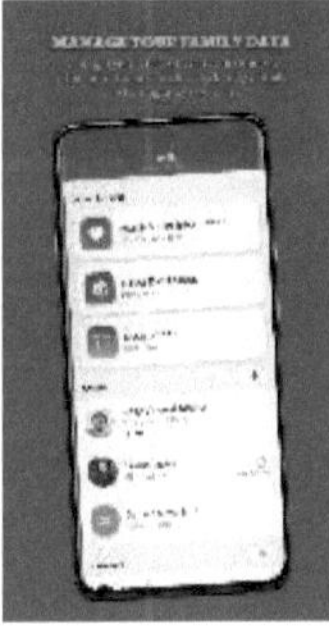

MANAGE YOUR FAMILY DAYS

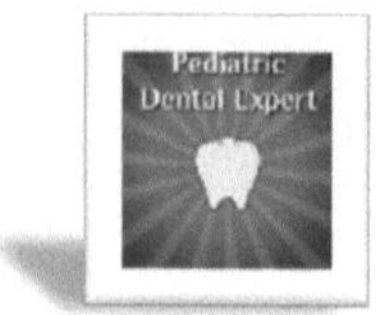

Especialista em medicina dentária pediátrica

Objetivo - Orientação dos pais.

Inclui as perguntas dentárias mais frequentes respondidas pelos melhores especialistas dentários na sua área e supervisionadas pelo dentista geral e cosmético de Nova Iorque - Dr. Marc Lazare

Esta aplicação inclui:

Todas as informações importantes que deve saber sobre os cuidados dentários dos seus filhos

O que fazer quando o seu filho tem uma emergência dentária (em casa ou em viagem)

As melhores formas de minimizar a dor, o medo e a ansiedade do seu filho

Quando levar o seu filho ao dentista pela primeira vez

Como cuidar dos dentes dos seus filhos em casa

O que precisa de saber sobre o flúor e a toma de suplementos

Informações sobre os selantes dentários - o que são e porque são tão importantes

Ortodontia (aparelho ortodôntico, Invisalign, expansor palatino, aparelhos de contenção, etc.)

Saiba o que deve fazer se os dentes do seu filho estiverem em falta, tortos ou com atraso na erupção

O que precisa de saber sobre dormir com uma chupeta, um copo ou um biberão

Como lidar com a dor da dentição e a baba

Quando é que as crianças devem começar a usar o fio dental e a escovar os dentes sozinhas

Coisas que pode fazer em casa e no consultório dentário para minimizar as cáries

Como manter os custos dentários baixos

Dieta e aconselhamento nutricional para minimizar os problemas dentários

Saiba o que fazer se o dente do seu filho for arrancado ou danificado

Informações sobre protectores bucais desportivos e muito, muito mais

As caraterísticas especiais incluem:

Factos divertidos

Fazer uma pergunta ao especialista

Gráficos que mostram a erupção e a perda dos dentes de leite e o desenvolvimento dos dentes de adulto[27]

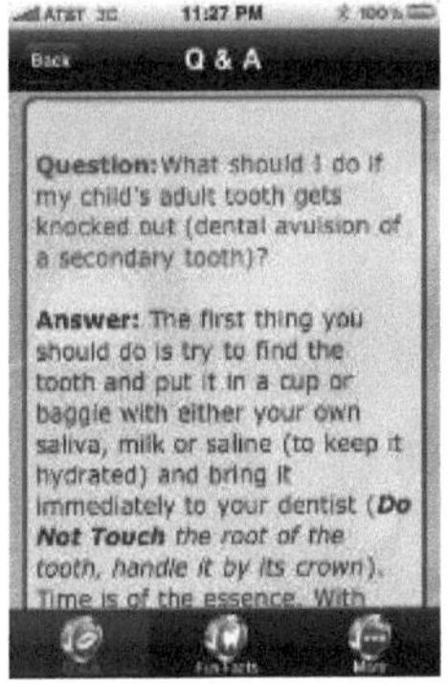

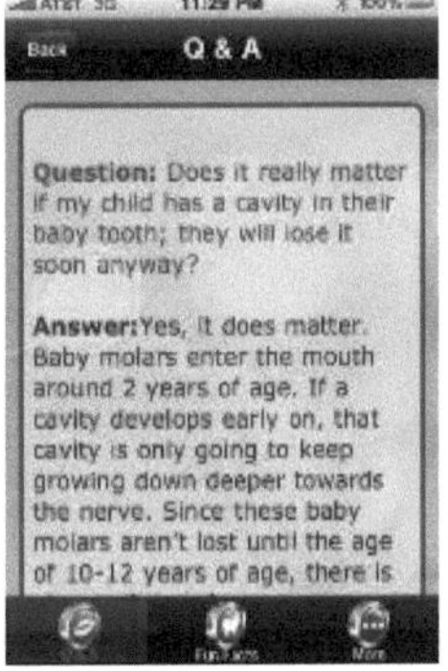

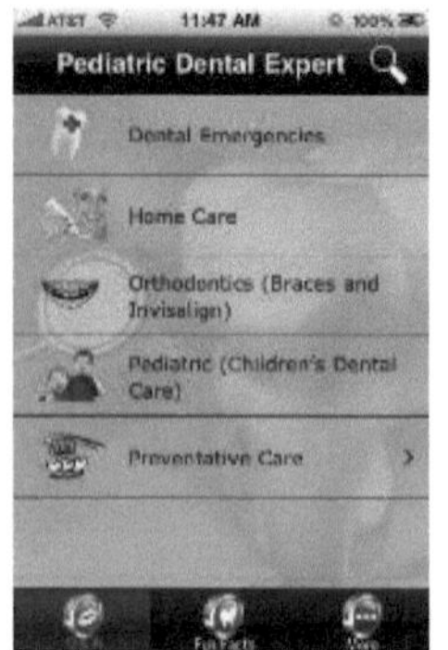
AT&T 11:47 AM 100%
Pediatric Dental Expert
Dental Emergencies
Home Care
Orthodontics (Braces and Invisalign)
Pediatric (Children's Dental Care)
Preventative Care
Fun Facts
More

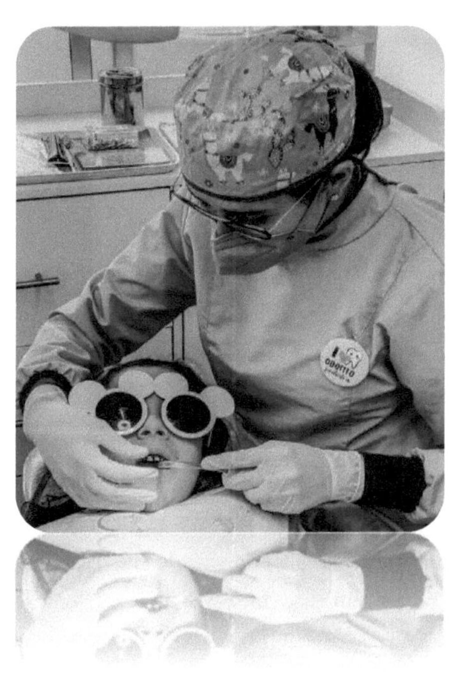

LIGAR CUIDADOS E TECNOLOGIA: APLICAÇÕES PARA DENTISTAS/DENTISTAS PEDIÁTRICOS

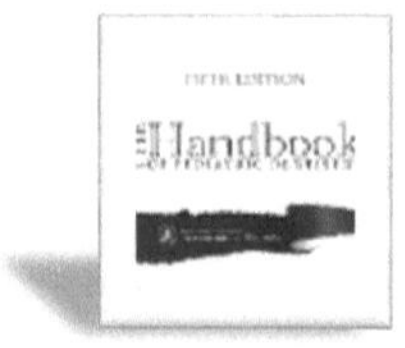

Manual de Odontopediatria

Desenvolvida pela Academia Americana de Odontopediatria (AAPD) e lançada em 2018. A aplicação está disponível tanto na App Store como na Google Play Store. A 5ª edição do Handbook of Pediatric Dentistry é a principal referência para odontopediatras e outros profissionais de saúde. Concebido para servir como um guia de consulta rápida, o manual é um complemento obrigatório para todos os consultórios. O Handbook of Pediatric Dentistry foi completamente revisto e atualizado para apresentar as informações mais actualizadas num formato de referência rápida. Cada capítulo também sugere leituras e sítios Web úteis para obter informações adicionais. Proporciona aos membros da AAPD acesso à informação de forma fácil e rápida, ajudando os Odontopediatras na sua prática clínica e, ao mesmo tempo, acompanhando as inovações neste campo . [14]

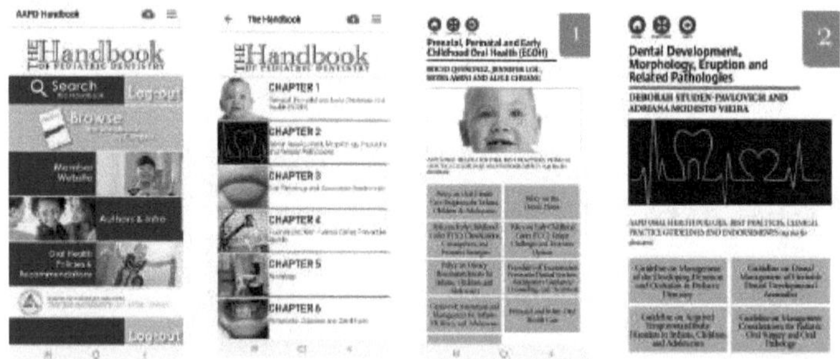

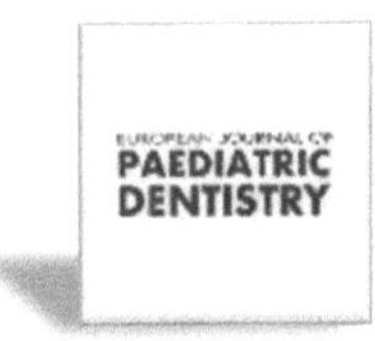

Jornal Europeu de Odontopediatria

A aplicação do Journal of Pediatric Dentistry dá acesso a estudos de casos e publicações. A caraterística positiva desta aplicação é que envia notificações quando são publicadas novas revistas, permitindo que os dentistas pediátricos sejam informados instantaneamente. Além disso, oferece acesso rápido a estas notas, descarregando as revistas, adicionando notas a locais importantes e fazendo destaques.

Paediatric Dentistry Journal é o órgão oficial da Sociedade Italiana de Odontopediatria (SIOI), substituindo o Italian Journal of Paediatric Dentistry. A revista é inteiramente em inglês e é complementada por um suplemento à tradução italiana do resumo dos artigos. A revista tem como objetivo promover a investigação em todos os aspectos da Odontopediatria, incluindo a Ortodontia interceptiva e estudos de crianças e jovens adultos com necessidades especiais. A revista também publica trabalhos de investigação científica, tanto básicos como clínicos. Todos os artigos são avaliados por, pelo menos, dois revisores científicos selecionados periodicamente com base na sua experiência e conhecimentos específicos sobre o assunto exposto. O European Journal of Paediatric Dentistry está incluído no Index to Dental Literature / Medline da National Library of Medicine em Bethesda (Maryland / USA) .[14]

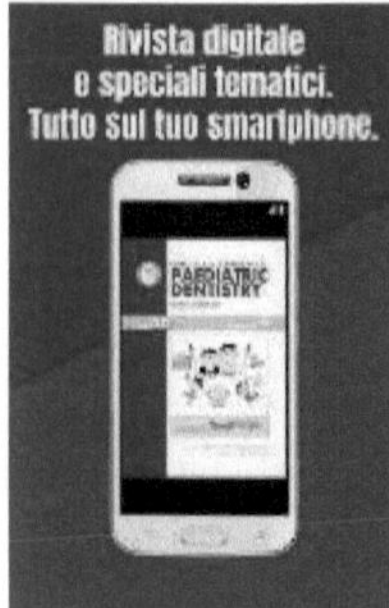

Rivista digitale
e speciali tematici.
Tutto sul tuo smartphone.

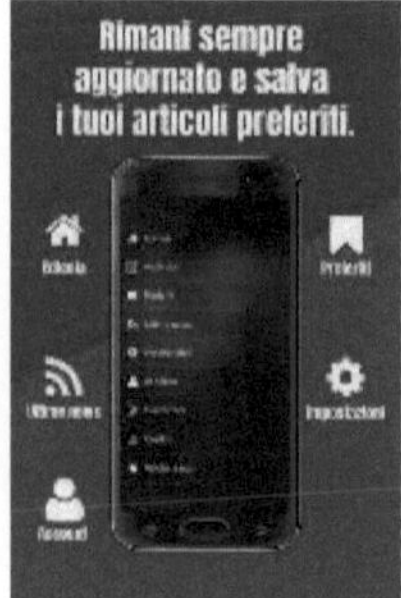

Rimani sempre
aggiornato e salva
i tuoi articoli preferiti.

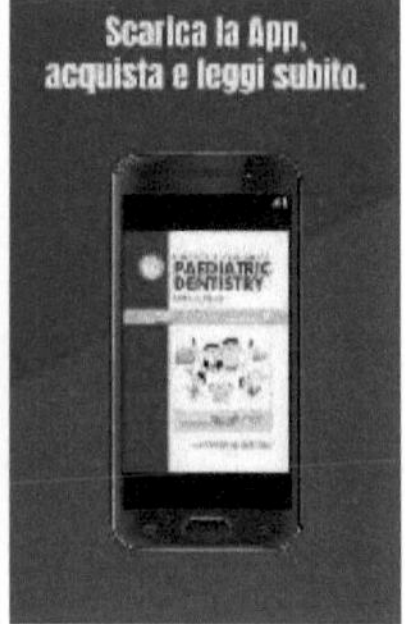

Scarica la App,
acquista e leggi subito.

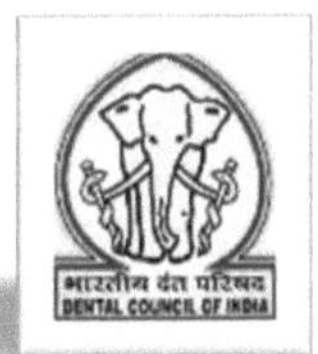

Aplicação móvel do Dental Council of India

Foi concebida uma aplicação móvel do ICD para utilizadores Android e iOS, que está disponível na loja Google Play e na loja de aplicações iOS, respetivamente. Os professores, bem como os estudantes, podem descarregar e instalar a aplicação e utilizá-la . [28]

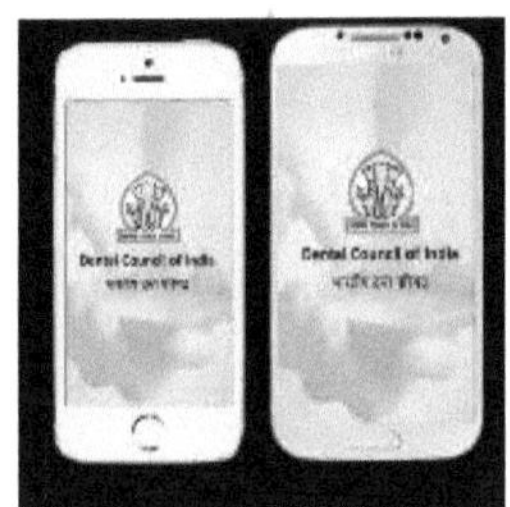

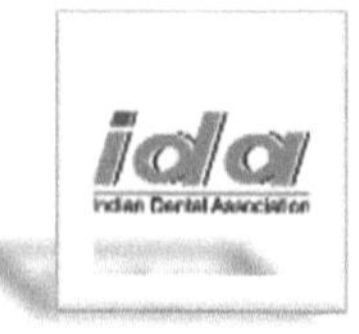

Associação Dentária Indiana

Uma aplicação da Associação Dentária Indiana está disponível na Play Store, ajudando os dentistas a manterem-se actualizados sobre os próximos eventos e programas organizados pela IDA. Inclui informações importantes, como publicações recentes e programas de bolsas de estudo. Também ajuda a localizar dentistas próximos de acordo com a opção de tratamento necessária .[14]

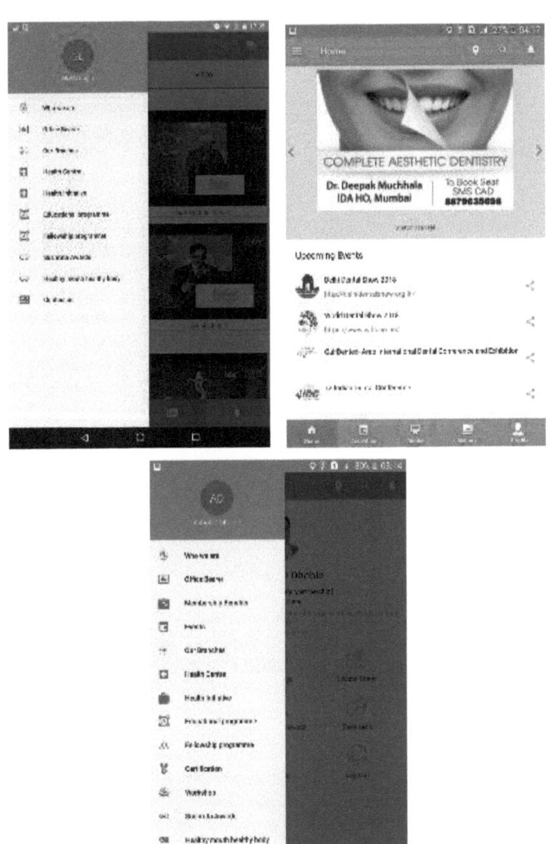

COMPLETE AESTHETIC DENTISTRY
Dr. Deepak Muchhala
IDA HO, Mumbai
To Book Seat
SMS CAD
8879635696
Upcoming Events

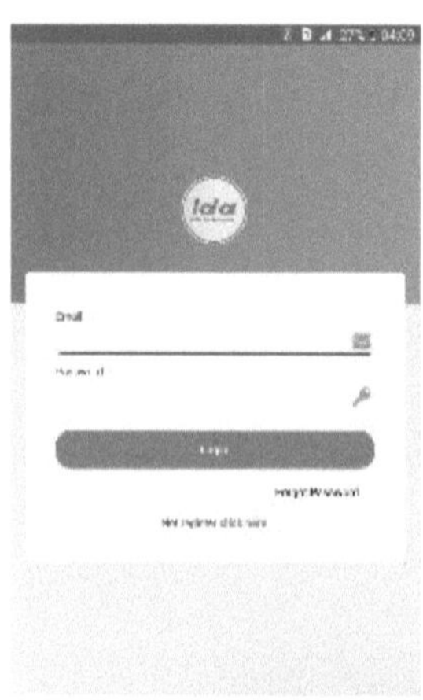 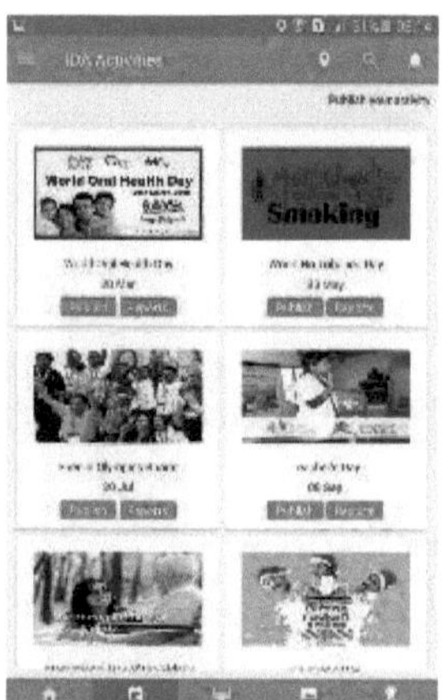

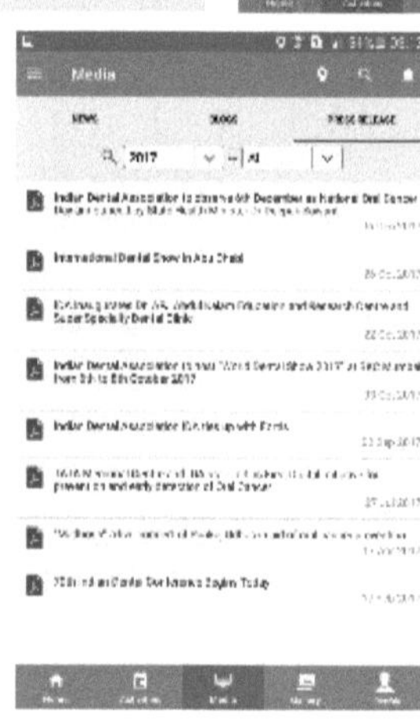

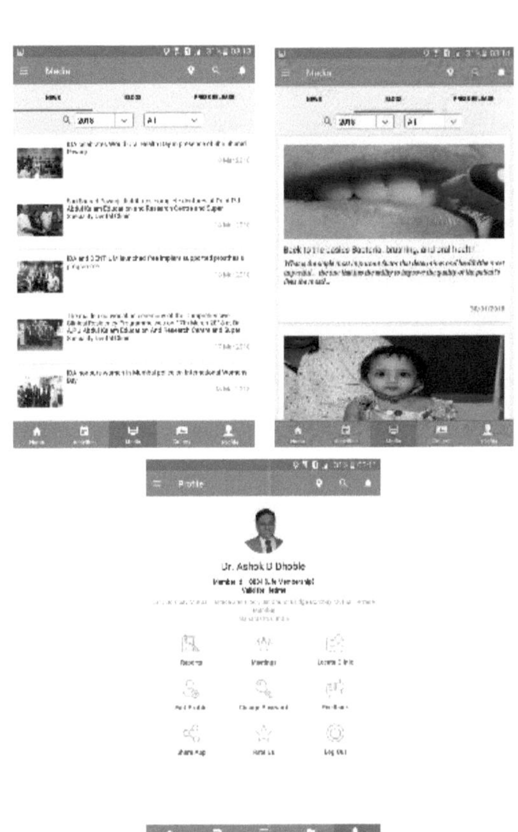

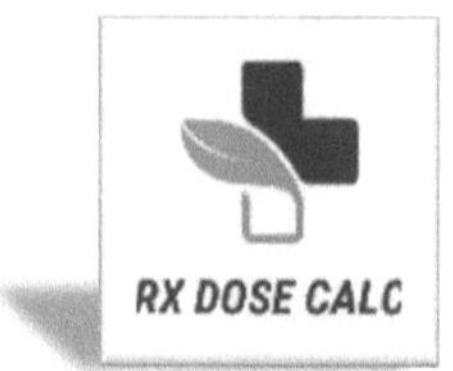

Calculadora de doses pediátricas

Objetivo - Calculadora de dosagem de medicamentos pediátricos.

O Pediatric Rx Dose Calculator é uma ferramenta médica precisa para ajudar médicos, farmacêuticos, dentistas, enfermeiros e outros profissionais de saúde a calcular as doses de medicação oral para crianças com base no peso ou na idade do paciente.

Caraterísticas:

- A Calculadora de Dose Pediátrica Rx é GRATUITA! Não há compras no aplicativo.

- A Calculadora de Dose Pediátrica Rx funciona offline.

- A Calculadora de Dose Pediátrica Rx oferece as dosagens pediátricas para mais de 80 medicamentos.

- A primeira tela do aplicativo Rx Dose Calculator lista todos os medicamentos disponíveis

- Caixa de pesquisa universal para procurar o nome de marca ou o nome químico e encontrar rapidamente o medicamento.

- Introduza o peso do doente em quilogramas ou em libras. O peso em libras é comum nos EUA e no Canadá.

- Uma vez que cada medicamento tem diferentes intervalos de dose, existe uma página personalizada para cada medicamento com opções de seleção de dose, quando disponíveis.

- A dosagem baseada na idade está disponível quando aplicável.

- A dose calculada com exatidão é apresentada em mililitros e miligramas.

- A fórmula utilizada para o cálculo é sempre apresentada no ecrã para que o próprio utilizador possa verificar novamente o cálculo.

- Doses para adultos incluídas para referência.

- O peso médio atualizado da OMS para a idade de referência (rapazes e raparigas).

- Ferramentas médicas: Índice de massa corporal, área de superfície corporal, função renal, taxa de administração intravenosa, glicemia, conversor de temperatura, data de vencimento da gravidez e calculadora de intervalo de dias[14]

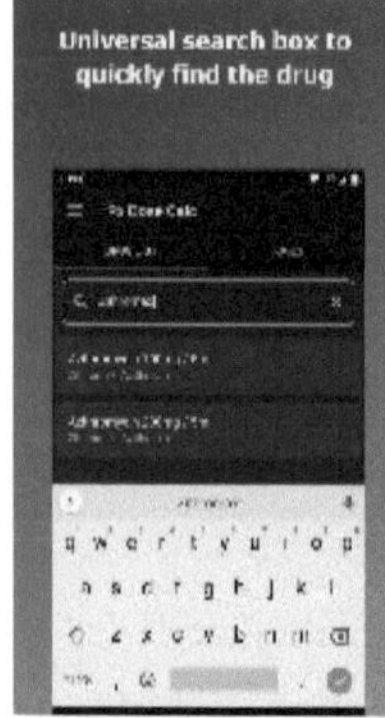

Universal search box to quickly find the drug

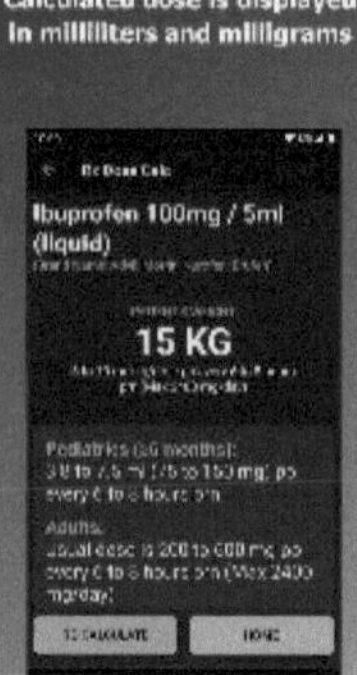

Calculated dose is displayed in milliliters and milligrams

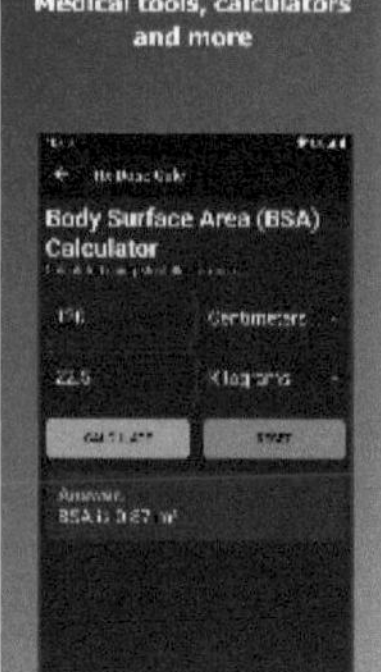

Medical tools, calculators and more

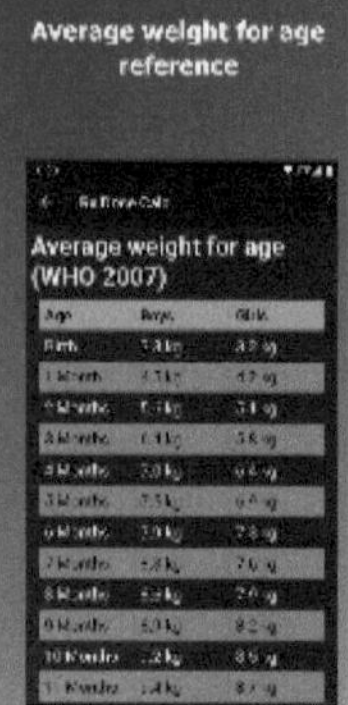

Average weight for age reference

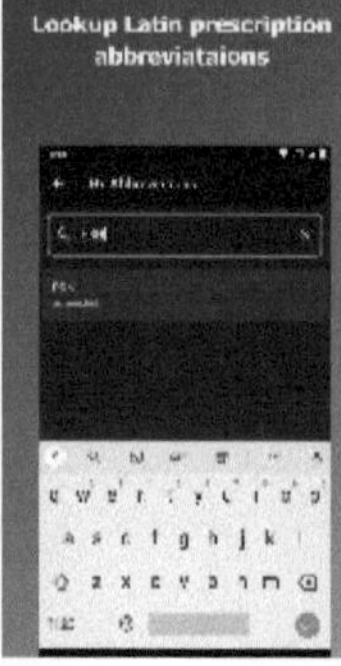

Lookup Latin prescription abbreviataions

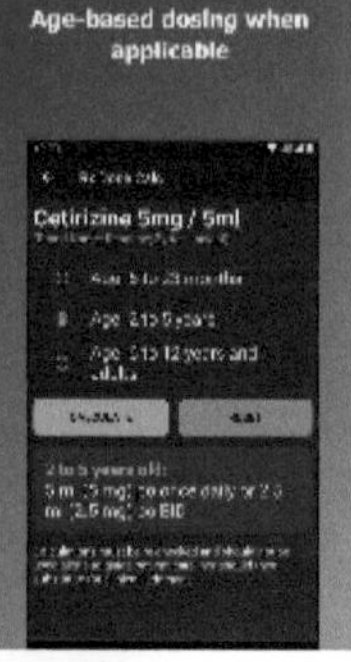

Age-based dosing when applicable

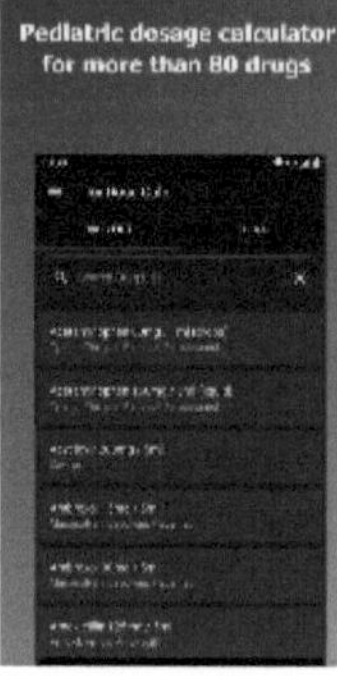

Pediatric dosage calculator for more than 80 drugs

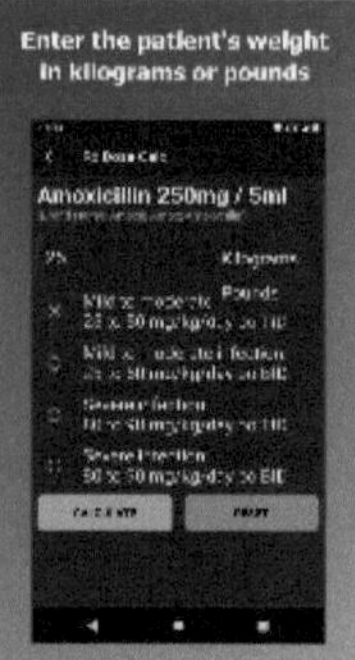

Enter the patient's weight in kilograms or pounds

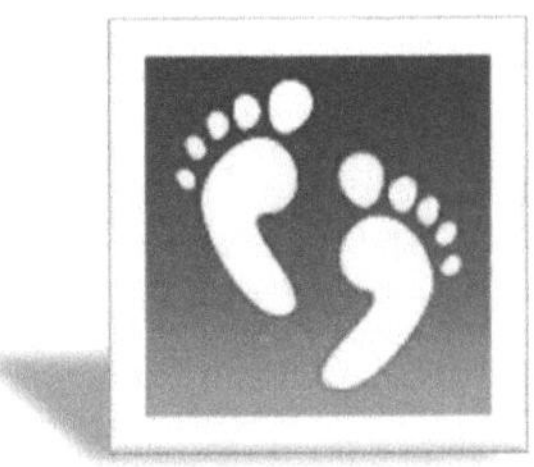

Pedi QuikCalc 5

Objetivo - Calculadora de dosagem de medicamentos pediátricos.

A aplicação dá acesso imediato à dosagem de medicamentos com base no peso, taxas de fluidos intravenosos, conversão de peso e muito mais.

- Calculadora médica e de dosagem pediátrica baseada no peso
- Acesso com um único toque a medicamentos de Suporte Avançado de Vida Pediátrico
- Estimar o peso e o comprimento para a idade utilizando os dados de crescimento mais recentes do CDC
- A lista de medicamentos contém centenas de medicamentos e produtos tópicos frequentemente utilizados em Pediatria geral
- Inclui as categorias de aleitamento e gravidez, e a necessidade de ajustar a dosagem na insuficiência hepática e renal
- Calculadora de bilirrubina mais rápida e clara para visualizar interpretações e limiares da zona de risco de bilirrubina, traçar a bilirrubina nos nomogramas de risco, fototerapia e transfusão de troca e visualizar as recomendações da AAP para avaliação e tratamento da hiperbilirrubinemia.
- A primeira "calculadora de IMC para a idade" do género apresenta resultados numéricos e gráficos utilizando as tabelas de IMC dos CDC
- Calculadora de tensão arterial pediátrica mais clara para rastrear e gerir a tensão arterial utilizando as mais recentes diretrizes de prática clínica

da AAP de 2017 para o rastreio e gestão da tensão arterial elevada em crianças e adolescentes

- Traçar o comprimento e o peso com base nos gráficos de crescimento da OMS ou do CDC
- Consulte os últimos calendários de imunização da AAP e do CDC
- Calcular bólus de fluidos IV, reidratação faseada e taxas de manutenção
- Converter os pesos dos doentes entre libras/onças e quilogramas
- Calcular a variação de peso e a variação de peso percentual
- Calculadoras adicionais, referências e acesso a ligações Web úteis alargam as funcionalidades principais!
- A aplicação está entre as "10 melhores aplicações para pediatria" na revista Contemporary Pediatrics (fevereiro de 2017)
- Classificada em 3.º lugar na revisão dos Anais Pediátricos "10 aplicações úteis para uso pediátrico quotidiano" (maio de 2012)
- CLASSIFICADO 4,5/5 estrelas por iMedicalApps "um must-have para qualquer pessoa que vê crianças em sua prática." (setembro 2012)
- "A aplicação PediQuikCalc actualizada é uma óptima ferramenta para os pediatras" iMedicalApps (Jul 2014)
- "As 10 melhores aplicações de medicina familiar" iMedicalApps (dezembro de 2014)[29]

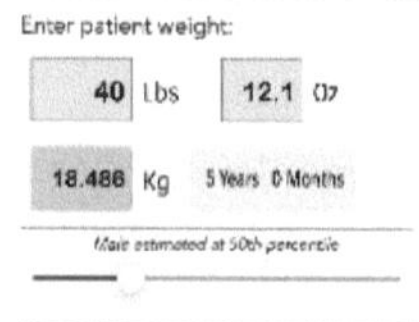

Weight Conversions

Convert patient weights between Pounds/Ounces and Kilograms, calculate weight change and percent weight change

Drug Dosing

One tap access to hundreds of medications and topicals frequently used in general pediatrics, with fully customizable drug dosing often saving preferred drug dosing (mg/kg/day or mg/kg/dose), strength and frequency

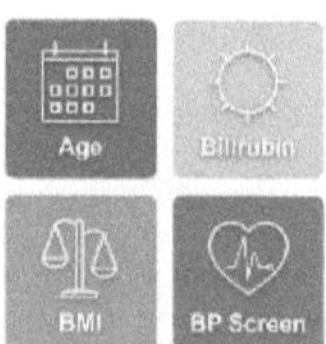

Calculators

Bilirubin, Blood Pressure, BMI, WHO and CDC Growth Charts, and additional calculators, references and access to useful web links expand core features.

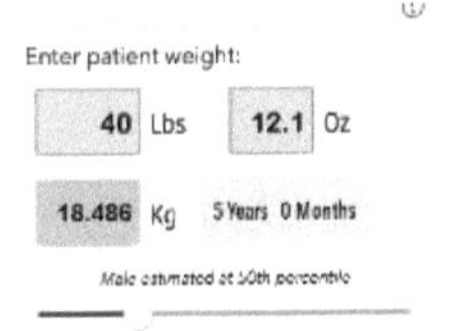

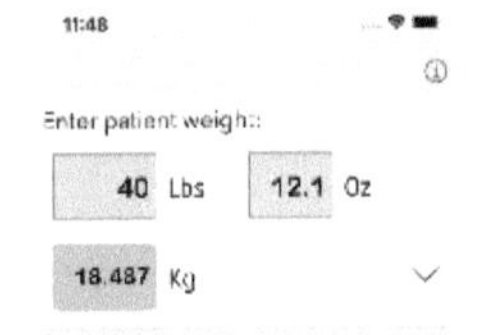

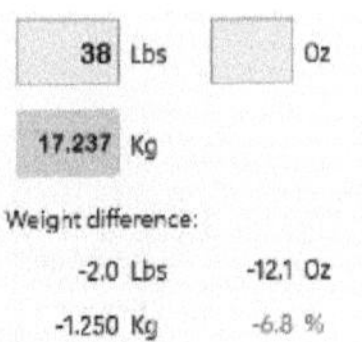

Estimate

Estimate weight- and length-for-age using the latest CDC growth data

Convert

Convert patient weights between Pounds/Ounces and Kilograms

Compare

Calculate weight change and percent weight change

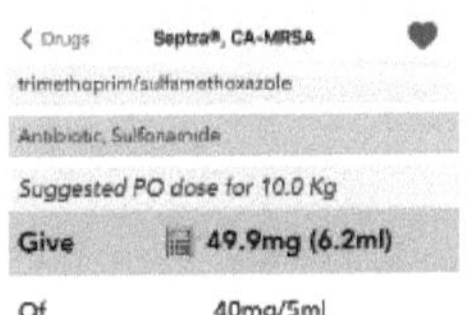

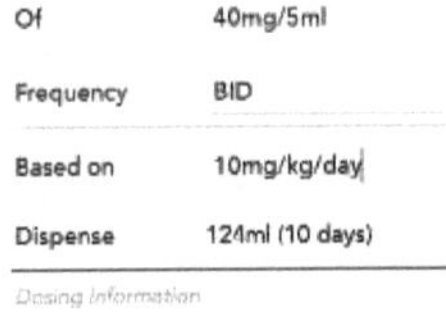

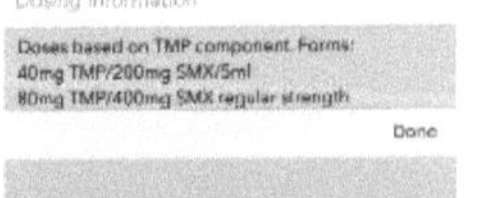

Dose

Instant access to weight-based drug dosing

Customize

Customizable drug dosing allows saving preferred drug dosing (mg/kg/day or mg/kd/dose), strength and frequency

Pick

Select a custom dose from a list of recommended dosing ranges

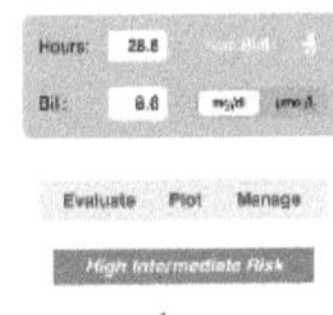

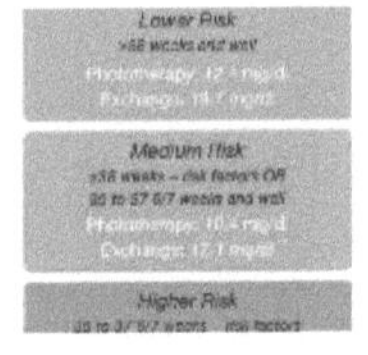

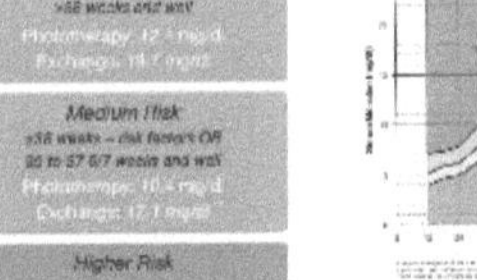

Bilirubin

Fastest and clearest Bilirubin calculator for viewing bilirubin risk zone interpretations

Thresholds

View bilirubin thresholds for risk, phototherapy and exchange transfusion

Nomogram

Plot bilirubin on the risk, phototherapy and exchange transfusion nomograms

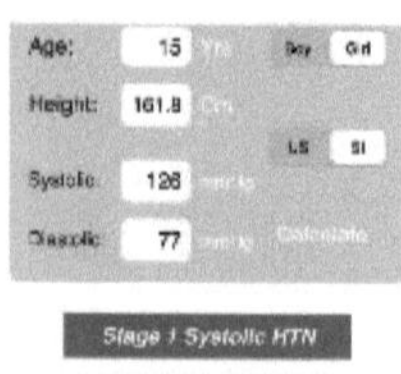

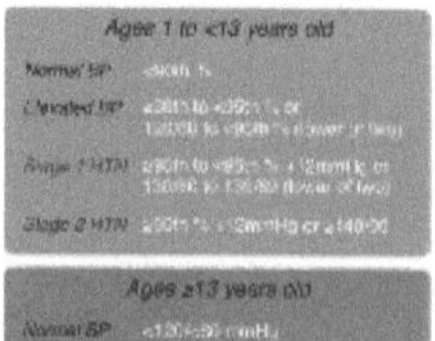

Screen

Clearest pediatric Blood Pressure calculator to screen and manage blood pressure

Manage

Use the latest 2017 AAP Clinical Practice Guidelines for Screening and Management of High Blood Pressure in Children and Adolescents

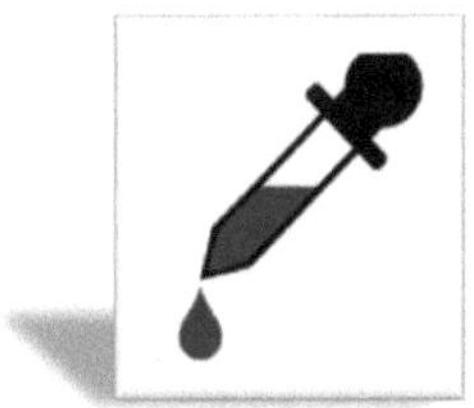

Calculadora de dosagem dentária pediátrica

Objetivo - Calculadora de dosagem de medicamentos pediátricos.

Esta aplicação destina-se a ser utilizada por profissionais de medicina dentária ou médicos que prescrevem antibióticos a doentes pediátricos para infecções dentárias ou por pessoas que pretendam saber mais sobre a dosagem pediátrica de antibióticos para infeções dentárias. A aplicação calcula automaticamente a dosagem de antibióticos quando é dado o peso do doente, o mg/kg/dia pretendido e a duração do tratamento. Todos os cálculos são apresentados ao utilizador e alteram-se automaticamente com quaisquer alterações na entrada. Os valores recomendados para as entradas são fornecidos para que os utilizadores sejam orientados nas suas decisões. A aplicação gera um guião de prescrição com base nos dados introduzidos, incluindo a quantidade total do medicamento a dispensar com base no cálculo da dosagem e na frequência de dosagem.

A aplicação apresenta avisos e alertas para sobredosagem/prescrição excessiva com base nas recomendações publicadas pela Academia Americana de Dentistas Pediátricos. Uma secção de notas apresenta algumas sugestões de um dentista pediátrico certificado pelo Conselho de Administração para a prescrição de antibióticos a pacientes pediátricos.[16]

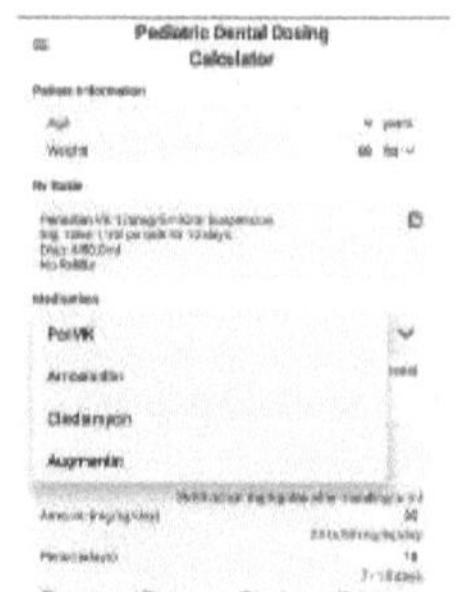
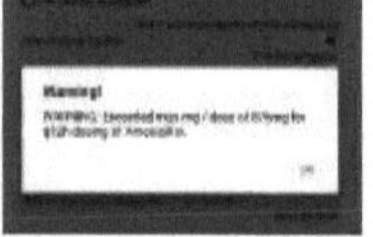

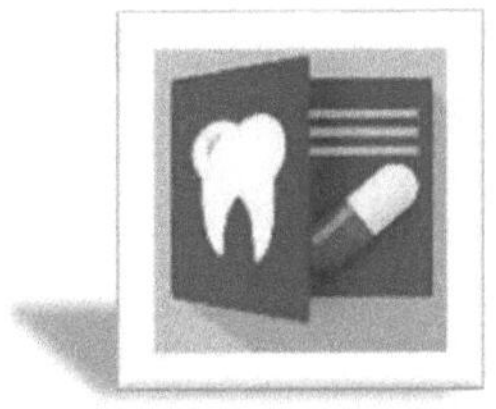

Medicamentos dentários e anestesia

Objetivo - Calculadora de dosagem de medicamentos pediátricos.

A aplicação Dental Drugs é uma aplicação obrigatória para os profissionais de medicina dentária. É uma referência rápida para a prescrição de medicamentos. Também ajuda a calcular as dosagens máximas de anestésicos ou a recordar protocolos de tratamento comuns na prática. Esta aplicação está optimizada para ser utilizada nos EUA e no Canadá, mas pode ser útil em todo o mundo.

Caraterísticas:

- Design muito simples para referência rápida e cálculo de anestésicos.

- Acesso a 100 medicamentos prescritos mais comuns com a respetiva dose, dispensário, instruções e precauções. - Calculadora de anestésicos dentários locais (em libras e quilogramas para cartuchos de 1,8 e 2,2 ml).

- Não é necessário internet para executar o aplicativo, tornando-o rápido e prático.

- A aplicação foi criada por um dentista e está optimizada para dentistas e estudantes de medicina dentária.

- Envie informações e instruções sobre medicamentos por e-mail aos seus pacientes. -

Índice de pesquisa rápida para medicamentos .[16]

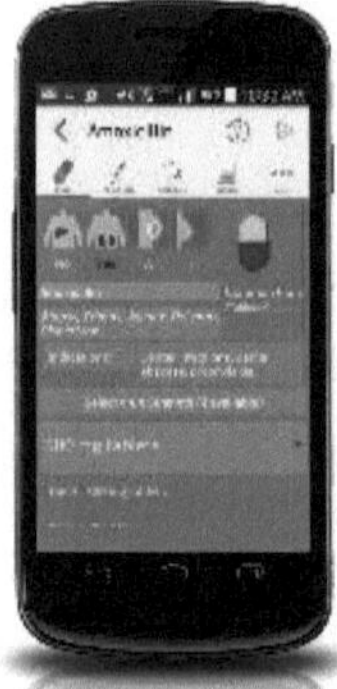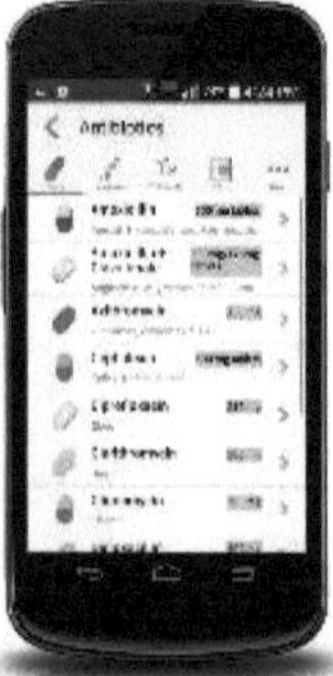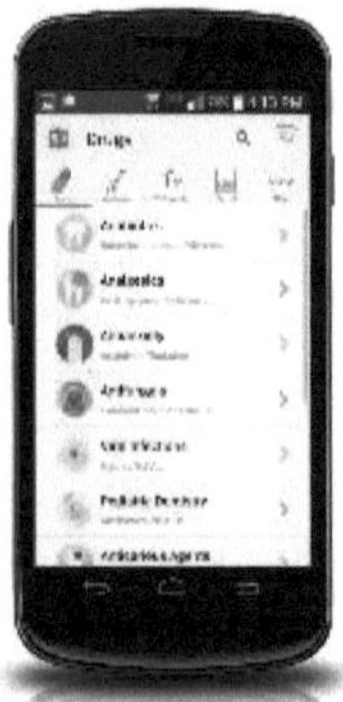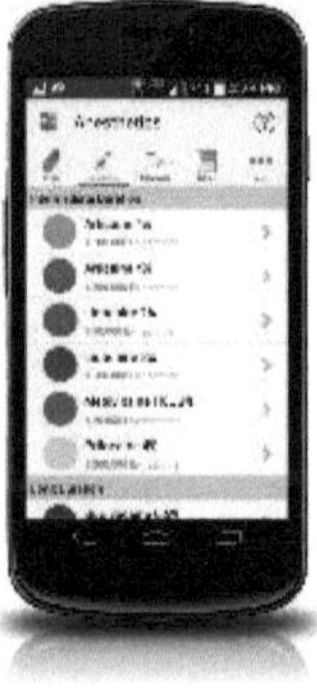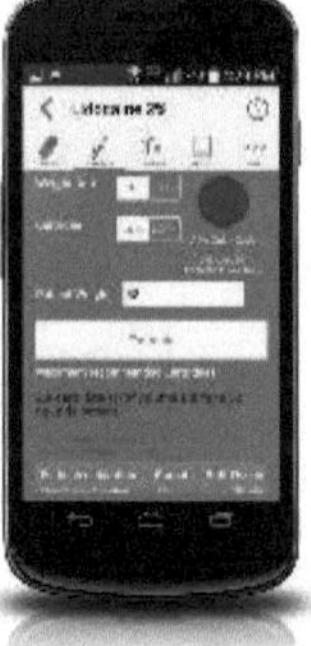

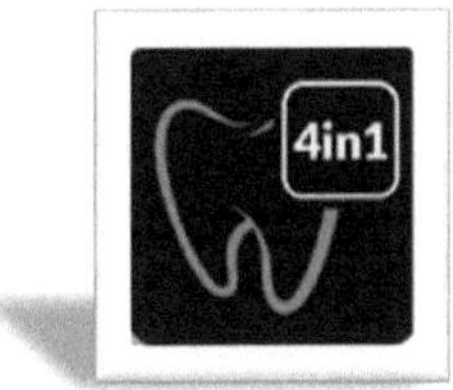

DentiCalc

Objetivo - Calculadora de dosagem de medicamentos pediátricos.

DentiCalc é uma aplicação 4 em 1 para cuidados dentários especialmente concebida para dentistas. É uma ferramenta única que ajudará os dentistas a comunicar melhor com os pacientes e a gerir o seu trabalho mais rapidamente! Os dentistas podem utilizar um visualizador de tratamento para mostrar aos pacientes animações dentárias personalizadas e informá-los sobre todo o processo. Os utilizadores podem ter acesso à base de dados com mais de 1000 vídeos e fotografias que são actualizados regularmente!

Trata-se de uma ferramenta de consulta que inclui:

- Fotografias dentárias
- Vídeos dentários
- Calculadora dentária
- Dental Smart
- Calculadora para tratamentos simples e complexos
- Lista de preços personalizável
- Mais de 1000 fotografias e vídeos - actualizados regularmente
- Podem ser acrescentados outros tratamentos
- Animações 3D dentárias personalizadas
- Mais de 100 milhões de animações personalizadas
- Disponível em 30 línguas e 162 moedas
- Actualizações contínuas

Fotografias dentárias: Fornece materiais educativos para os pacientes, tais como problemas dentários e procedimentos de tratamento. Este auxiliar de comunicação visual pode ser uma grande ajuda para os dentistas na explicação dos tratamentos. As fotografias são categorizadas de acordo com os diferentes domínios da medicina dentária. Em cada categoria, há várias imagens de antes e depois que podem impressionar os pacientes e ajudá-los a escolher a opção de tratamento mais adequada para eles.

Vídeos dentários: Auxílio de comunicação visual que é uma grande ajuda na explicação de problemas e procedimentos de tratamento. Os pacientes compreenderão melhor os tratamentos com a ajuda de vídeos de educação do paciente, visualizadores de tratamentos e animações dentárias, pelo que se gasta menos tempo a explicar os procedimentos. Todos os meses são adicionados novos vídeos para mostrar casos mais específicos e oferecer diferentes soluções de tratamento para um problema. A aplicação também pode ser útil para os estudantes, uma vez que podem visualizar vários procedimentos de tratamento que podem ser úteis durante os seus estudos.

 Calculadora dentária: É uma calculadora única que fornece aos pacientes uma estimativa dos preços dos tratamentos em segundos.

Dental Smart: Uma ferramenta de consulta revolucionária para ajudar os profissionais dentistas a comunicar eficazmente e a aumentar a aceitação do tratamento. Com as centenas de milhões de combinações de tratamentos e as animações 3D dentárias personalizadas, ajuda os dentistas a apresentar os procedimentos de diferentes tratamentos aos seus pacientes.[14]

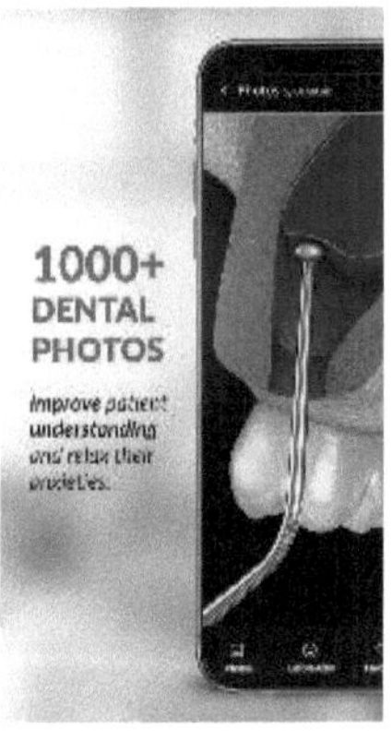
1000+
DENTAL
PHOTOS

Improve patient
understanding
and relax their
anxieties.

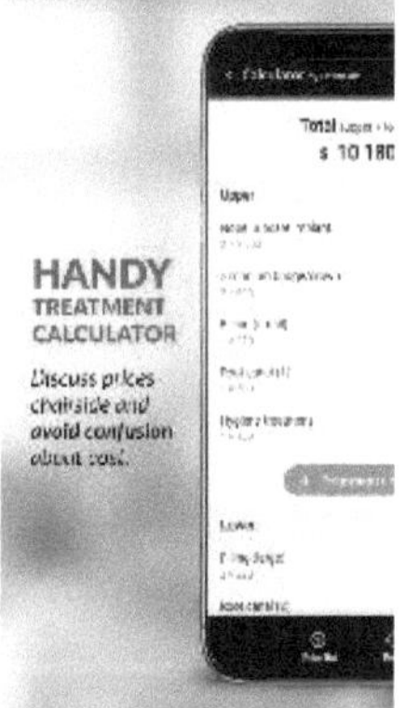
HANDY
TREATMENT
CALCULATOR

Discuss prices
chairside and
avoid confusion
about cost.

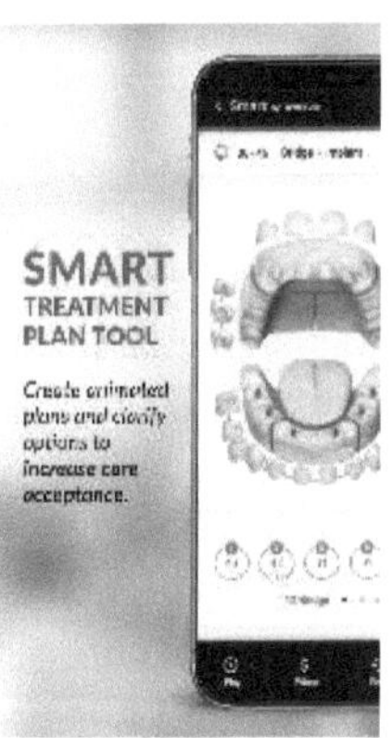
SMART
TREATMENT
PLAN TOOL

Create animated
plans and clarify
options to
increase care
acceptance.

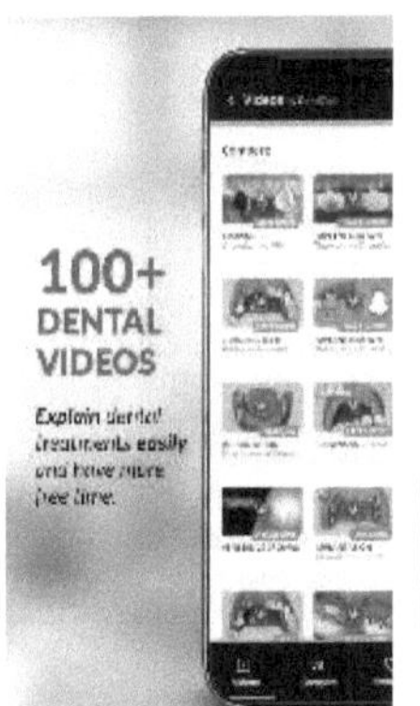
100+
DENTAL
VIDEOS

Explain dental
treatments easily
and have more
free time.

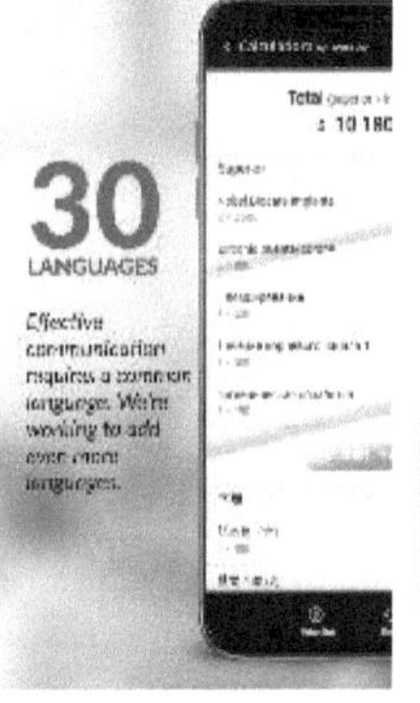
30
LANGUAGES

Effective
communication
requires a common
language. We're
working to add
even more
languages.

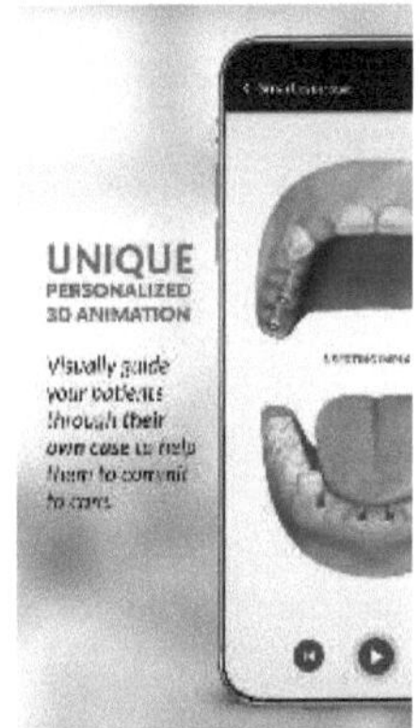
UNIQUE
PERSONALIZED
3D ANIMATION

Visually guide
your patients
through their
own case to help
them to commit
to care.

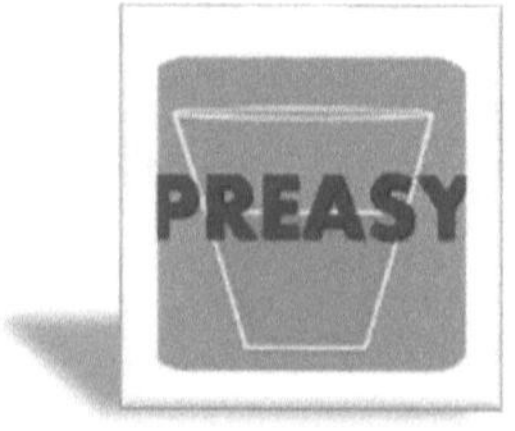

PREASY

Objetivo - Prescrições fáceis.

PREASY significa "Writing PRESCRIPTION made EASY" (escrever prescrições de forma fácil)!

PREASY é uma aplicação Android desenvolvida para dentistas. Esta aplicação tem uma calculadora incorporada para calcular as dosagens de medicamentos para crianças. Também torna uma receita pronta para ser partilhada de várias formas. A PREASY faz receitas três vezes mais rápido e com mais precisão do que as receitas escritas à mão! PREASY é assim uma escolha "fácil" para um dentista "ocupado"!

História de sucesso até à data:

1. A investigação baseada na APP PREASY recebeu financiamento parcial da Bharati Vidyapeeth Deemed to be University, Pune.

2. A investigação baseada na APP PREASY foi publicada numa revista internacional revista por pares: Kamath et al.; Comparação da preferência dos dentistas por prescrições baseadas em software versus prescrições manuscritas em pacientes pediátricos dentários - um estudo de métodos mistos. JPRI, 33(41A): 41-49, 2021.

3. Um artigo na Conferência da Associação Sul-Asiática de Odontopediatria em Pune (dezembro de 2021) ganhou um terceiro prémio conjunto em apresentações do corpo docente.

O PREASY funciona em quatro passos rápidos:

Passo 1: Registar como Dentista.

Passo 2: Introduzir os dados do paciente.

Passo 3: Selecionar os medicamentos (o PREASY calcula as dosagens de acordo com o peso da criança).

Passo 4: Gerar e partilhar a receita.

Sobre a equipa PREASY:

Conceituado pelo Dr. Ashwin Jawdekar.

Desenvolvido pelo Dr. Kedar Bakshi e Malhar Bakshi.

Investigação pelo Dr. Shamika Kamath, Dr. Ashwin Jawdekar e Dr. Amar Katre.[14]

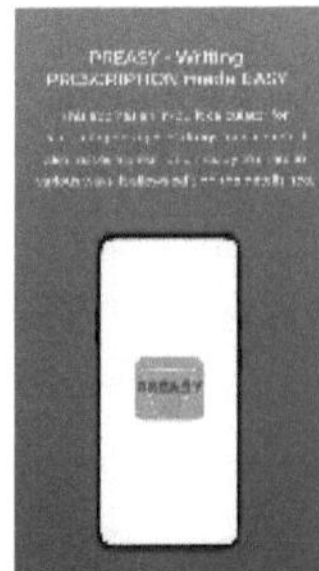
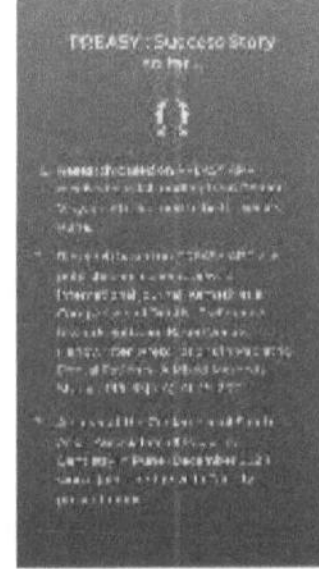
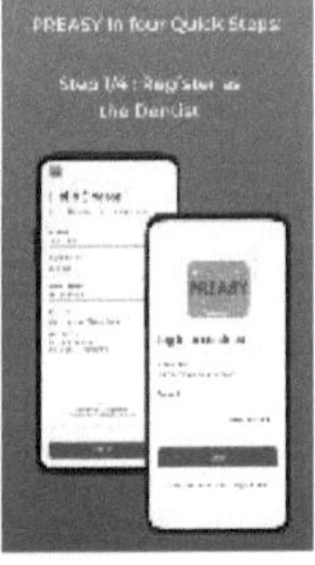
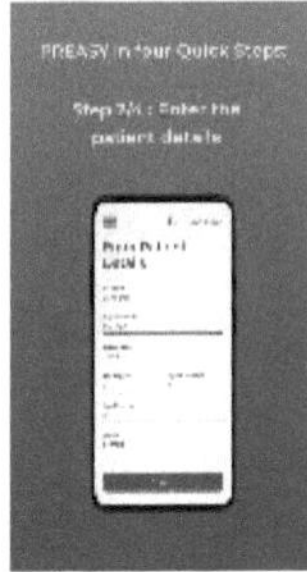
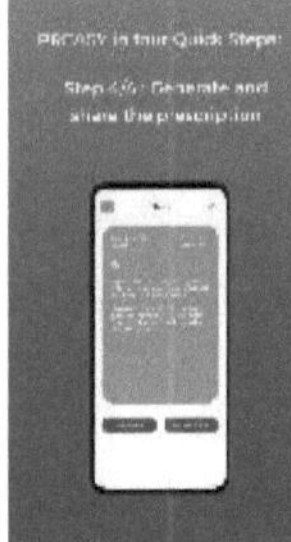
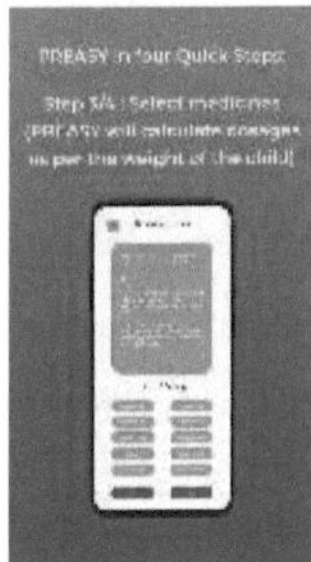

Cariómetro

Objetivo - Previsão de cáries.

Foi desenvolvida a aplicação androide "Cariómetro", na qual é introduzida a dieta diária consumida e a hora correspondente do consumo dos alimentos. Esta aplicação está disponível para telemóveis Android e pode ser descarregada da Internet a partir da Google App Store. A aplicação fornece uma pontuação da dieta com base na média cumulativa da pontuação cariogénica dada por Palmer *et al.* em 2010. Os pais podem introduzir os alimentos consumidos, bem como a hora do consumo, escolhendo-os na lista fornecida na aplicação. A pontuação dietética total é dada pela aplicação, que é acumulada com a adição de novos dados à medida que são introduzidos durante o dia. A prática de higiene oral, como a escovagem, o enxaguamento e o uso do fio dental, também é introduzida, o que inverte o aumento da pontuação para zero. A aplicação avalia a prática alimentar e de higiene oral da criança e classifica-a como excelente, média ou má. A aplicação também emite um alarme quando a pontuação da dieta se situa na categoria má ou média e os hábitos de higiene oral não são praticados. O Cariometer também contém uma funcionalidade que permite obter a pontuação total do dia e a pontuação acumulada da semana ou de qualquer data personalizada. O relatório obtido pode ser enviado por correio para o dentista que pode aconselhar sobre o padrão alimentar e a prática de higiene oral da criança. Assim, esta aplicação beneficia tanto a criança como os pais na prevenção da cárie dentária. O Cariometer está em processo de obtenção de patente do Indian Patency Act com a aplicação no 201641035345.

O Cariometer pode ser descarregado e instalado num smartphone que funcione com um sistema Android. Na primeira página do Cariometer, o registo de cada criança pode ser completado com o nome e a idade. Os pais podem introduzir os alimentos, selecionando-os da lista de diferentes categorias de alimentos, que inclui: leite/queijo, bebidas, doces/chips/chocolate/goma de mascar, frutos frescos e secos/nozes/legumes, arroz/aveia/cereais/trigo/pão, acompanhamento não vegetariano/arroz, sumo fresco/creme de gelo/bolo de leite e medicamentos. A prática de higiene oral, incluindo a lavagem após as refeições, a escovagem e o uso do fio dental, também pode ser registada na aplicação .[30]

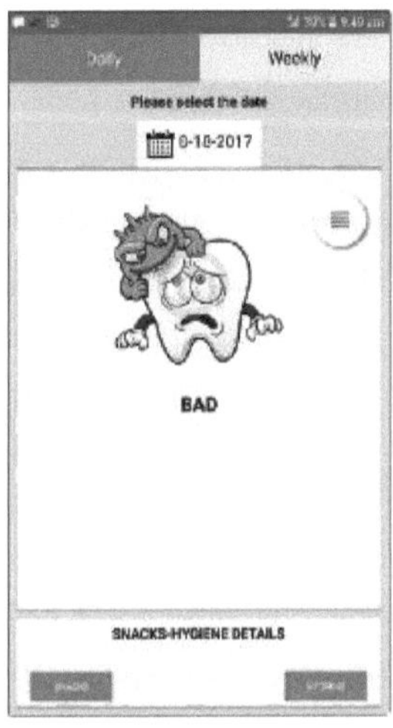

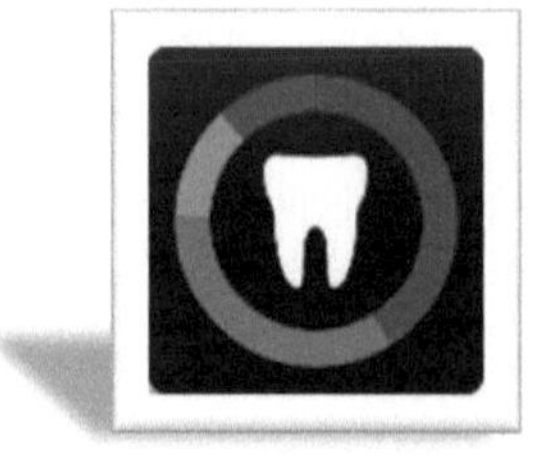

Cariograma

Objetivo - Previsão de cáries.

O Cariograma é um programa educativo desenvolvido para uma melhor compreensão da doença multifatorial da cárie dentária. Ilustra o "risco de cárie" e as possíveis interações entre os factores relacionados com a cárie. O objetivo é encorajar medidas preventivas antes da ocorrência de novas cáries. O programa não pode substituir o julgamento profissional pessoal sobre o risco de cárie. Esta ferramenta destina-se a dentistas, assistentes dentários, higienistas dentários e outros profissionais de saúde dentária.

O Cariograma, apresentado por Bratthall D em 1996 e modificado em 1997, é um dos modelos que ilustra as interações e a colaboração dos factores/parâmetros do paciente relacionados com a cárie e que o apresenta graficamente. A versão modificada do Cariograma também incluiu a previsão de risco em termos de "hipótese de evitar a cárie dentária", para além do perfil de risco de cárie. O Cariograma prevê a acumulação de cáries com mais precisão do que qualquer modelo de fator único. Pode ser um sistema ou mecanismo utilizado para educar o paciente sobre a higiene oral e persuadi-lo a manter a higiene oral. O modelo do cariograma também pode ser utilizado para apoiar as decisões durante a seleção de medidas preventivas para o doente.

As pontuações do DMFT e do índice de placa de Silness e Löe foram introduzidas na aplicação Cariogram e foi gerado automaticamente um diagrama de pizza que expressa cinco sectores diferentes como percentagens, ou seja

1. "Dieta", estabelecida com base numa amálgama do consumo de açúcar (sector azul-escuro)

2. "Bactérias", que é uma amálgama da pontuação da placa (sector vermelho)

3. "Suscetibilidade", que inclui o programa de fluoretos, (sector azul claro)

 4. "Circunstâncias", experiência anterior de cárie e doença geral associada (sector amarelo)

 5. "Possibilidade de evitar novas cáries/cavidades" (sector verde)

Existem cinco grupos de risco de cárie em que os participantes podem ser classificados com base na percentagem obtida pela aplicação, Cariogram:

- Risco muito baixo: 81-100%

- Baixo risco: 61-80%

- Risco moderado: 41-60%

- Risco elevado: 21-40%

- Risco muito elevado: 0-20%[31]

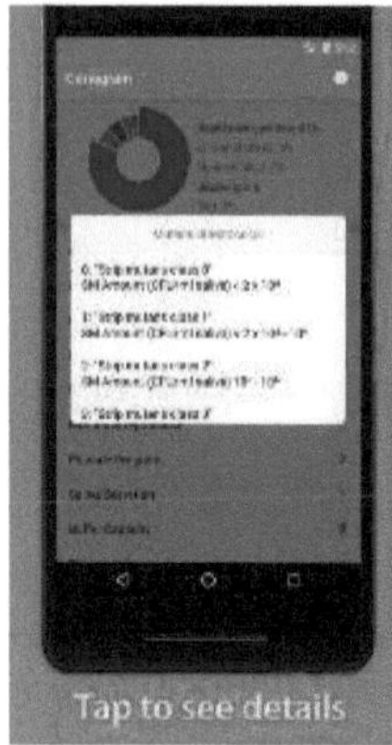

Tap to see details

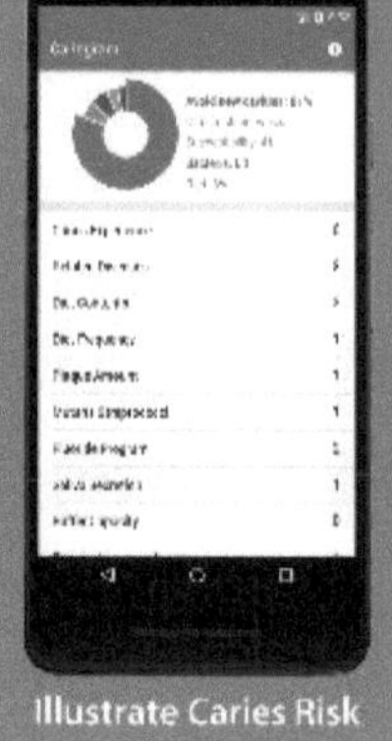

Illustrate Caries Risk

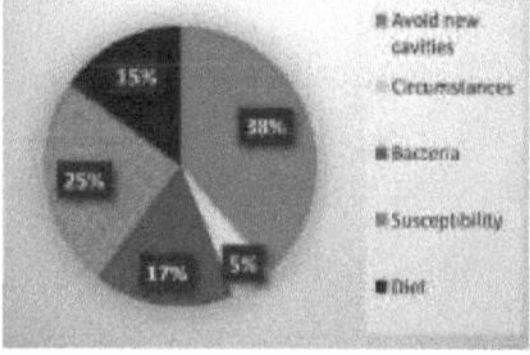

Avoid new cavities
Circumstances
Bacteria
Susceptibility
Diet
15%
38%
25%
17%
5%

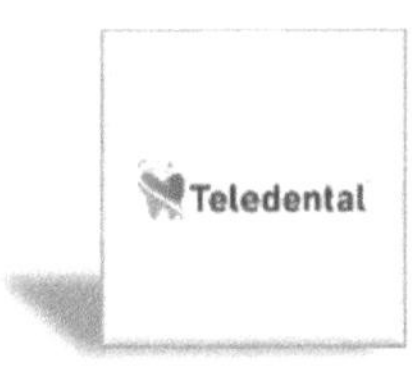

Teledentária

Objetivo - Consulta virtual.

A aplicação Teledental ajuda a ligar virtualmente os pacientes aos dentistas. Teledental Consulting local e Live Dentist Video Consultation Online estão disponíveis em Teledental.com e Teledental app ambos .[14]

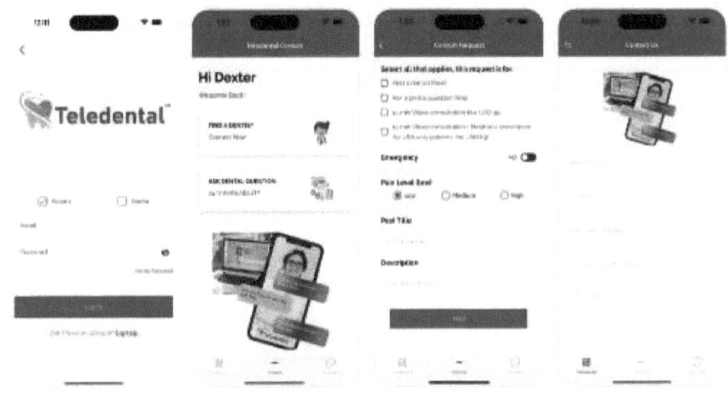

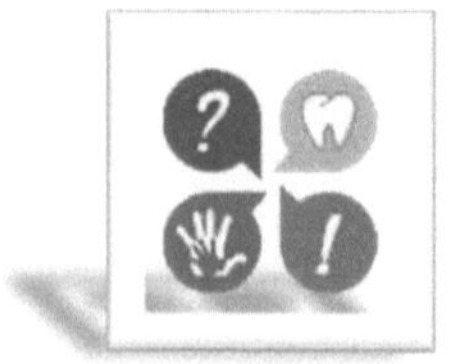

Odontoped- caixa de ajuda

Objetivo - Conceitos de Odontopediatria e Ortodontia.

O Odontoped-Helpbox é um aplicativo desenvolvido na Universidade Federal de Alagoas.

Cada eixo (Odontopediatria e Ortodontia) do aplicativo é desenvolvido na forma de tópicos que eram "complexos" e agora são uma "moleza". Com ele, podemos pesquisar os protocolos clínicos de endodontia para dentes decíduos, traumatologia, dentística e radiologia para Odontopediatria.

Na secção de Ortodontia, obtemos o fabrico passo a passo de todos os aparelhos: banda, arco lingual de Nance, placa de retenção e Botton / Clits.

O utilizador pode adicionar os seus vídeos à lista de favoritos, criando cenários de interação e aprendizagem . [14]

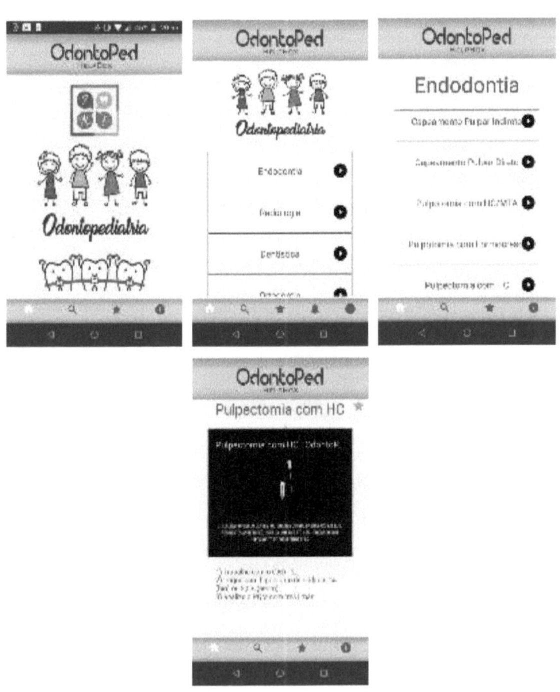

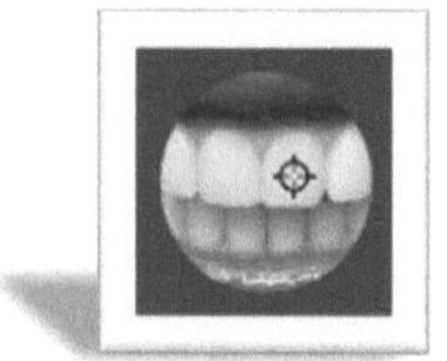

Dente intacto

Objetivo - Detetar a erosão.

Intact-tooth é uma aplicação que oferece a todos os profissionais (higienistas dentários, dentistas, ortodontistas e odontopediatras) uma ferramenta de apoio preventivo capaz de avaliar e monitorizar, ao longo do tempo, o nível de erosão da superfície do esmalte em pacientes pedodônticos, adultos, ortodônticos com ortodontia móvel, fixa e com alinhadores invisíveis. Indica também a adoção de protocolos que visam a remineralização do esmalte e a consequente redução da incidência de cáries.

O Intact-tooth oferece ao profissional a oportunidade de definir o grau indicativo de erosão dentária e classificar a suscetibilidade de cada indivíduo. Também é possível criar o seu arquivo de pacientes, registar os índices de referência, adquirir imagens para avaliar a presença de lesões na superfície do esmalte e fornecer indicações para a higiene oral doméstica.

Intact-tooth é acompanhado por uma extensa coleção de protocolos terapêuticos destinados à dessensibilização e remineralização dos dentes. A coleção inclui também protocolos pré, durante e pós-tratamento ortodôntico, de forma a garantir a saúde dos tecidos duros e moles. A escolha do protocolo adequado às necessidades do paciente é efectuada pelo profissional a quem é disponibilizada uma biblioteca de referência baseada na revisão científica da literatura. A adoção de todos os protocolos terapêuticos pré-identificados e atribuídos através da aplicação permitirá a análise de dados estatísticos de eficácia e estes dados podem ser utilizados para fins de investigação científica.

O Intact-tooth implementa um procedimento que respeita a regulamentação da proteção de dados de saúde sensíveis. O método é efectuado através do anonimato. Os dados referem-se exclusivamente ao código de identificação do profissional e do paciente .[16]

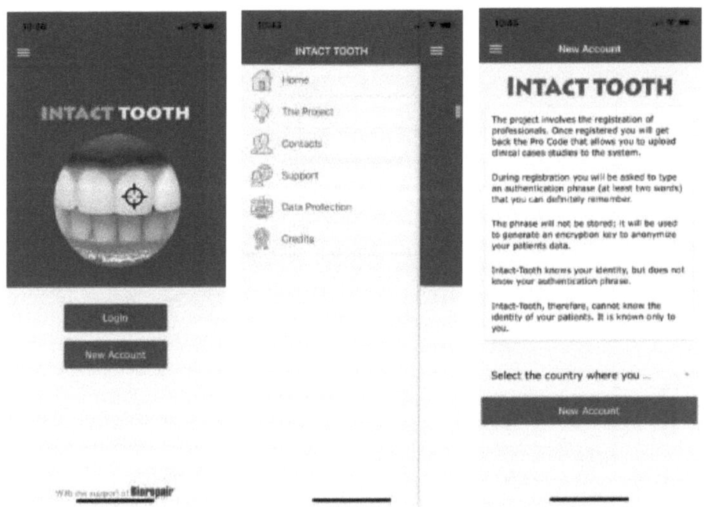

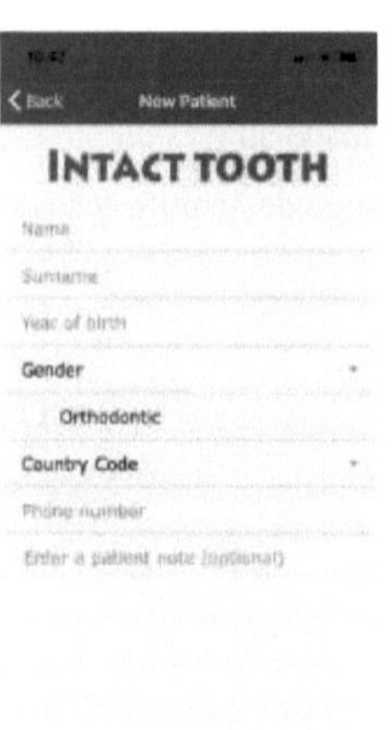
New Patient
INTACT TOOTH
Name
Surname
Year of birth
Gender
Orthodontic
Country Code
Phone number
Enter a patient note (optional)
Confirm

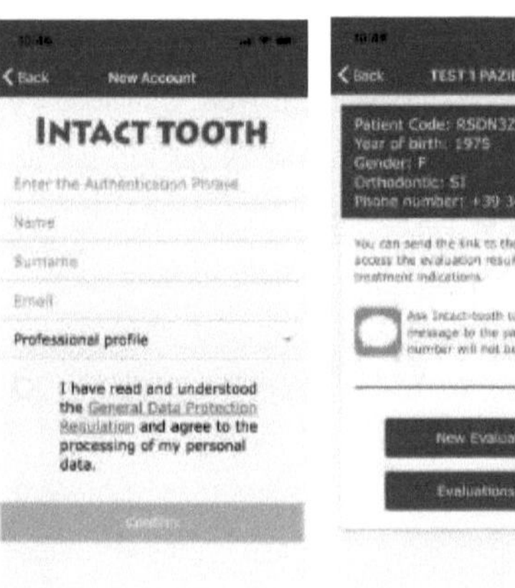
New Account
INTACT TOOTH
Enter the Authentication Phrase
Name
Surname
Email
Professional profile
I have read and understood the General Data Protection Regulation and agree to the processing of my personal data.
Confirm

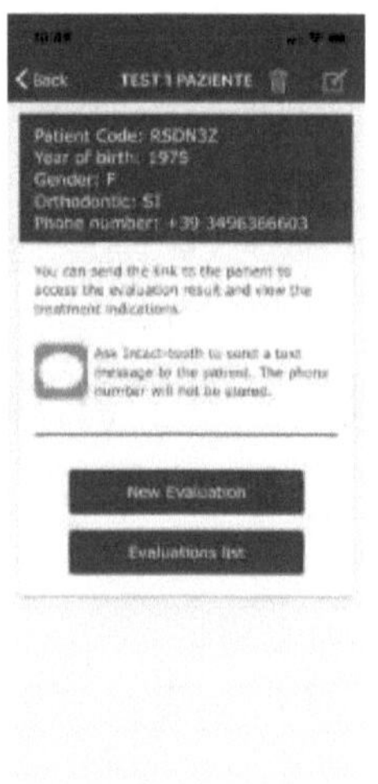
TEST 1 PAZIENTE
Patient Code: RSDN3Z
Year of birth: 1975
Gender: F
Orthodontic: SI
Phone number: +39 3496366603
You can send the link to the patient to access the evaluation result and view the treatment indications.
Ask Intact-tooth to send a text message to the patient. The phone number will not be shared.
New Evaluation
Evaluations list

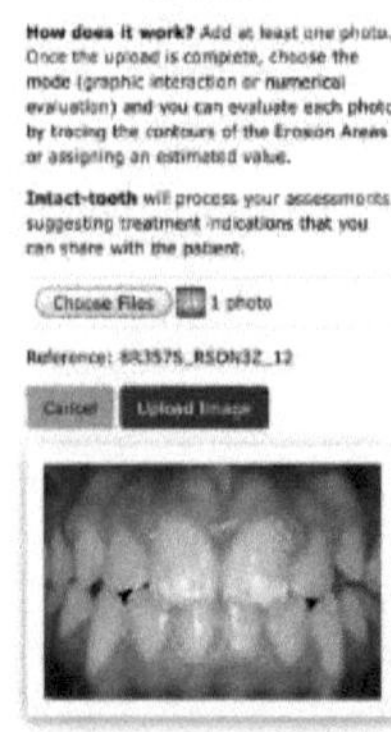
Evaluation
How does it work? Add at least one photo. Once the upload is complete, choose the mode (graphic interaction or numerical evaluation) and you can evaluate each photo by tracing the contours of the Erosion Areas or assigning an estimated value.
Intact-tooth will process your assessments, suggesting treatment indications that you can share with the patient.
Choose Files   1 photo
Reference: 6R3575_RSDN3Z_12
Cancel   Upload Image

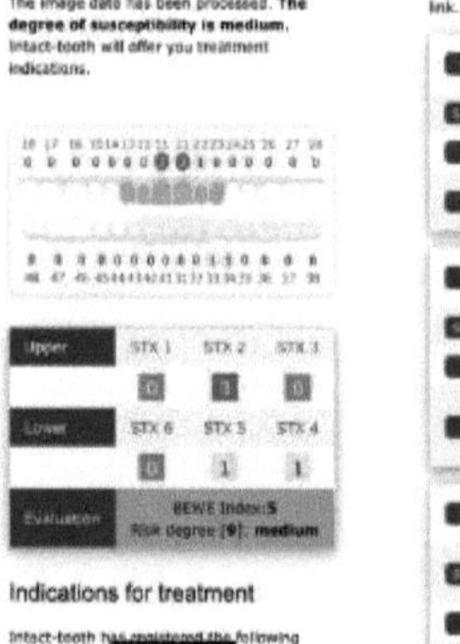
Evaluation of 03-03-2020
ID 6R3575_RSDN3Z_12
The image data has been processed. The degree of susceptibility is medium. Intact-tooth will offer you treatment indications.
Upper   STX 1   STX 2   STX 3
Lower   STX 6   STX 5   STX 4
Evaluation   BEWE Index:5   Risk degree [9]: medium
Indications for treatment
Intact-tooth has registered the following

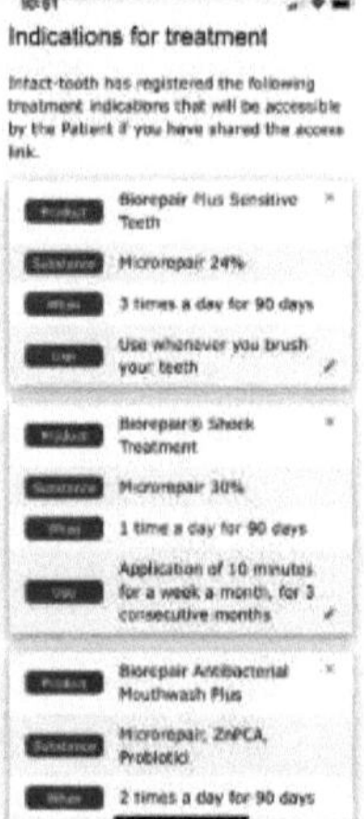
Indications for treatment
Intact-tooth has registered the following treatment indications that will be accessible by the Patient if you have shared the access link.
Biorepair Plus Sensitive Teeth
Microrepair 24%
3 times a day for 90 days
Use whenever you brush your teeth
Biorepair® Shock Treatment
Microrepair 30%
1 time a day for 90 days
Application of 10 minutes for a week a month, for 3 consecutive months
Biorepair Antibacterial Mouthwash Plus
Microrepair, ZnPCA, Probiotici
2 times a day for 90 days

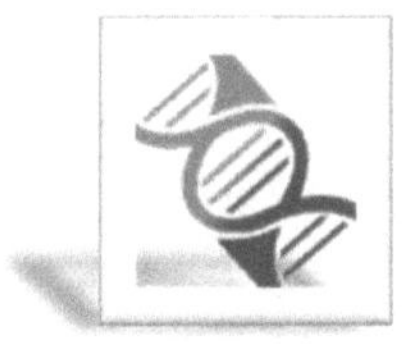

Fenda RR

Objetivo - Calcular a recorrência da fenda.

Esta é uma aplicação desenvolvida para o cálculo do risco de recorrência em pacientes com fissura labial e/ou palatina não sindrómica e é indicada para ser utilizada por profissionais de saúde como ferramenta facilitadora no aconselhamento genético.

O cálculo do risco de recorrência é realizado considerando as informações do indivíduo que está recebendo o aconselhamento sobre o histórico de fissura na família, o tipo de fissura, o sexo e a região do mundo de onde o indivíduo é originário.

Não é indicado como um elemento de diagnóstico e não substitui o aconselhamento médico profissional .[16]

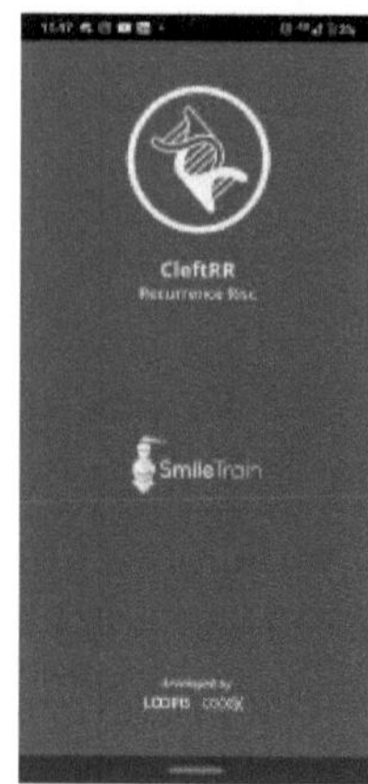

CleftRR
Recurrence Risc
SmileTrain
Developed by
LOOPIS CODEX

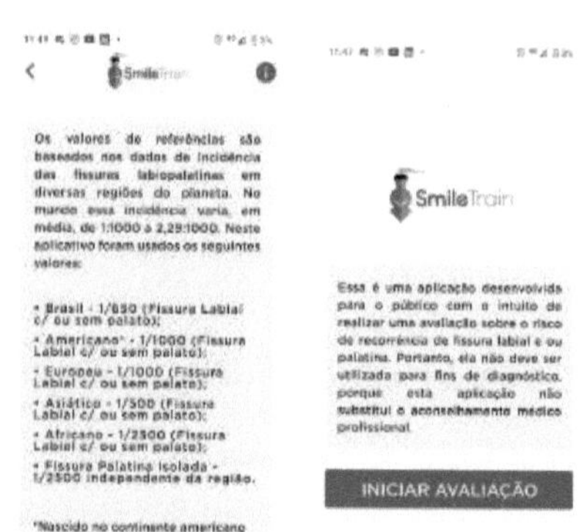

SmileTrain
Os valores de referências são baseados nos dados de incidência das fissuras labiopalatinas em diversas regiões do planeta. No mundo essa incidência varia, em média, de 1:1000 a 2,29:1000. Neste aplicativo foram usados os seguintes valores:
• Brasil - 1/650 (Fissura Labial c/ ou sem palato);
• Americano* - 1/1000 (Fissura Labial c/ ou sem palato);
• Europeu - 1/1000 (Fissura Labial c/ ou sem palato);
• Asiático - 1/500 (Fissura Labial c/ ou sem palato);
• Africano - 1/2500 (Fissura Labial c/ ou sem palato);
• Fissura Palatina Isolada - 1/2500 independente da região.
*Nascido no continente americano
PRÓXIMO
SmileTrain
Essa é uma aplicação desenvolvida para o público com o intuito de realizar uma avaliação sobre o risco de recorrência de fissura labial e ou palatina. Portanto, ela não deve ser utilizada para fins de diagnóstico, porque esta aplicação não substitui o aconselhamento médico profissional.
INICIAR AVALIAÇÃO

SmileTrain
O risco de recorrência é:
Total   Sexo Feminino   Sexo Masculino
0.15%   0.15%   0.15%
1/667   1/667   1/667
Para realizar o download toque no botão abaixo
RESULTADO
FINALIZAR

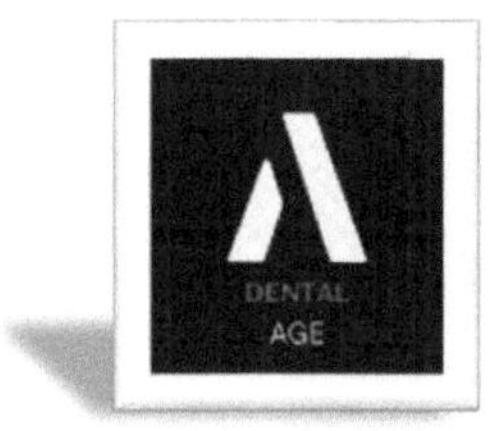

Idade dentária

Objetivo - Estimativa da idade dentária.

Esta aplicação utiliza o sistema de Demirjian para a estimativa da idade dentária. O sistema pode ser utilizado para estimar a idade dentária de crianças entre os 3 e os 16 anos de idade. É necessária uma radiografia panorâmica para identificar os estágios de desenvolvimento dos sete dentes mandibulares do lado esquerdo (excluindo os terceiros molares). Em caso de agenesia ou perda de dentes no lado esquerdo da mandíbula, é considerado o dente contralateral do lado direito. [14]

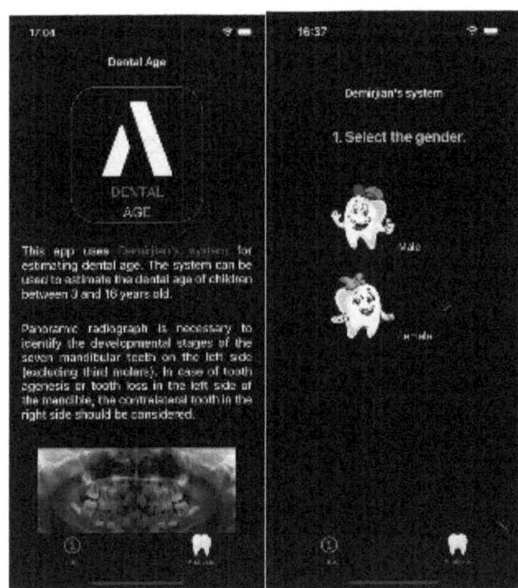

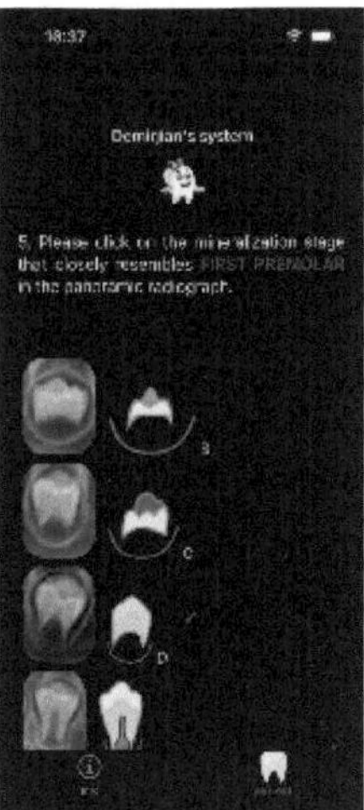

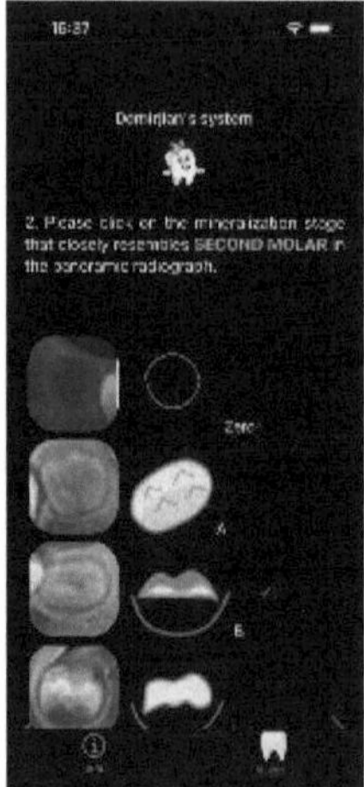

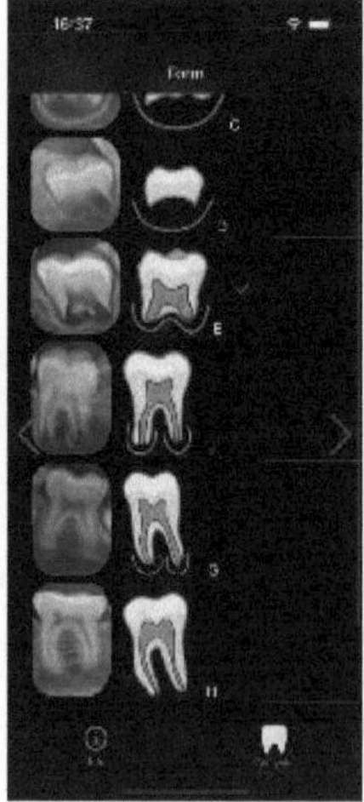

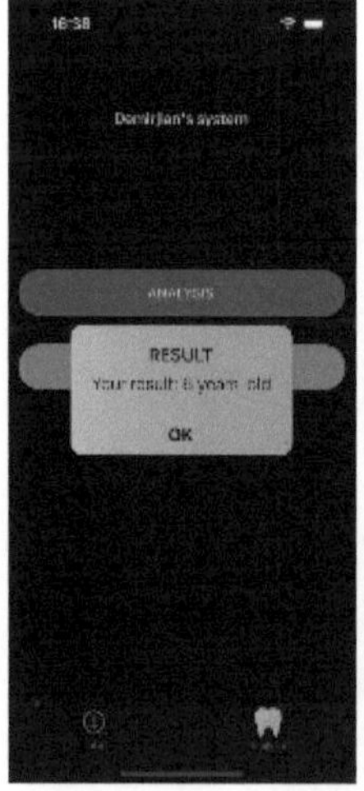

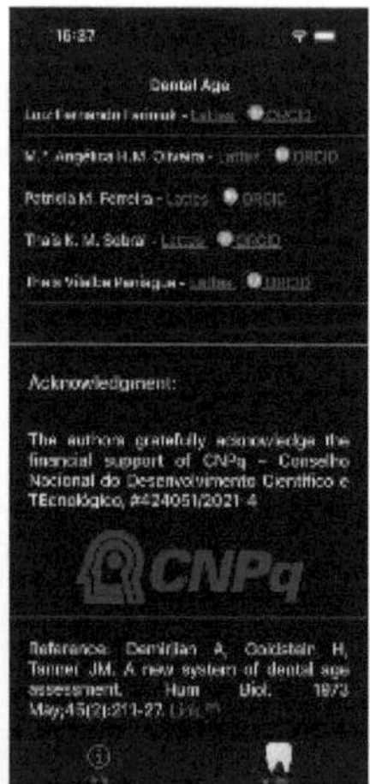

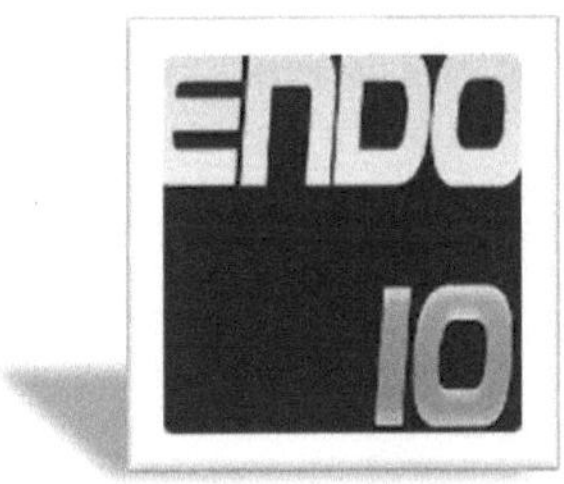

Endo 10

Objetivo - Guia para casos de endodontia.

A aplicação Endo 10 foi concebida para ajudar no diagnóstico e tratamento endodôntico. O objetivo da aplicação é avaliar os dados do paciente e sugerir um diagnóstico endodôntico. Contém também casos clínicos e informações sobre instrumentos endodônticos.[14]

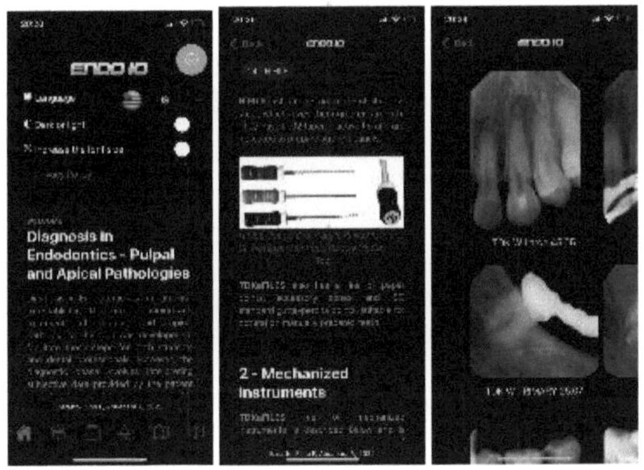

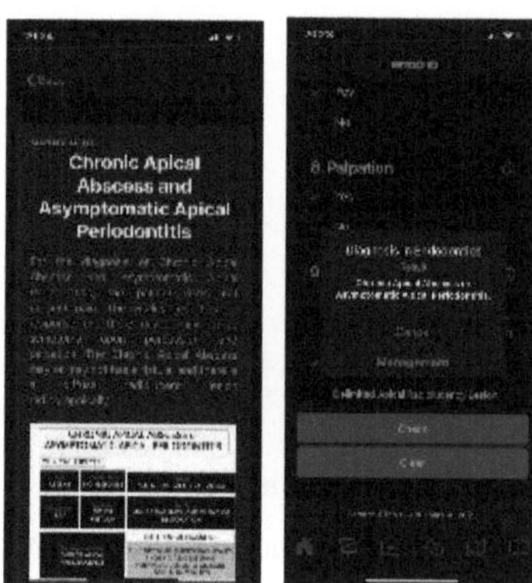

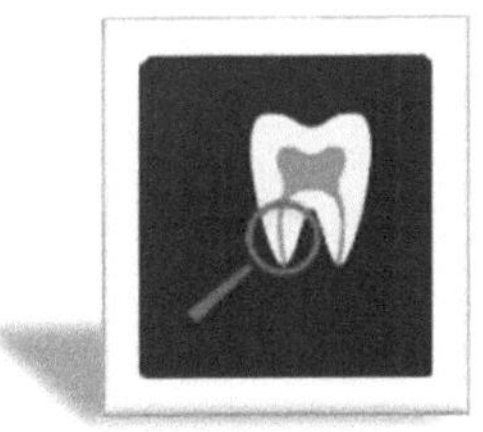

AAE EndoCase

Objetivo - Avaliar o grau de dificuldade dos casos de endodontia.

A aplicação baseia-se na Avaliação da Dificuldade de Casos da Associação Americana de Endodontistas. O objetivo da aplicação é ajudar os endodontistas, residentes, dentistas e estudantes de medicina dentária a avaliar rapidamente a dificuldade de um caso endodôntico - quer seja para escolher um caso que esteja dentro das suas capacidades, um caso adequadamente desafiante, ou encontrar um caso adequado para a sua candidatura ao Board of Endodontics. Existe também um critério abreviado para ajudar os clínicos que consideram os critérios originais demasiado pormenorizados.

 Se o utilizador considerar que o caso está para além das suas capacidades, pode optar por encaminhar o caso. Pode ser gerada e impressa uma carta de encaminhamento automática com os pormenores do encaminhamento. O utilizador pode optar por tirar fotografias com o seu telemóvel. Esta opção é útil quando se pretende tirar fotografias de radiografias ou de aspectos clínicos.

NÍVEIS DE DIFICULDADE
Tal como o nosso Formulário de avaliação da dificuldade do caso, a aplicação distingue entre dificuldade mínima, moderada e elevada.

Pontuações

Aos itens listados na categoria de Dificuldade Mínima é atribuído um valor de ponto de 1.

Aos itens listados na categoria de Dificuldade Moderada é atribuído um valor de ponto de 2.

Aos itens listados na categoria de Dificuldade Elevada é atribuído um valor de ponto de 5.

<u>Os seguintes intervalos de pontuação são recomendados para decidir se deve ser tratado ou encaminhado:</u>

- Menos de 21 pontos: O estudante de medicina dentária pode tratar - o nível de supervisão do corpo docente deve ser adaptado ao nível de experiência do estudante.

- 21 - 40 pontos: Um estudante de medicina dentária experiente e competente pode tratar o caso com uma supervisão muito próxima de um endodontista, ou o caso deve ser encaminhado para um estudante de pós-graduação ou endodontista.

- Acima de 40 pontos: O caso não deve ser tratado por um estudante de medicina dentária em pré-doutoramento. O paciente deve ser encaminhado para um estudante de pós-graduação ou endodontista .[14]

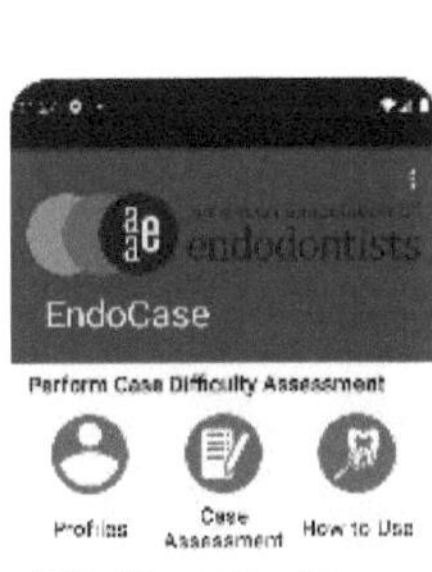
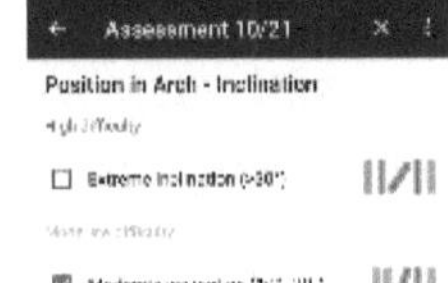

EndoCase
Perform Case Difficulty Assessment

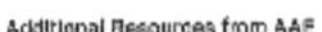

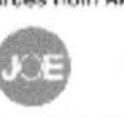

Profiles
Case Assessment
How to Use

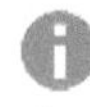

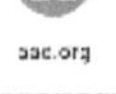

Additional Resources from AAE
Colleagues of Excellence
Journal of Endodontics
Guidelines & Statements
About
Find My Endodontist
aae.org

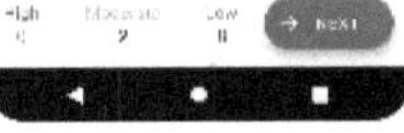

Assessment 10/21
Position in Arch - Inclination
High difficulty
Extreme inclination (>30°)
Moderate difficulty
Moderate inclination (10°-30°)
Low difficulty
Slight inclination (< 0°)
High   Moderate   Low
0   9   0
NEXT

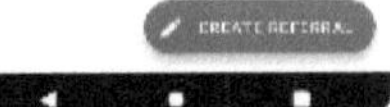

Summary
Difficulty criteria   Count   Score
High   0   0
Moderate   3
Low   15   18
Total   24

This case is above 25 points. The case should
not be treated by a predoctoral student. The
patient should be referred to an endodontic
resident for evaluation.

• Fistula
• Moderate inclination (10°-30°)
• Full coverage restoration

CREATE REFERRAL

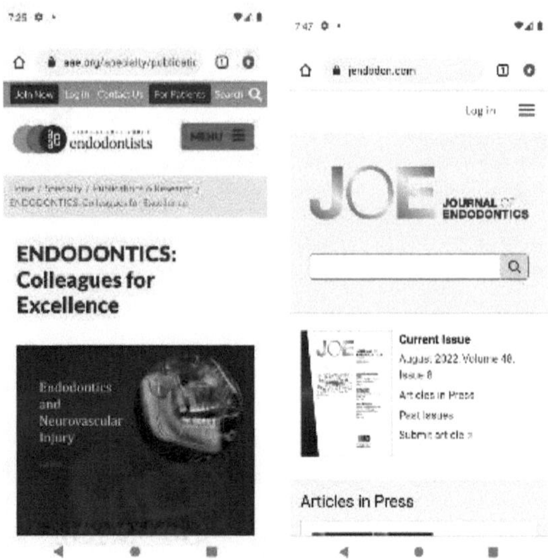
aae.org/specialty/publicatic
Join Now   Log in   Contact Us   For Patients   Search
endodontists   MENU
Home / Specialty / Publications & Research /
ENDODONTICS: Colleagues for Excellence

ENDODONTICS:
Colleagues for
Excellence

Endodontics
and
Neurovascular
Injury

jendodon.com
Log in

JOE
JOURNAL OF
ENDODONTICS

Current Issue
August 2022 Volume 48,
Issue 8
Articles in Press
Past Issues
Submit article

Articles in Press

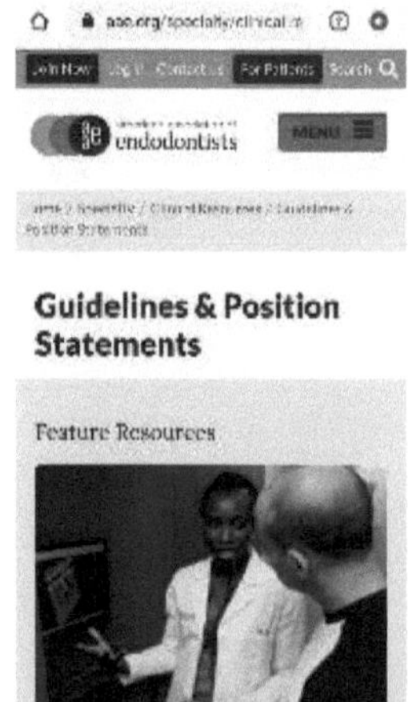
aae.org/specialty/clinical-r
Join Now   Log in   Contact Us   For Patients   Search
endodontists   MENU
Home / Specialty / Clinical Resources / Guidelines &
Position Statements

Guidelines & Position
Statements

Feature Resources

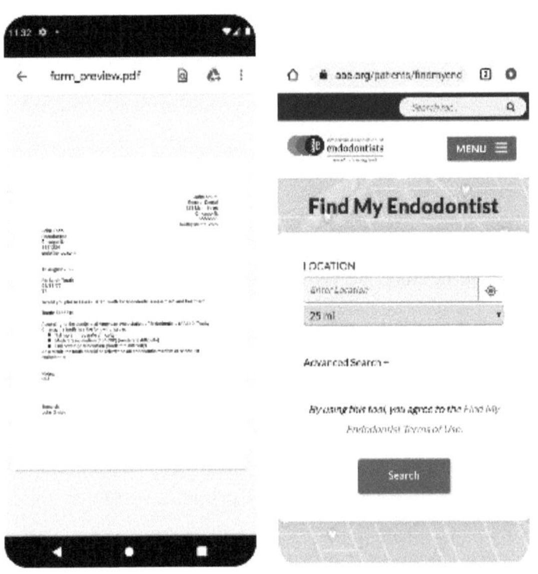
form_preview.pdf
aae.org/patients/findmyend
MENU
Find My Endodontist
LOCATION
Enter Location
25 mi
Advanced Search –
By using this tool, you agree to the Find My
Endodontist Terms of Use.
Search

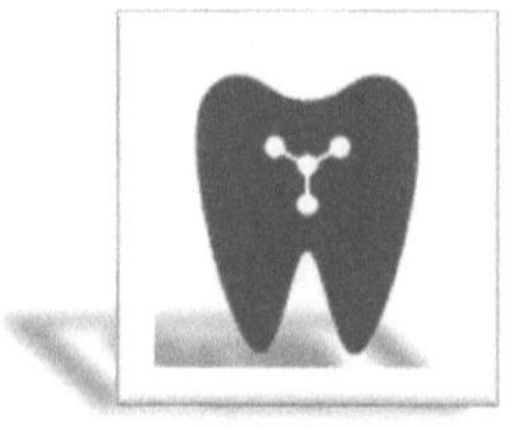

Preparação para Endo

Objetivo - Guia para casos de endodontia.

A aplicação EndoPrep é uma ferramenta educacional para que os estudantes de medicina dentária e os recém-licenciados compreendam a importância das medições e do planeamento no tratamento endodôntico. A aplicação inclui uma ferramenta de medição para medir a curvatura do canal, a inclinação do dente e os comprimentos. A primeira versão da aplicação contém uma funcionalidade que permite carregar imagens e medir ângulos e comprimentos na imagem. A ferramenta de medição é útil durante a discussão de casos com colegas quando não temos software radiográfico disponível. Os utilizadores também podem utilizar as suas câmaras para carregar e medir imagens.

As futuras actualizações da aplicação Endoprep incluirão:

-Guias sobre como preparar canais radiculares

-Guias sobre como obturar canais radiculares

-Ferramentas de cálculo endodôntico

-Folhas de impressão a pedido[14]

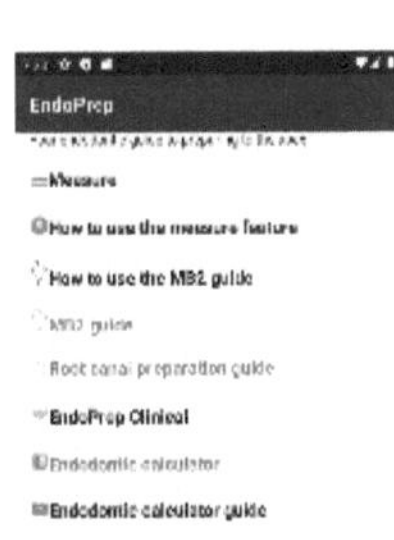

EndoPrep
Measure
How to use the measure feature
How to use the MB2 guide
MB2 guide
Root canal preparation guide
EndoPrep Clinical
Endodontic calculator
Endodontic calculator guide
Online study guide
Endodontic emergencies
Endodontic dentolegal articles
Loupes and microscopes guide

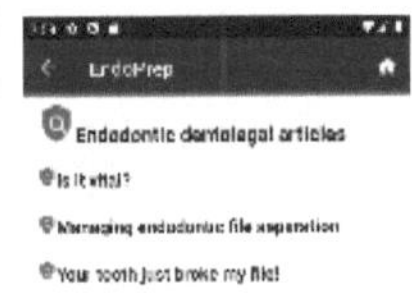
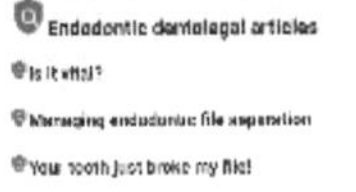

EndoPrep
Endodontic dentolegal articles
Is it vital?
Managing endodontic file separation
Your tooth just broke my file!
Recording pain
Stop, and write it down
Why communication counts
Broken instruments and radiographs
What to do when you're not good enough
When silence isn't golden
The black, the white and the grey
Difficult and deceitful dentistry

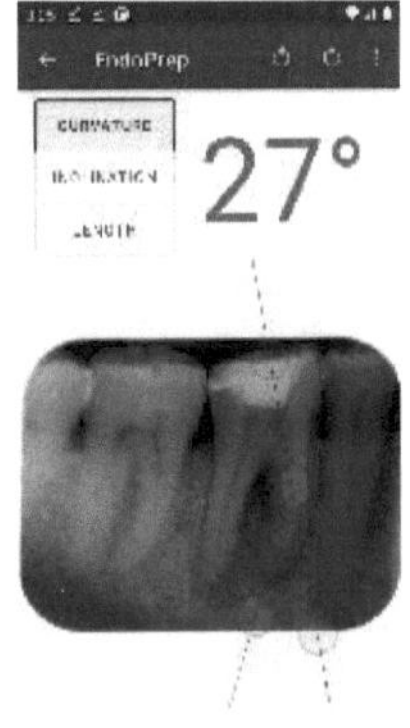

EndoPrep
CURVATURE
INCLINATION
LENGTH
27°

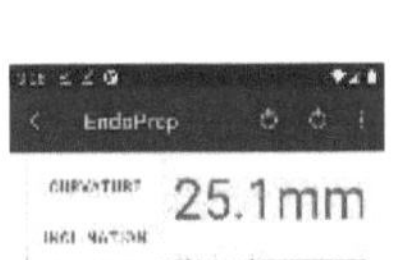
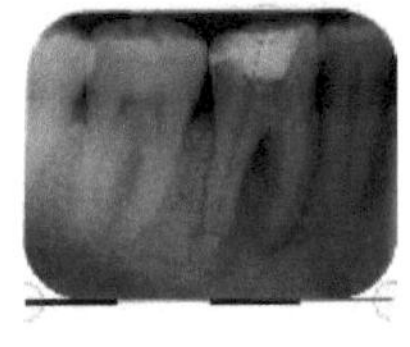

EndoPrep
CURVATURE
INCLINATION
LENGTH
25.1mm

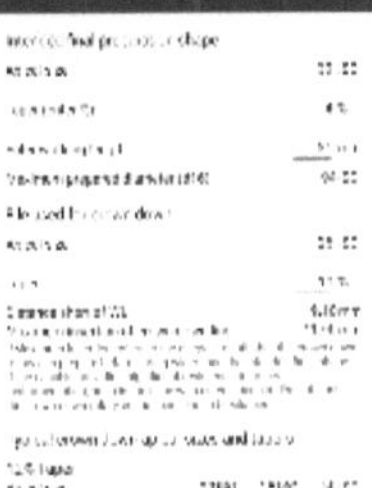
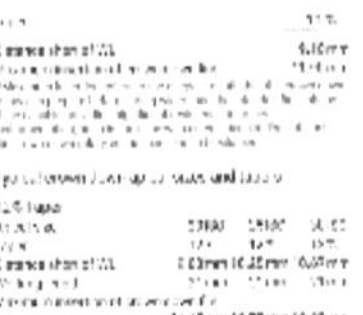

Crown-Down Approach

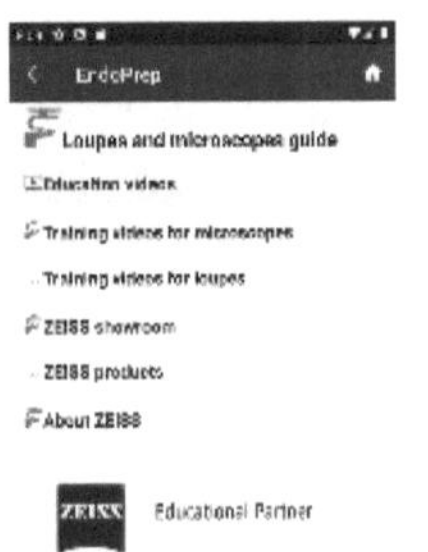

EndoPrep
Loupes and microscopes guide
Education videos
Training videos for microscopes
Training videos for loupes
ZEISS showroom
ZEISS products
About ZEISS
ZEISS
Educational Partner

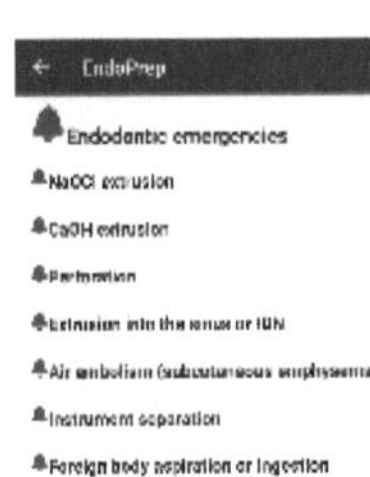

EndoPrep
Endodontic emergencies
NaOCl extrusion
CaOH extrusion
Perforation
Extrusion into the sinus or IDN
Air embolism (subcutaneous emphysema)
Instrument separation
Foreign body aspiration or ingestion
Flare-ups (pain or swelling)
Chemical injuries of the eye
Soft tissue bar & scalpel injuries
Initial spreading apical abscess
Severe spreading apical abscess
Hot pulps in maxillary anteriors

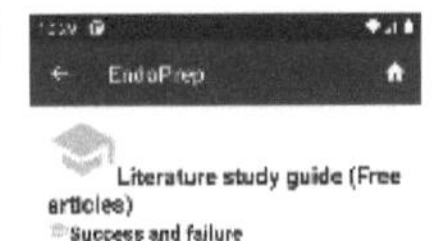

EndoPrep
Literature study guide (Free articles)
Success and failure
Root canal anatomy

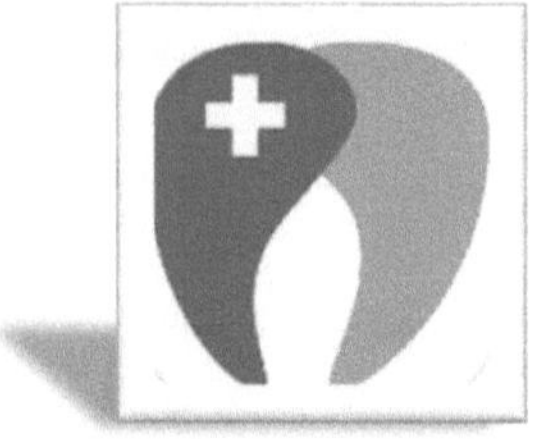

Teledentix

Objetivo - Consulta virtual.

Concebida especificamente para os prestadores de serviços dentários, a aplicação Teledentix Provider permite-lhe alojar e gerir de forma segura as visitas de teledentária diretamente a partir do seu dispositivo móvel. Basta iniciar sessão com as suas credenciais Teledentix para começar.

-Aceda à sua agenda diária
- Capture fotografias intra-orais com modelos intuitivos
- Inicie videoconferências seguras ao abrigo da HIPAA para visitas de teledentária
- Saiba quando os pacientes entraram na sala de espera virtual
- Reveja as consultas concluídas - Pesquise os registos dos pacientes
- Faça a gestão rápida da sua caixa de entrada clínica a partir de várias fontes, incluindo texto, chat e correio eletrónico
- Encaminhe os pacientes para outros prestadores de serviços, incluindo os registos dos pacientes[14]

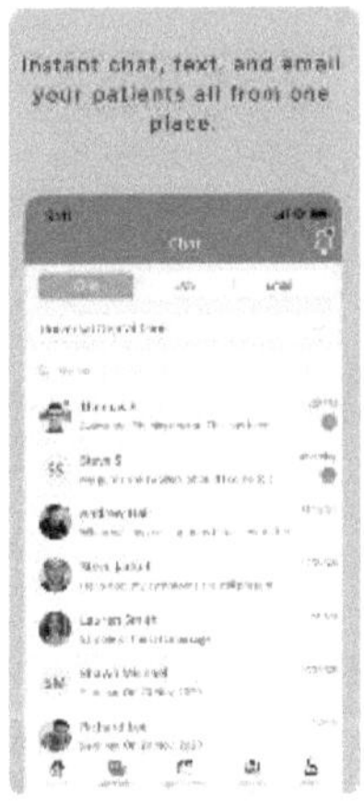

Instant chat, text, and email your patients all from one place.

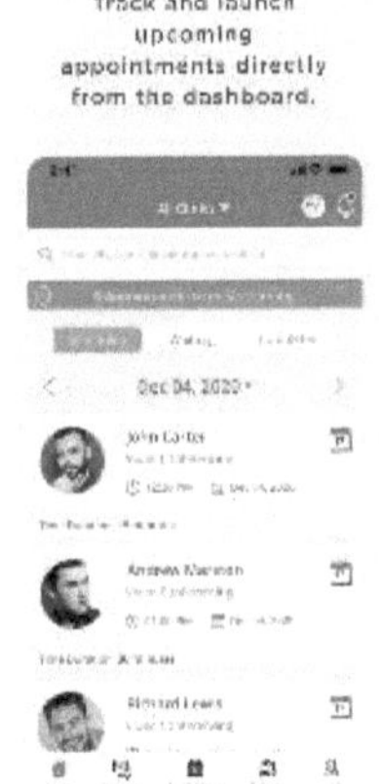

Track and launch upcoming appointments directly from the dashboard.

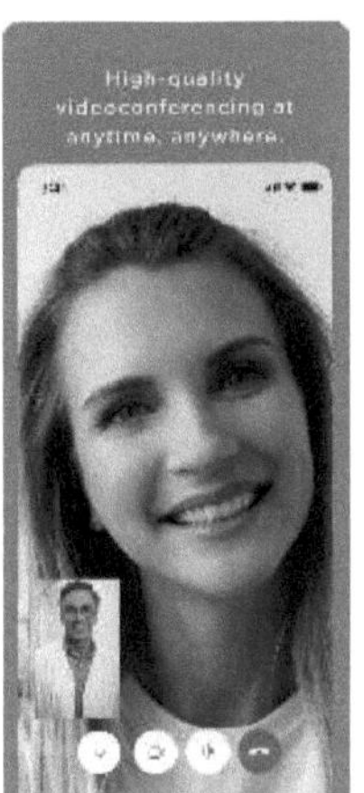

High-quality videoconferencing at anytime, anywhere.

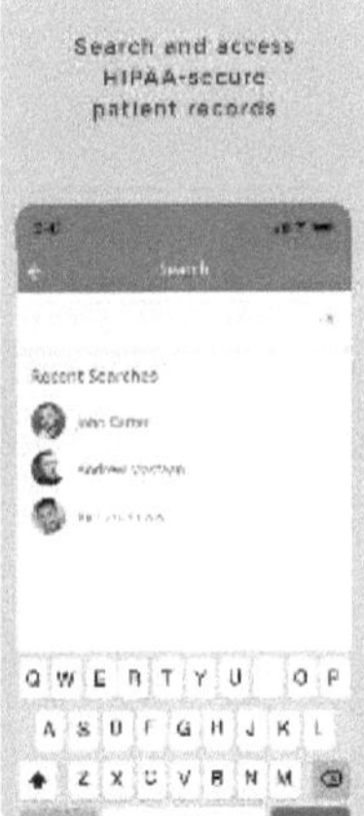

Search and access HIPAA-secure patient records

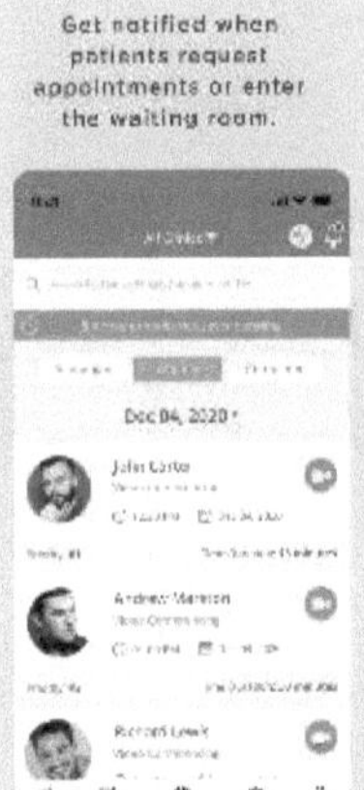

Get notified when patients request appointments or enter the waiting room.

OneCeph

Objetivo - Análise cefalométrica.

Efectue análises cefalométricas laterais com facilidade. Aprenda de forma interactiva sobre pontos de referência e parâmetros e partilhe as medições em PDF por e-mail.

<u>Análises disponíveis:</u>

Beta, Bjork, COGS/Burstone, Down, Holdaway, Jarabak, McNamara, Steiner, Schwartz, Wits, Tweed, Yen[14]

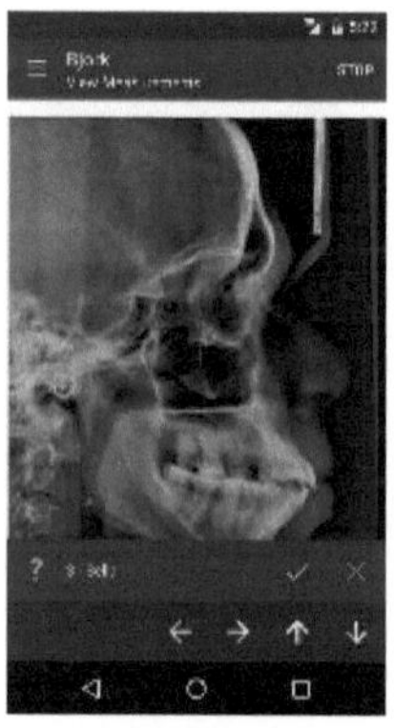
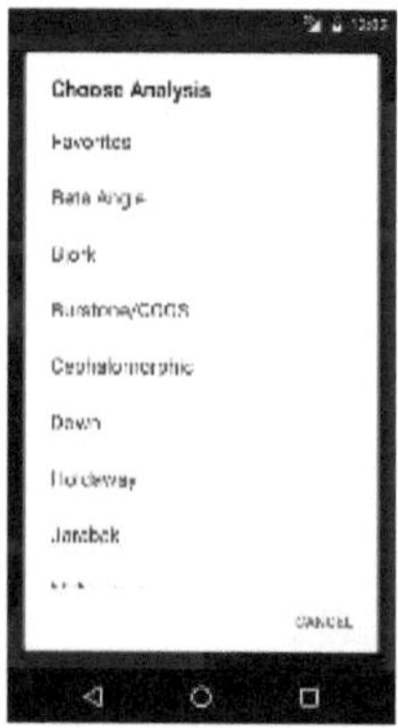
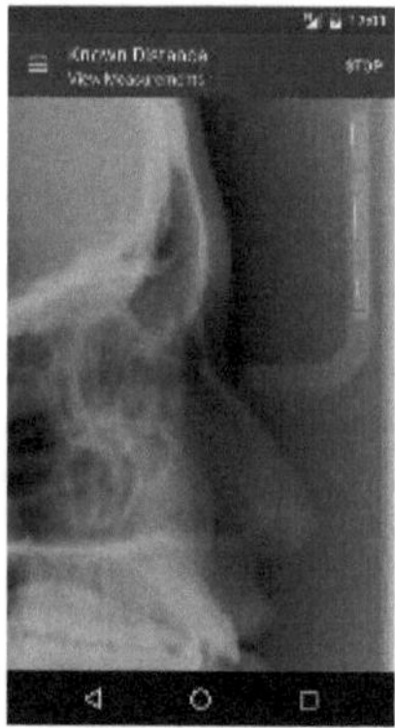

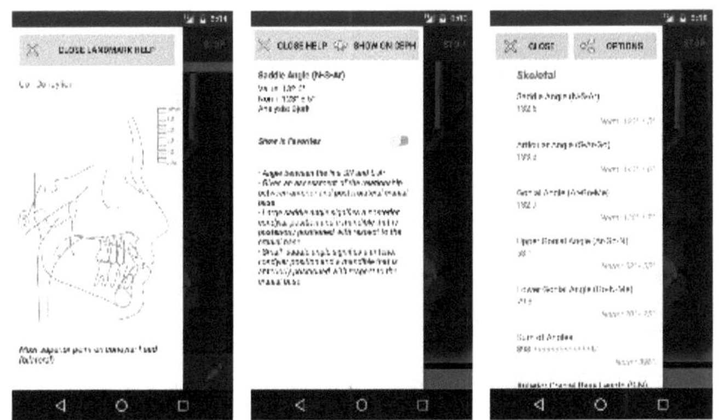

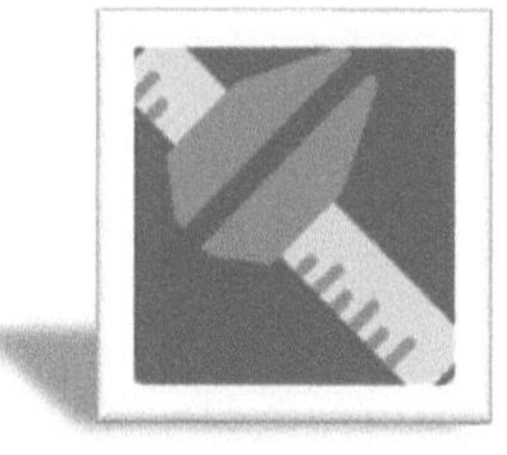

iSpaceAnalysis

Objetivo - Análise do modelo.

A análise ortodôntica do espaço envolve muitos passos que ajudarão a chegar a uma conclusão sobre o equilíbrio entre o espaço disponível e o espaço necessário, nos quadrantes direito e esquerdo, da maxila e da mandíbula.[14]

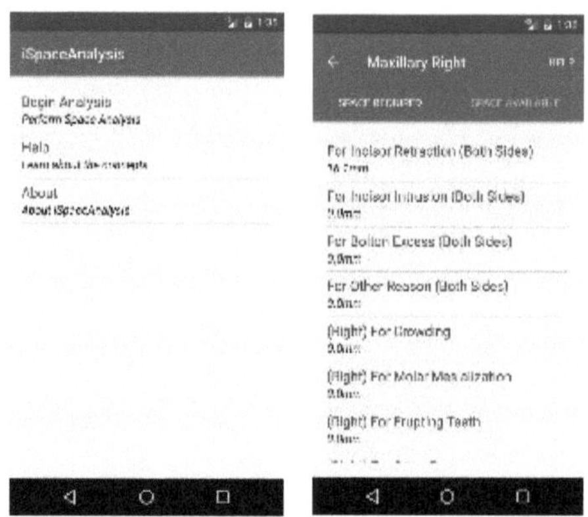

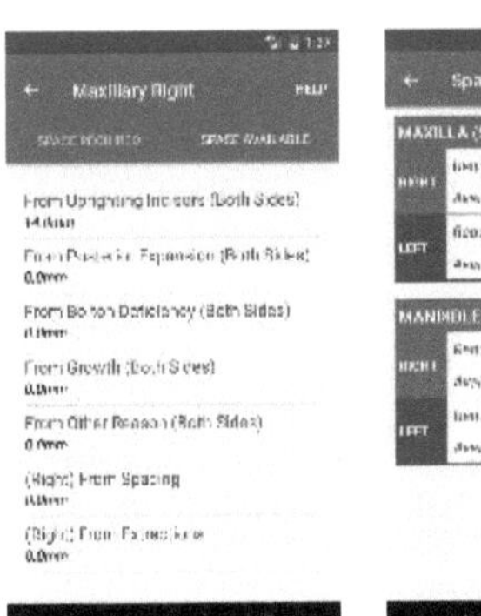
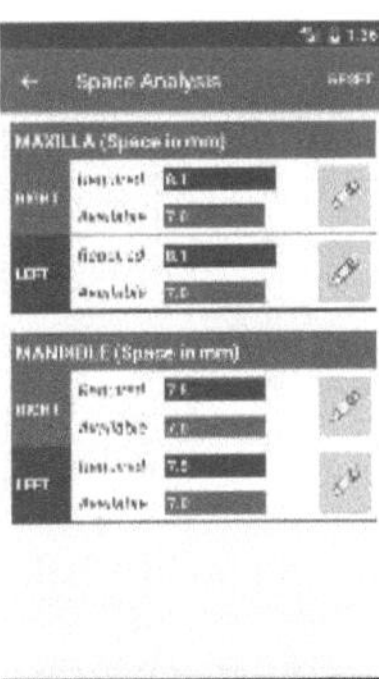

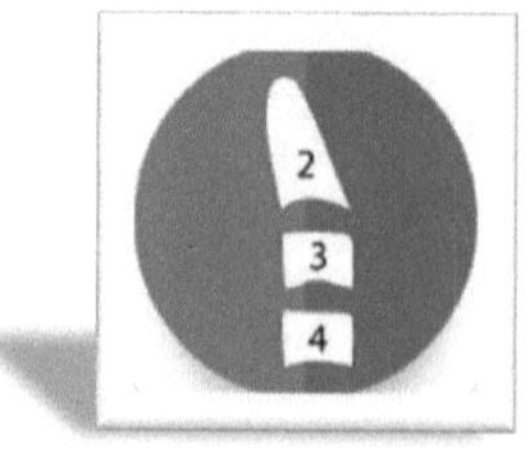

Guia de etapas da CVM

Objetivo - Indicador da maturidade das vértebras cervicais.

O método da Maturação Vertebral Cervical (MVC) foi descrito por Baccetti et al. como um método para identificar o momento ideal para o tratamento de uma série de desarmonias dento-esqueléticas nos três planos do espaço, com base na análise da segunda à quarta vértebras cervicais num único cefalograma. Este método define seis estágios (estágios cervicais 1 a 6) para uma aplicação mais prática em ortopedia dento-facial.

Esta aplicação ajuda a aprender e a reconhecer as fases de maturação das vértebras cervicais num cefalograma lateral. A aplicação fornece o reconhecimento passo-a-passo das caraterísticas necessárias da 2ª, 3ª e 4ª vértebras cervicais. A inferência é apresentada num formato gráfico para ajudar a compreender o significado da fase e depois aplicada em conformidade na ortopedia dentofacial. Também é fornecida ajuda para ajudar a aprender a teoria subjacente a este método.[14]

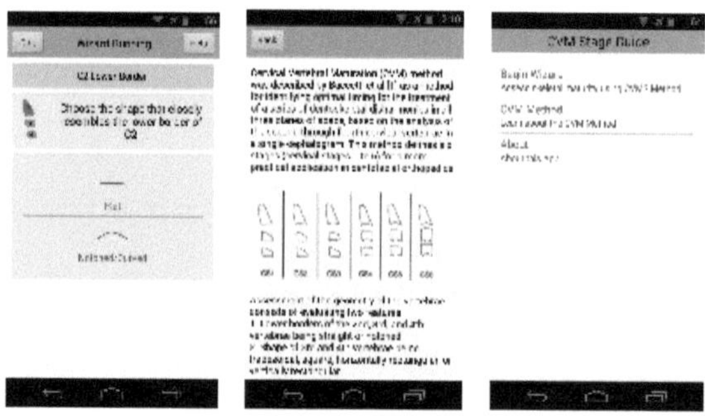

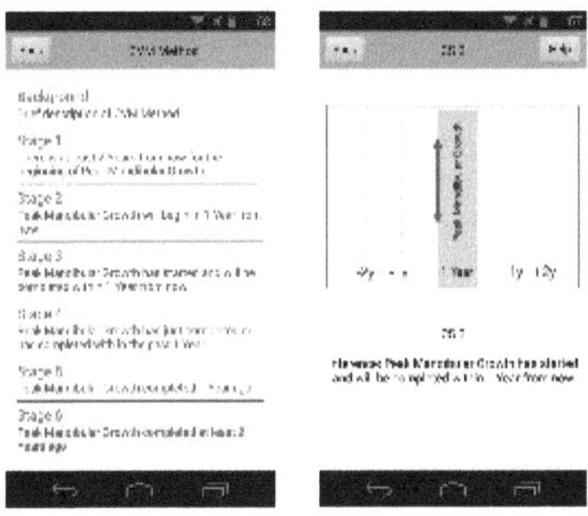

Aplicação móvel de controlo da dieta dentária

Objetivo - Aplicação de acompanhamento da dieta.

A aplicação foi desenvolvida em colaboração com a Faculdade de Medicina Dentária da Universidade Nacional de Singapura (NUS), a Escola de Informática da NUS e o Instituto de Sistemas Inteligentes da NUS.

1. Reconhecimento de imagens e vários métodos de registo: Uma das principais caraterísticas desta aplicação é a capacidade de utilizar o reconhecimento de fotografias para identificar o item alimentar, simplificando assim o registo da dieta e aumentando a adesão do utilizador. As entradas de alimentos também podem ser registadas por pesquisa de texto na base de dados de referência de alimentos ou a partir de uma galeria de entradas anteriores.

2. Relatórios visuais diários e semanais sobre a quantidade total de açúcar consumido, a frequência das refeições, bem como o consumo de açúcar por refeição: Tanto a quantidade total como a frequência do consumo de açúcar estão associadas ao risco de cárie.

 Foi utilizado um sistema de cores de semáforo para representar visualmente as principais métricas de uma forma intuitiva:

1. A quantidade total diária de açúcar consumida foi categorizada (50 g (vermelho)) com base nas diretrizes da OMS de reduzir a ingestão de açúcar para 10% (~50 g), ou mesmo 5% da ingestão total de energia.

2. O número de refeições por dia foi categorizado (0-3 refeições (verde); 4 refeições (amarelo); 5 refeições (laranja); 6 refeições (vermelho); e 7 refeições (vermelho escuro)) tendo como referência as categorias de frequência alimentar do Cariograma.

3. Os relatórios semanais visualizam o teor de açúcar por refeição (< 5 g (verde); 5-10 g (amarelo); > 10 g (vermelho)) e a frequência acumulada das refeições. Isto permite aos utilizadores não só avaliar o seu número médio de refeições por dia, mas também identificar as refeições com maior teor de açúcar. Ao longo das semanas, podem também reconhecer padrões no seu consumo; por exemplo, uma tendência para consumir bebidas açucaradas à hora do chá, que pode então ser objeto de modificação.

4. Definição de objectivos e distintivos: Os utilizadores podem definir objectivos personalizados ou objectivos predefinidos (por exemplo, 7 dias seguidos com ingestão de açúcares <50 g) sob a forma de emblemas, que permanecem a cinzento até serem atingidos.

5. Página de conteúdos educativos e avisos em tempo real: para aumentar o envolvimento e a retenção, os conteúdos educativos da aplicação são fornecidos através de vários pontos de contacto diferentes.

Os alimentos da lista de pratos populares de Singapura do Conselho de Promoção da Saúde com relevância para a saúde oral foram identificados e categorizados em grupos de alimentos, tais como bebidas instantâneas, sumos de fruta, bolachas e chocolates. Foram escritos conselhos personalizados para cada grupo para serem acionados aleatoriamente quando esse item fosse registado. Os conselhos acionáveis concisos (<30 palavras), tais como "evitar beber bebidas açucaradas durante longos períodos de tempo", são apresentados em tempo real na página de introdução de dados para visibilidade imediata do utilizador.

Verificou-se que os avisos e sugestões eram os mais utilizados em ensaios eficazes. Por exemplo, o registo "Sumo de fruta" dá o seguinte conselho: "Em vez de beber sumos de fruta, experimente comer a fruta inteira, uma vez que retém todas as vitaminas e fibras alimentares da fruta, faz com que se sinta mais saciado e reduz a quantidade de açúcar consumida". Uma vez que a sugestão é específica para o item alimentar e desencadeada pela ingestão alimentar única de um indivíduo, a relevância e a importância percebida do conselho são aumentadas, tornando-o mais suscetível de ser aceite e posto em prática.

Para os utilizadores interessados que procuram informações mais detalhadas, as explicações mais longas específicas de cada grupo sobre a relevância de um determinado alimento para o risco de cárie podem ser acedidas clicando duas vezes no item no painel principal. Estes itens serão destacados com uma margem vermelha, aumentando o envolvimento do utilizador e promovendo a aquisição de mais conhecimentos.

O painel de instrumentos inclui uma funcionalidade "Dica do dia" que percorre aleatoriamente 13 dicas de saúde oral, melhorando a participação do utilizador. Além disso, está disponível uma secção de Conteúdos abrangente, que oferece módulos sobre factores de risco alimentares para a cárie dentária, tais como "Frequência vs. Quantidade" e "Guerra aos Açúcares". Estes módulos podem ser atribuídos pelo dentista para reiterar os conselhos dados durante as visitas clínicas, constituindo um recurso valioso para os pacientes. Os diferentes tipos de conteúdos educativos abrangem uma variedade de tópicos, desde as consequências da cárie dentária, técnicas de escovagem de dentes e como

reduzir o consumo de açúcar, procurando alternativas de bebidas menos doces.
32

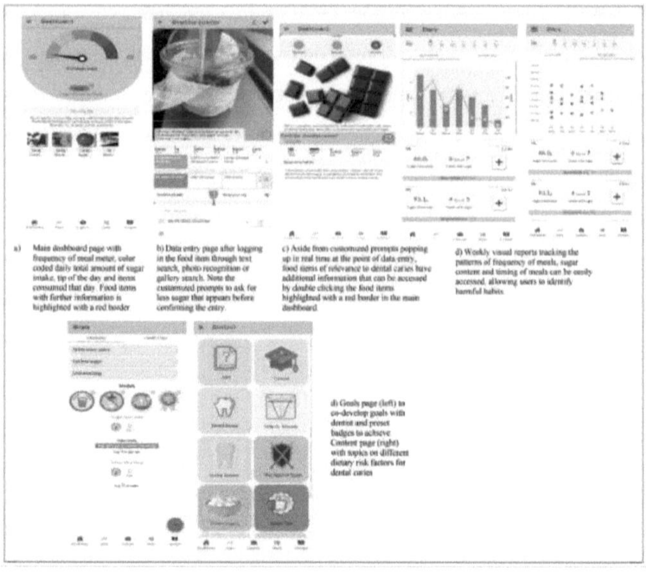

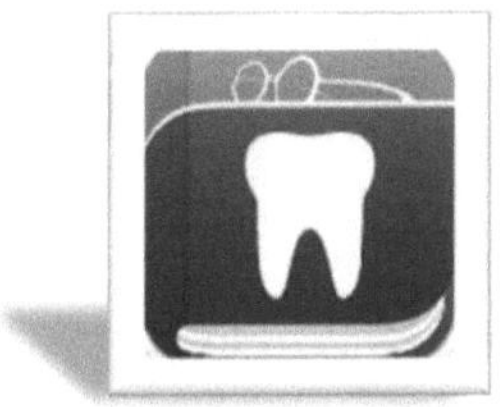 **Dicionário dentário da Farlex**

Objetivo - Conceitos e informações dentárias.

O Dental Dictionary da Farlex dá acesso instantâneo e gratuito a mais de 18.000 definições dentárias e mais de 3.000 imagens de fontes em que os dentistas e profissionais de saúde dentária confiam.

- Pesquise mais de 18 000 termos dentários em vários dicionários dentários e fontes de enciclopédia, todos de editoras líderes do sector.
- Definições claras e aprofundadas da terminologia dentária, incluindo entradas sobre doenças, causas, métodos de tratamento, higiene oral e instrumentos dentários, bem como ilustrações, fotografias e imagens de raios X.
- Mais de 11 000 pronúncias áudio para falantes americanos e britânicos em modo online.
- Fácil de utilizar, completa e com autoridade: a aplicação dentária gratuita perfeita para dentistas, higienistas dentários, estudantes de medicina dentária e consumidores de cuidados de saúde.
- Guardar marcadores ilimitados.
- Utilize a pesquisa por voz nativa para procurar uma palavra apenas dizendo-a. (Com dispositivos suportados)
- Efetuar pesquisas avançadas, incluindo "Começa com", "Termina com", "Contém" e "Curinga".[14]

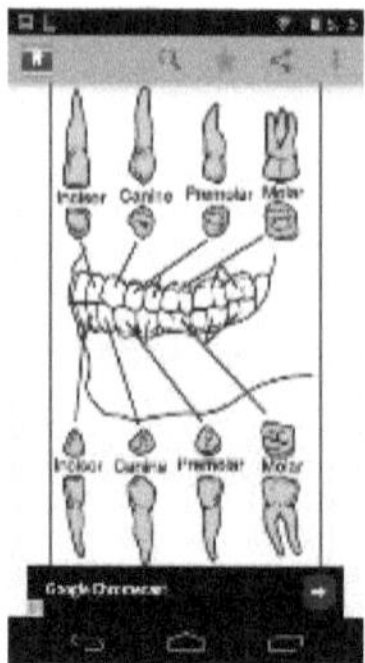

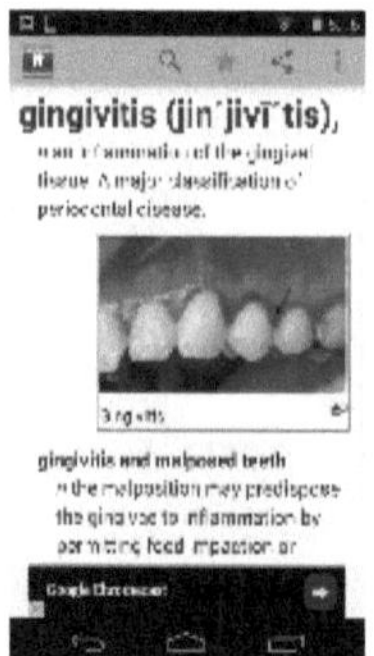
gingivitis (jin´jivī´tis),
n inflammation of the gingival tissue. A major classification of periodontal disease.

gingivitis and malposed teeth
n the malposition may predispose the gingivae to inflammation by permitting food impaction or

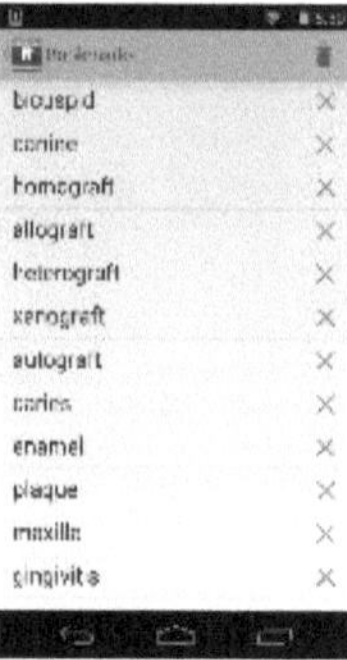

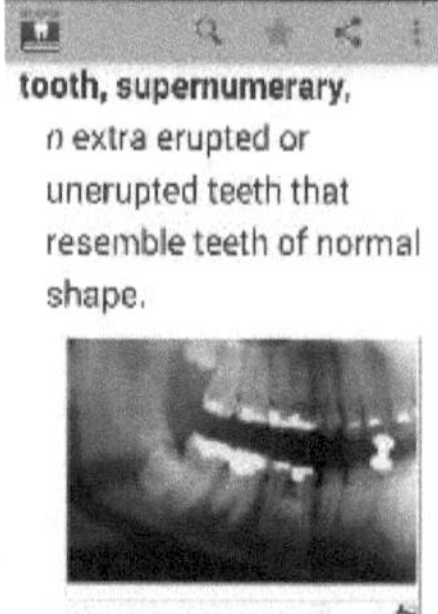
tooth, supernumerary,
n extra erupted or unerupted teeth that resemble teeth of normal shape.

Supernumerary tooth.

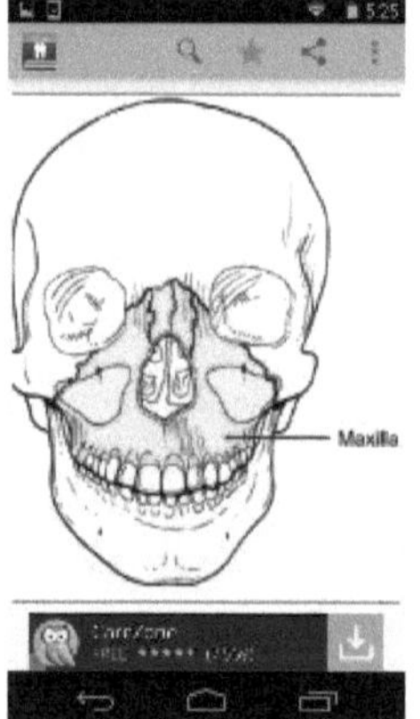

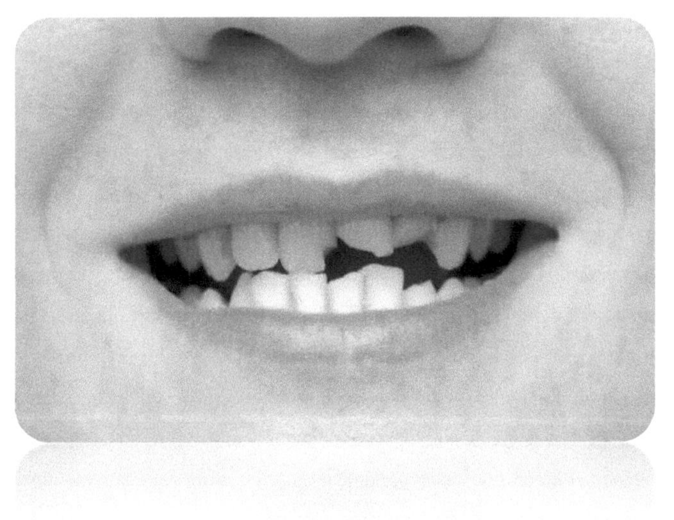

APLICAÇÕES PARA TRAUMATISMO DENTÁRIO

As lesões dentárias traumáticas são um problema importante de saúde oral na infância, pouco se sabendo sobre a prevalência nos adultos, e ambas estão associadas a custos elevados e a encargos pessoais/emocionais. Uma vez que a prevalência da cárie dentária continua a diminuir no mundo ocidental, os traumatismos dentários desempenham um papel significativo na morbilidade dentária e na perda de dentes. Isto é especialmente verdade no caso de uma avulsão dentária. O tratamento adequado subsequente é essencial para preservar a saúde de um dente avulsionado. Foi relatada a falta de sensibilização para a gestão de emergência de traumatismos dentários entre pais, professores, treinadores desportivos e médicos de acidentes e emergências. Mesmo dentro da profissão de dentista, o nível de conhecimento entre os dentistas parece ser heterogéneo. Parece que as experiências anteriores de traumatismo dentário entre as mães parecem ter um impacto no conhecimento da gestão do traumatismo dentário.

Foi referida a importância dos métodos audiovisuais na transmissão de uma mensagem educativa e na melhoria dos conhecimentos sobre avulsão dentária, tendo sido sugerida a afixação de cartazes educativos de forma proeminente como um método claro, acessível e de baixo custo para apresentar os procedimentos adequados a seguir após uma lesão oro-dentária. Al-Sane et al. descobriram que a Internet, os profissionais de saúde e a televisão eram as três fontes de informação mais preferidas sobre o tratamento de emergência da avulsão dentária. Assim, o acesso à informação está agora a atingir novos patamares com os smartphones e o acesso à Internet .[33]

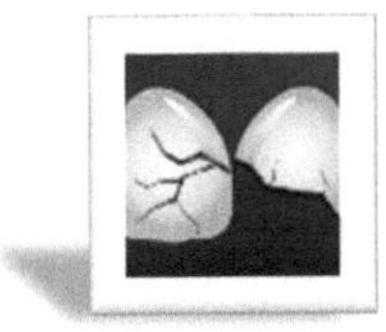 **DenteSOS**

Esta é uma aplicação oficial da Associação Internacional de Traumatologia Dentária (IADT)

ToothSOS, fornece informações tanto para os pacientes como para os profissionais em caso de lesão dentária traumática. Para os pacientes, a aplicação fornece passos de emergência fáceis de compreender a adotar em todas as lesões dentárias. Os cuidados imediatos prestados no local da lesão determinarão a sobrevivência do dente ferido e o sorriso da criança. Esta aplicação deveria estar em todos os dispositivos móveis de todas as pessoas do mundo, a começar pelos amigos, familiares, professores e treinadores.

Para os profissionais, o acesso rápido às Diretrizes sobre Traumatismo Dentário fornece informações pormenorizadas sobre os cuidados a prestar aos doentes com traumatismos dentários. Representam as provas actuais baseadas na investigação bibliográfica e na opinião profissional, bem como informações adicionais sobre a IADT e recursos para formação contínua. Tal como acontece com todas as diretrizes, o prestador de cuidados de saúde deve aplicar um julgamento clínico ditado pelas condições presentes numa determinada situação traumática. O IADT não garante resultados favoráveis ao seguir as Diretrizes, mas a utilização dos procedimentos recomendados pode maximizar as hipóteses de sucesso .[14]

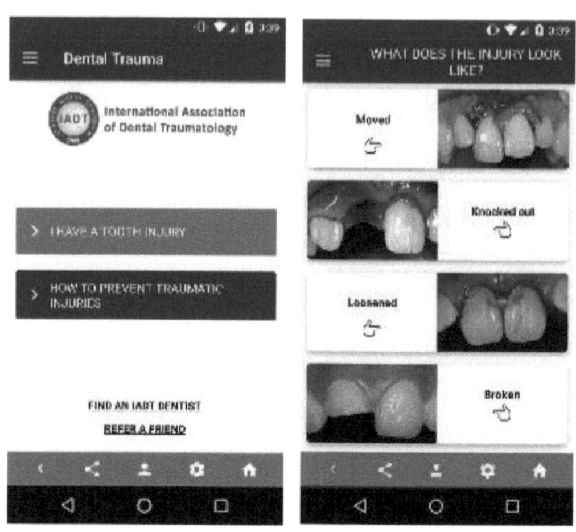

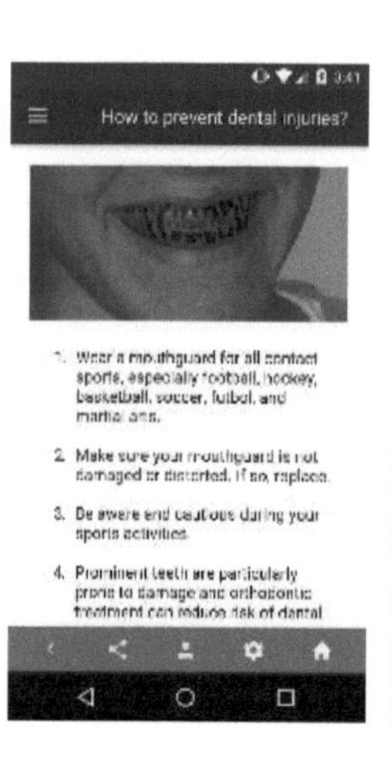

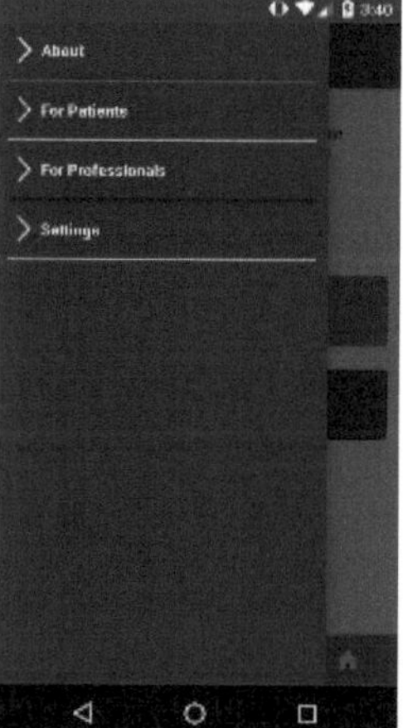

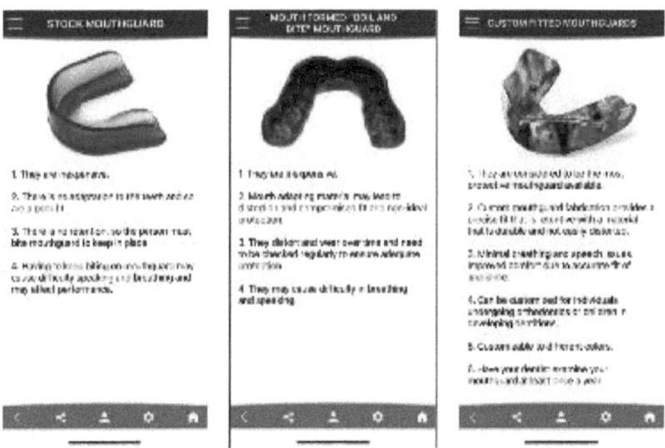

AcciDent

A AcciDent é uma aplicação multilingue disponível em inglês e alemão para o sistema operativo Android e foi a única aplicação dedicada às lesões dentárias traumáticas dirigida exclusivamente aos profissionais de medicina dentária. Em troca dos 3,53 € para descarregar o software, o utilizador pode aceder a informações sobre uma gama completa de cenários clínicos, desde fissuras no esmalte e fracturas da coroa com envolvimento da polpa até fracturas da raiz da coroa.

A AcciDent parece ter uma boa relação qualidade/preço, dada a amplitude e profundidade das informações oferecidas. Dez comentários sobre esta aplicação deram uma pontuação média de 5 em 5. Embora não tenha o aval formal da IADT, os criadores da Universidade de Basileia produziram uma aplicação com informações concisas, juntamente com ilustrações sobre toda a gama de cenários de traumatismo dentário . [33]

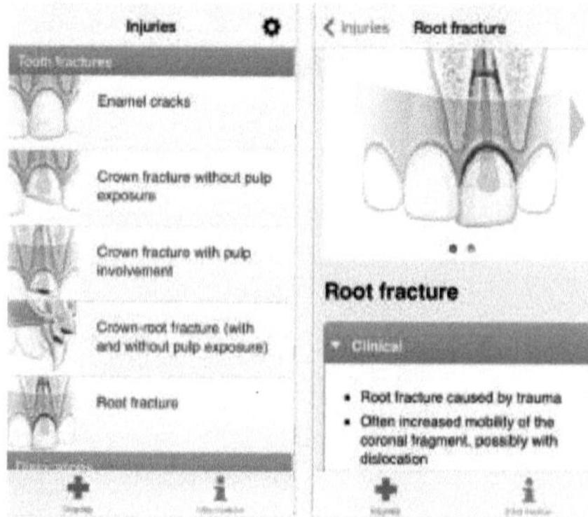

Injuries
Tooth fractures
Enamel cracks
Crown fracture without pulp exposure
Crown fracture with pulp involvement
Crown-root fracture (with and without pulp exposure)
Root fracture
Injuries   Root fracture
Root fracture
Clinical
Root fracture caused by trauma
Often increased mobility of the coronal fragment, possibly with dislocation

Aplicação Dental Trauma (Apple iOS) e aplicação Dental Trauma First Aid (Android OS)

A aplicação Dental Trauma (Apple iOS) e a aplicação Dental Trauma First Aid (Android OS) eram ambas idênticas e, mais uma vez, é necessário pagar uma taxa de £1,99 para Apple iOS e £2,48 para Android OS para descarregar a aplicação. O criador tem o aval da Associação Internacional de Traumatologia Dentária (IADT) e a aplicação está disponível em 18 línguas. A aplicação tem como objetivo aumentar os conhecimentos da população em geral sobre como tratar as lesões dentárias traumáticas no local de um acidente. Os criadores dirigem o seu produto especialmente a pais, professores e treinadores desportivos, embora qualquer pessoa possa encontrar informações úteis se for confrontada com uma emergência de traumatismo dentário.

A aplicação Dental Trauma (Apple iOS) e a aplicação Dental Trauma First Aid (Android OS) também seriam úteis para os pacientes e dentistas. O programador da Universidade de Linkoping tem o aval da IADT, o que deve tranquilizar os dentistas de que os conselhos oferecidos se baseiam nas provas científicas mais actualizadas. A norma de ouro atual para a gestão de lesões dentárias traumáticas foi bem documentada pela IADT, e estas aplicações devem ser vistas como uma fonte de informação válida sobre traumatismos dentários. A aplicação foi traduzida em 16 línguas para garantir o seu apelo a nível mundial e, apesar de existirem apenas 2 avaliações, a pontuação média foi de 5 em 5.[33]

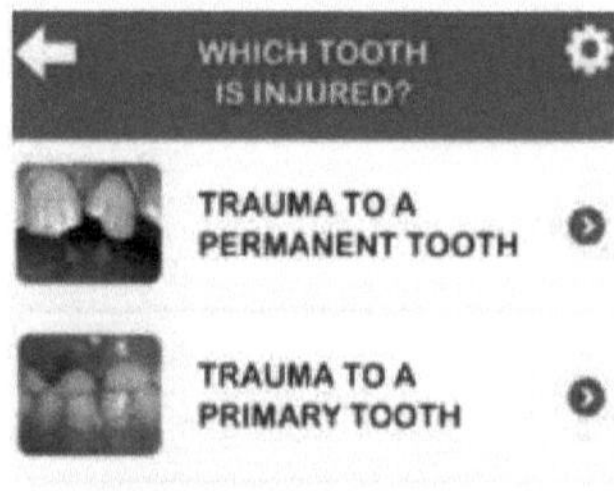

WHICH TOOTH
IS INJURED?
TRAUMA TO A
PERMANENT TOOTH
TRAUMA TO A
PRIMARY TOOTH
ALWAYS REPORT A TOOTH
INJURY TO YOUR INSURANCE
COMPANY!

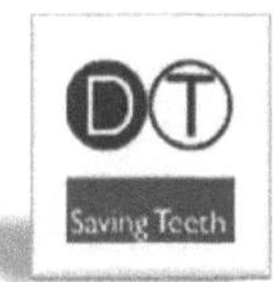

Traumatismo dentário

A aplicação Dental Trauma foi desenvolvida para ajudar no diagnóstico e tratamento do traumatismo dentário. A aplicação destina-se a cirurgiões dentistas, estudantes de medicina dentária e ao público em geral. A aplicação é fácil de utilizar e auto-explicativa, seguindo a tendência digital, a aplicação trará facilidade ao ecrã do seu smartphone.[14]

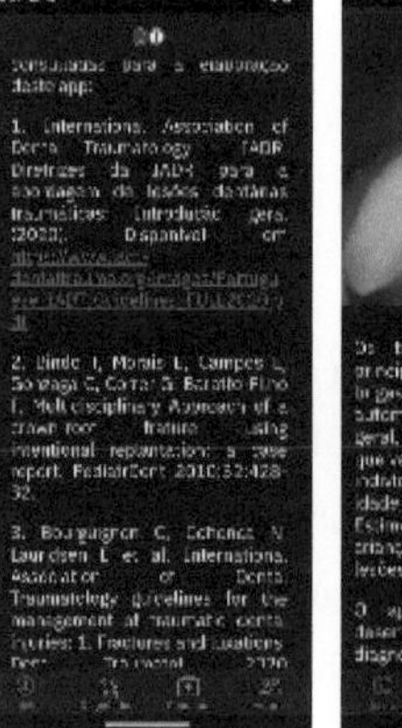

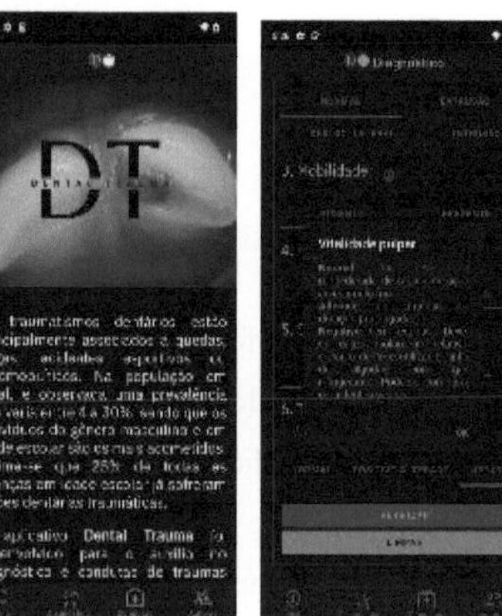

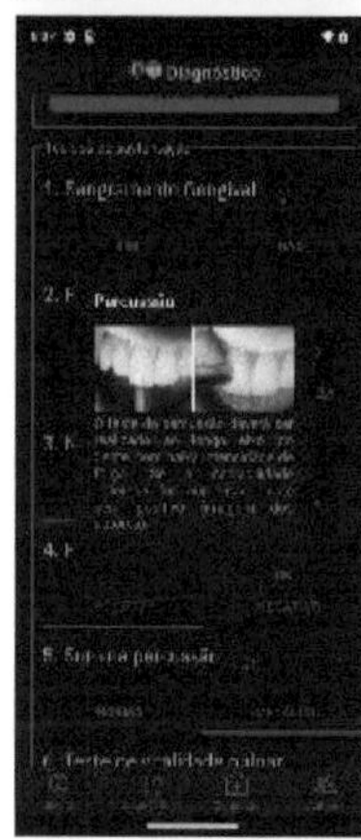

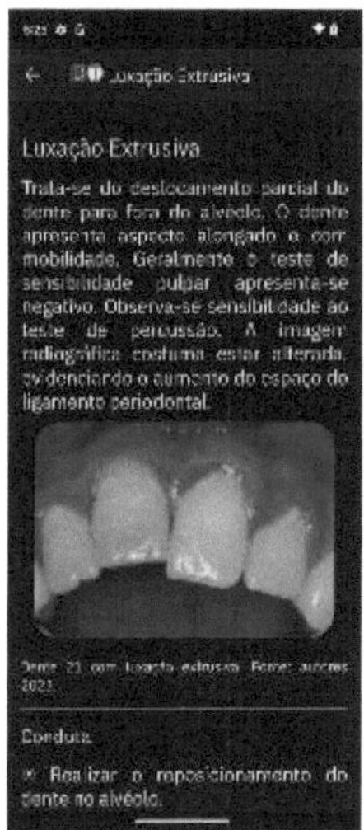

Luxação Extrusiva
Luxação Extrusiva
Trata-se do deslocamento parcial do dente para fora do alvéolo. O dente apresenta aspecto alongado e com mobilidade. Geralmente o teste de sensibilidade pulpar apresenta-se negativo. Observa-se sensibilidade ao teste de percussão. A imagem radiográfica costuma estar alterada, evidenciando o aumento do espaço do ligamento periodontal.
Dente 21 com luxação extrusiva. Fonte: autores 2023.
Conduta
Realizar o reposicionamento do dente no alvéolo.

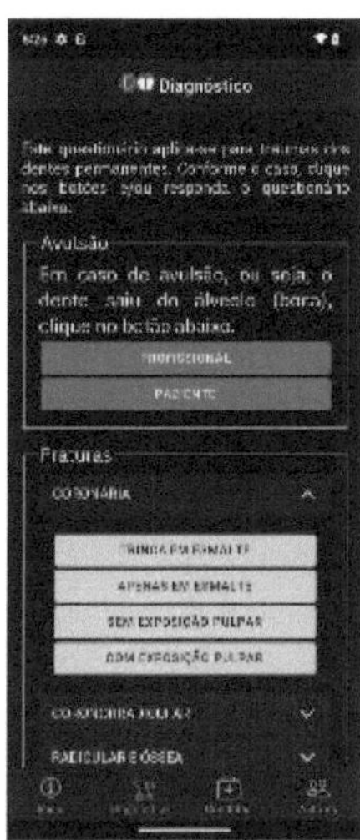

Diagnóstico
Este questionário aplica-se para traumas dos dentes permanentes. Conforme o caso, clique nos botões e/ou responda o questionário abaixo.
Avulsão
Em caso de avulsão, ou seja, o dente saiu do alvéolo (boca), clique no botão abaixo.
PROFISSIONAL
PACIENTE
Fraturas
CORONÁRIA
TRINCA EM ESMALTE
APENAS EM ESMALTE
SEM EXPOSIÇÃO PULPAR
COM EXPOSIÇÃO PULPAR
CORONÁRIA-RADICULAR
RADICULAR E ÓSSEA

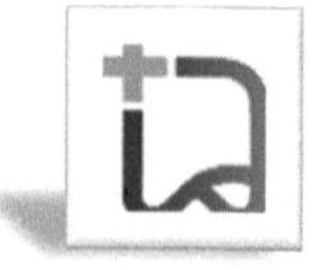

Acidente

A aplicação "Accident" foi concebida para ajudar os pacientes que enfrentam casos de traumatismo dentário. Os objectivos principais são a simplicidade e a clareza. Oferece acesso rápido e fácil a orientações sobre como lidar com essas situações. A aplicação também disponibiliza um espaço dedicado para guardar as informações de contacto do dentista, facilitando o contacto com o profissional. As ilustrações são auto-explicativas e foram desenvolvidas por uma equipa técnica especializada. Uma das suas vantagens é o facto de funcionar sem necessidade de ligação à Internet, o que pode ser especialmente vantajoso em locais remotos.[14]

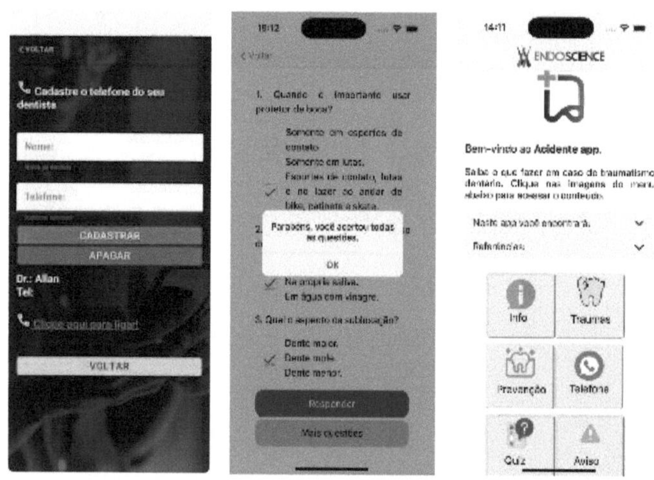

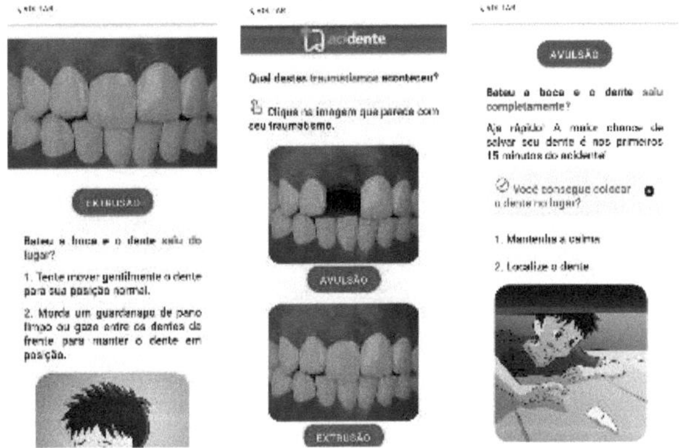

Guia de dentes partidos sem dor: Um guia completo para corrigir dentes partidos e fracturas

Broken Tooth no Pain Guide é uma aplicação Android gratuita concebida por 'Everyone Learning Apps' que oferece dicas e orientações para qualquer pessoa que tenha sofrido um dente partido ou uma fratura. A aplicação fornece opções de tratamento abrangentes para pequenas lascas nos bordos dos dentes, que normalmente não causam qualquer dor ou problema. A aplicação sugere a reparação dos danos suavizando o bordo e inserindo uma obturação da cor do dente para evitar que o bordo áspero corte os lábios ou a língua. Para dentes muito fracturados e gravemente partidos, a aplicação fornece opções de tratamento detalhadas e sugere a consulta de um dentista.

A aplicação também inclui uma coleção de vídeos informativos que fornecem ajudas visuais para os tratamentos sugeridos. O Broken Tooth no Pain Guide é fácil de descarregar e utilizar, e é totalmente gratuito.[16]

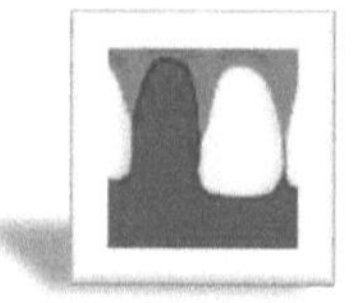

Knocked Out *por Jeffrey Dick*

A Sociedade Neozelandesa de Endodontia disponibilizou ao público em geral a aplicação médica Knocked Out para lidar com uma variedade de emergências dentárias, incluindo um dente arrancado, um dente partido e um ferimento na cabeça. Esta ferramenta móvel única contém conselhos práticos tanto para dentes permanentes como para dentes decíduos que foram deslocados.

A secção relativa a um dente permanente arrancado, por exemplo, aconselha os utilizadores a evitar guardar o dente em água ou gelo ou a deixá-lo secar, mas, em vez disso, diz: "Quanto mais cedo o dente for recolocado na cavidade bucal, maiores são as hipóteses de sobrevivência a longo prazo". Em seguida, fornece instruções passo a passo, incluindo imagens, para orientar uma pessoa durante o procedimento. Os pacientes com dentes partidos, por outro lado, são aconselhados a levar o dente e quaisquer fragmentos ao dentista "o mais cedo possível". A secção sobre ferimentos na cabeça recomenda que a pessoa lesionada verifique se existem sinais e sintomas que exijam a chamada para o 112, incluindo visão turva ou dupla, alteração da consciência e muitos dos outros aspectos básicos com os quais o pessoal das urgências estaria familiarizado, mas o público poderá não estar.[34]

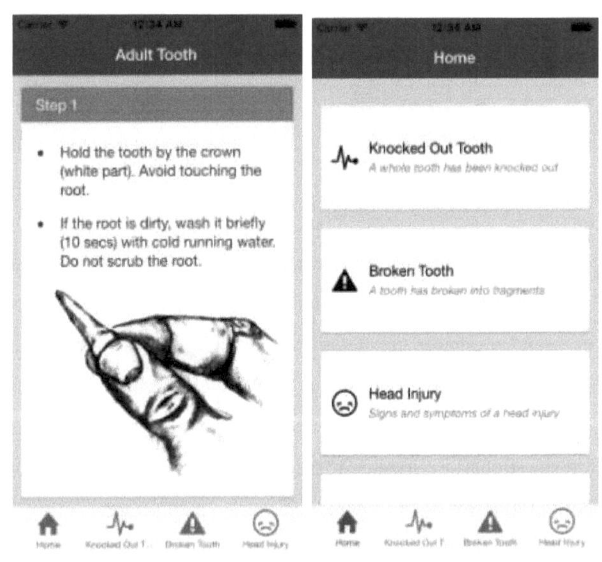

Adult Tooth

Step 1

• Hold the tooth by the crown (white part). Avoid touching the root.

• If the root is dirty, wash it briefly (10 secs) with cold running water. Do not scrub the root.

Home

Knocked Out Tooth
A whole tooth has been knocked out

Broken Tooth
A tooth has broken into fragments

Head Injury
Signs and symptoms of a head injury

Home   Knocked Out T...   Broken Tooth   Head Injury

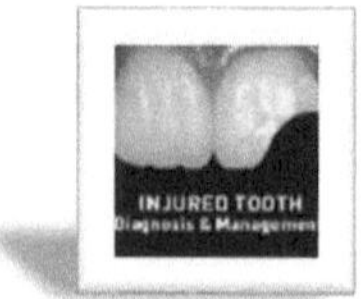

Dente ferido

A aplicação ajuda os dentistas a documentar os pacientes com lesões traumáticas nos dentes e nas estruturas de suporte. Esta aplicação permite diagnosticar com precisão as lesões e planear um tratamento baseado em provas. Os alertas de acompanhamento para o dentista/estudante de medicina dentária e para o doente podem ser extremamente benéficos. Pode verificar os seus conhecimentos utilizando o questionário e manter-se à frente. A câmara incorporada ajuda a manter as fotografias dos doentes num local seguro para sempre.

Caraterísticas:

1. Sistema de diagnóstico rápido baseado em imagens

2. Todas as classificações de trauma incorporadas

3. Alertas de acompanhamento através de mensagens de correio eletrónico para pacientes e dentistas

4. Definições e terminologias relacionadas com o trauma

5. Tratamento baseado em evidências (IADT) para todos os dentes decíduos e permanentes

6. Todos os doentes com traumatismos num único local.

7. Um elemento indispensável no telemóvel de qualquer dentista[15]

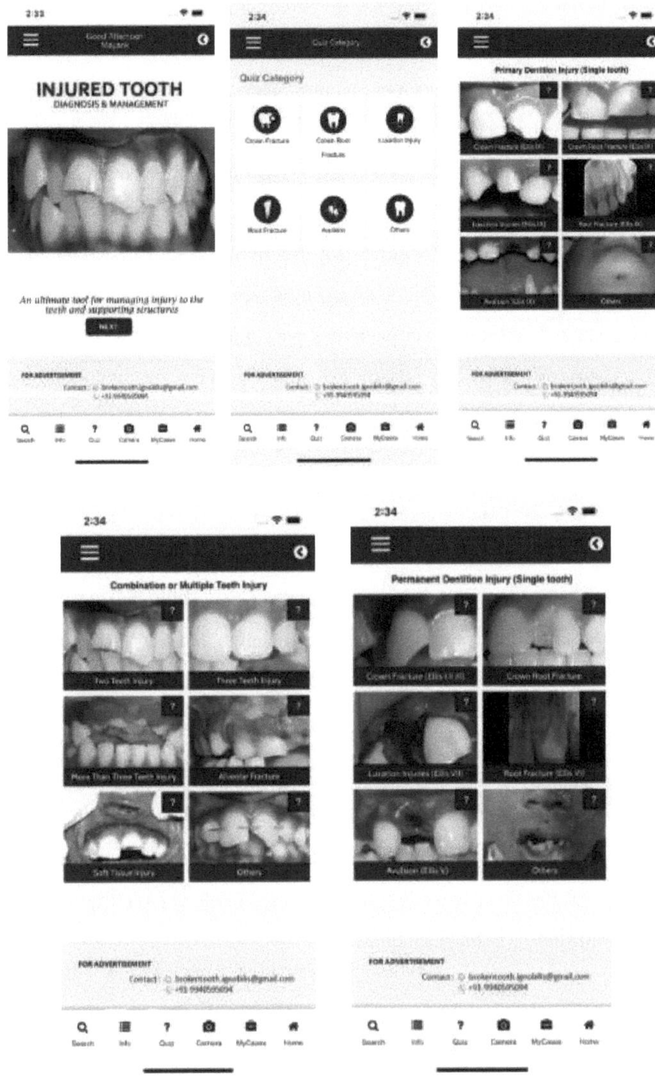

Rastreador de traumatismos dentários

A aplicação Dental Trauma Tracker envolve uma aplicação móvel e uma aplicação Web. A aplicação móvel foi concebida para os utilizadores gerais (por exemplo, pacientes, professores, pessoal de supervisão e outros utilizadores não profissionais) responderem ao questionário, enquanto a aplicação Web é utilizada pelos investigadores para gerir os dados e recolher relatórios de traumatismos dentários. Para permitir que um grande grupo de utilizadores aceda à aplicação, a aplicação móvel foi desenvolvida na estrutura Ionic e é totalmente multiplataforma. Além disso, uma vez que este projeto requer o armazenamento de relatórios de pacientes para que os investigadores possam trabalhar com os dados no futuro, foi adoptada uma arquitetura Cliente-Servidor-Base de Dados.

Os dados a recolher seguem as recomendações do Conjunto Mínimo de Dados Essenciais para o Traumatismo Oro-Dentário do Centro de Controlo e Prevenção de Doenças, que representa o formato padrão para a recolha de dados sobre traumatismo dentário. Serão registados dados como o identificador e dados demográficos, dados sobre o acidente (quando, onde, como), dados sobre a lesão (dentição e dentes afectados, tipo de DT, tecidos moles envolvidos, etc.).

 Dado que a aplicação foi concebida para utilizadores gerais, as perguntas são fáceis de seguir e não é utilizada uma linguagem demasiado técnica. Os utilizadores podem selecionar a partir de uma pequena biblioteca de fotografias representativas de lesões que mais se aproximam do seu caso, e podem também carregar fotografias do sistema de ficheiros do seu telefone e/ou tirar fotografias de lesões utilizando a câmara integrada.[35]

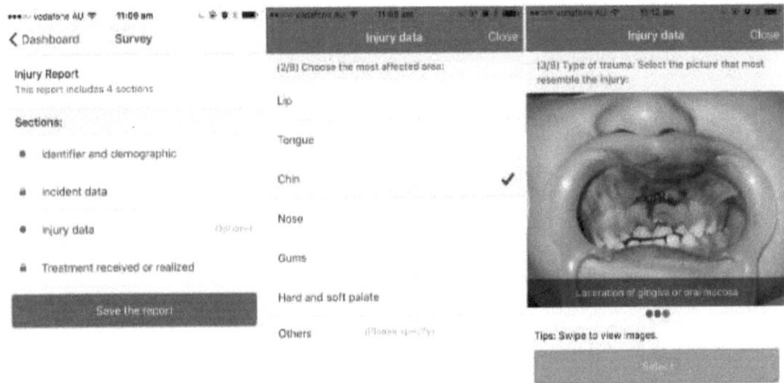

Outras aplicações

As aplicações como Chipped Tooth Solution, Dental Crown Repair, Fixing Cracked Tooth, Repairing the Front Tooth e Solution to Broken Tooth também estão disponíveis para o sistema operativo Android e parecem ter a mesma origem (KBES). Todas elas estão disponíveis para download sem a necessidade de pagar uma taxa. Todas estas aplicações partilham um tema comum, contendo alguma informação indicativa do título da aplicação, juntamente com notícias dentárias, fotografias e vídeos. A informação contida na aplicação fornecia uma breve descrição de como um cenário de lesão dentária seria gerido pelo dentista. No entanto, estas aplicações pareciam ser comerciais e continham informações significativas não relacionadas com o traumatismo dentário, o que as torna de valor limitado como fonte de utilização.[33]

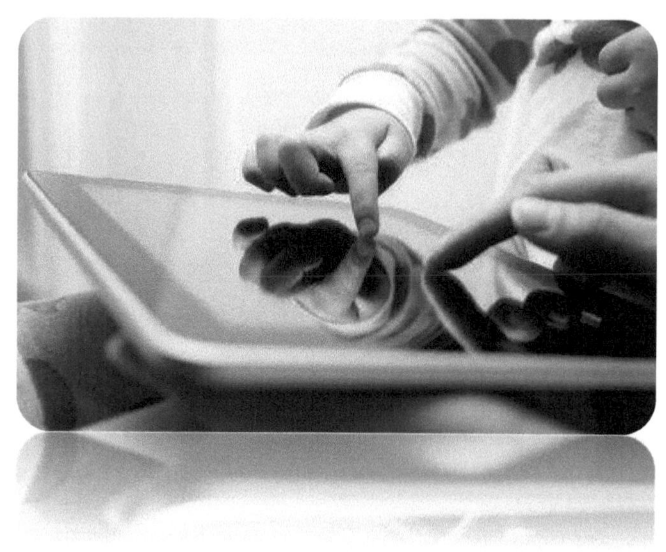

Discussão

A saúde eletrónica e móvel (eHealth/mHealth) são áreas em rápido crescimento nas ciências da saúde. A educação através de conteúdos audiovisuais provou ser eficaz na interação e no desenvolvimento de novas formas de fornecimento de informações, aumentando a aceitabilidade dos utilizadores e permitindo-lhes desempenhar um papel ativo no processo de aprendizagem. A comunicação eficaz é importante no consultório dentário. O desenvolvimento cognitivo de uma criança dita o nível e a quantidade de troca de informações que pode ocorrer. É difícil para uma criança de 5 a 7 anos perceber uma ideia para a qual não tem um quadro concetual e compreender o quadro de referência do dentista. Apesar dos avanços significativos, a ansiedade associada ao ambiente dentário continua a ser um problema comum para as crianças em todo o mundo. A primeira visita ao dentista de uma criança é um momento crucial para a redução ou o aumento da ansiedade dentária, uma vez que ela é nova no equipamento dentário e não tem qualquer experiência anterior. Uma vez que os smartphones se tornaram muito comuns e tecnologicamente muito avançados, podem ser equipados com jogos de simulação adequados. Estes podem funcionar como uma forma nova, conveniente e económica de reduzir a ansiedade dentária nas crianças. Shaha. H et al. **(2017)**[36] avaliaram a redução nos parâmetros de ansiedade e descobriram que era quase o dobro no grupo de aplicativos de smartphones em comparação com o grupo de gerenciamento de comportamento convencional, usando aplicativos de smartphones "Kid Dentist" e "Monster Dentist". **Patil VH et al. (2017)**[37] descobriram que o aplicativo odontológico móvel "My Little Dentist" é muito útil na configuração odontológica para reduzir o medo e a ansiedade de pacientes pediátricos. **Meshki R et al. (2018)**[38] afirmaram que jogar certos jogos de simulação dentária, como "Crazy Dentist", antes da primeira consulta dentária, pode reduzir a ansiedade sentida durante as injecções anestésicas e a perfuração. **Elicherla SR et al. (2019)**[39] afirmaram que educar a criança antes de um procedimento dentário utilizando uma aplicação para smartphone, como a Little Lovely Dentist, pode aliviar significativamente a ansiedade antecipatória e envolver as crianças no tratamento dentário durante a sua primeira consulta. **Radhakrishna S et al (2019)[40]** compararam as técnicas de Tell-Show-Play-Doh, um jogo de dentista para smartphone, e um método convencional de Tell-Show-Do, na modificação do comportamento de crianças ansiosas no consultório dentário. Os resultados mostraram taxas de pulso médias mais baixas, uma maior percentagem de crianças com a pontuação de classificação de comportamento de Frankl de 4, e melhor conformidade do operador em ambos os grupos Tell-Show-Play-Doh e jogo de dentista de smartphone do que no grupo convencional Tell-Show-Do. **Derbala et al. (2022)[41]** afirmaram que foi conseguida uma maior redução da ansiedade com a utilização da aplicação para smartphone "Dentist Office Kids" quando comparada com a técnica TSD. **Panchal J et al. (2022)[42]** compararam a eficácia da voz materna gravada e da ferramenta cognitiva virtual (aplicação Roogies) na gestão de pacientes dentários pediátricos. Este estudo demonstrou que a redução da ansiedade dentária com a ajuda da voz materna gravada constitui uma componente importante da gestão comportamental não farmacológica. Alternativamente, a utilização de uma ferramenta cognitiva virtual como técnica de redução da ansiedade também pode ser defendida. **Lekhwani PS et al. (2023)[43]** avaliaram a eficácia da técnica Tell Show Do em comparação com as suas 4 modificações Tell Play Do, Tell Play Do with Smart Phone Dentist Game, Tell Show Play Doh, Ask Tell Ask entre crianças de 4-8 anos de idade durante o tratamento restaurador. Foram selecionadas 4 aplicações para smartphone (Dentista, Dentista Virtual Louco, Dentista Infantil e Clínica Dentista). Os autores concluíram que, embora a técnica TSD seja eficaz na gestão do comportamento da criança na clínica dentária, com os cenários em mudança do mundo atual, as técnicas interactivas modernas, tais como -as técnicas -TellPlayDo-, -TellPlayDo -com Smartphone Dentist Game e -TellShowPlayDoh-, estão a mostrar resultados encorajadores. **Aziz SZ e Jafar ZJ. (2023)[44]** concluíram que a utilização da aplicação móvel Little Lovely Dentist diminuiu os níveis de ansiedade dentária na primeira consulta dentária das crianças, mais do que a técnica TSD e os grupos de controlo. **Viral Maru et**

al. (2023)[45] sugeriram que a participação em jogos específicos de simulação dentária "Tiny dentist", três vezes por dia durante 7 dias antes da consulta prevista, poderia ajudar as crianças em idade pré-escolar a sentirem-se menos ansiosas durante os procedimentos dentários de rotina. **Zink, A.G. et al. (2018)[21]** desenvolveram e avaliaram uma aplicação "Autistic Child Going to the Dentist", que facilita a comunicação paciente-dentista entre indivíduos com perturbação do espetro do autismo (ASD), e compararam-na com o Picture Exchange Communication System (PECS). Os autores afirmaram que o desenvolvimento da aplicação pode ser considerado uma abordagem tecnológica promissora para a gestão dentária em indivíduos com Perturbação do Espectro do Autismo. Verificou-se que é mais eficaz do que o Sistema de Comunicação por Troca de Imagens para a comunicação dentista-paciente durante a primeira consulta dentária, para os cuidados preventivos e para o exame clínico de crianças e adolescentes com PEA.

A escovação dos dentes é adquirida durante o processo de socialização da criança (Leal et al. 2002). Quando este hábito é ensinado na primeira infância, ele é naturalmente incorporado na rotina diária da criança, após reforço afirmativo (Pareek et al. 2015). Ainda assim, é comummente reconhecido que a escovagem dos dentes por crianças com menos de 10 anos de idade é inepta. Apesar de muitas crianças e adultos não cumprirem as recomendações de escovagem dentária, as aplicações para smartphone (apps) que promovem a higiene oral são populares. As aplicações são ferramentas bastante inovadoras para a motivação da escovagem dos dentes, e muito pouca investigação foi publicada sobre o conteúdo e a eficácia destas aplicações em termos de mudança de comportamento (Underwood et al. 2015). **Soler et al. (2009)[4]** introduziram o jogo móvel "Molarcropolis", que utiliza estratégias de persuasão para atingir o comportamento-alvo de sensibilização dos adolescentes para a saúde oral e a higiene dentária. Enquanto os adolescentes jogam o jogo, recebem informações sobre doenças orais e as suas causas, hábitos e actividades que colocam os adolescentes numa situação de risco especial, e dicas para melhorar a saúde oral. Na avaliação, os adolescentes indicaram que o jogo é divertido e informativo, que aprendem novos aspectos da sua saúde oral e que pode mudar positivamente os seus hábitos orais. **Shao et al. (2014)[18]** deram um sistema DAYA, para monitorizar e melhorar a higiene oral das crianças. No painel de controlo, os pais podem rever as pontuações e as tendências da eficácia da escovagem dos dentes dos seus filhos com base em três indicadores: o tempo médio gasto na escovagem dos dentes, a área média coberta nas regiões de escovagem dos dentes e uma classificação geral dos padrões de escovagem dos dentes dos seus filhos. Ao lado destas classificações, é apresentado o desempenho médio de outras crianças do mesmo grupo etário, utilizando o sistema e os números recomendados pelos dentistas. Os pais também podem ler um guião de análise pormenorizado para indicadores específicos, como "O Joãozinho gastou apenas 2 segundos a escovar a superfície interna dos dentes superiores posteriores, sendo que o tempo recomendado é de 10 segundos", para poderem melhorar. Os autores constataram que as crianças mais velhas, com idades entre os 8 e os 10 anos, compreenderam melhor o jogo e cometeram menos erros do que as crianças com idades entre os 6 e os 7 anos. **Hotwani et al. (2019)[46]** analisaram aplicações que poderiam promover a escovagem dos dentes entre as crianças. Os resultados indicaram que estas aplicações seriam uma opção emergente para a mudança comportamental da higiene oral, uma vez que abordariam necessidades psicológicas inatas, oferecendo ao mesmo tempo motivação intrínseca sob a forma de diversão para a criança. **Marchetti et al. (2020)[47]** concluíram que a utilização de tecnologias da informação pode ser considerada uma ferramenta eficaz para melhorar a utilização do fio dentário entre os adolescentes. **Desai RV et al. (2021)[48]** investigaram o impacto de "Brush Up" - uma aplicação móvel, nos comportamentos de higiene oral de crianças de 4-6 anos na cidade de Bangalore. A pontuação mais baixa da placa bacteriana em acompanhamentos subsequentes no grupo Brush Up sugere que a utilização de um sistema inteligente pode melhorar a aprendizagem de um método correto de escovagem dos dentes em crianças pequenas. Pode também ajudar a canalizar o reforço e a motivação necessários para escovar os dentes, contribuindo assim para um melhor controlo da placa bacteriana. **Gurnani H et al. (2023)[49]** avaliaram a eficácia de uma aplicação para telemóvel "Brush DJ" para facilitar as práticas de higiene oral em crianças com Perturbação de Hiperatividade e Défice de Atenção (PHDA). Foi encontrada uma diferença significativa no tempo de escovagem, na frequência de escovagem e no índice OHI-S entre os grupos, pelo que a aplicação para telemóvel provou ser uma ferramenta eficaz para captar a atenção destas crianças e, assim, melhorar a sua saúde oral. **Rasmus et al. (2021)[19]** investigaram a aceitabilidade de uma aplicação móvel relacionada com a saúde oral desenvolvida para crianças pequenas, com base no feedback dado pelas crianças e pelos seus pais, e avaliaram a mudança auto-relatada nos comportamentos de saúde oral das crianças durante um curto período de teste. Aplicações e dispositivos A aplicação móvel "The Denny®" (Ikoni Innovations Company Oy, Oulu, Finlândia), composta por "Denny the Tooth® e Denny Timer®", foi

desenvolvido. Os participantes foram receptivos e o feedback foi positivo. Os participantes também relataram uma melhoria na qualidade e no tempo utilizado na escovagem. **Chen R et al. (2021)[50]** analisaram aplicações de prevenção da cárie dentária; para descrever o seu conteúdo, disponibilidade, público-alvo e caraterísticas; e para avaliar a sua qualidade. A higiene oral foi o domínio de comportamento de prevenção da cárie dentária mais comum, abordado em 93% (37/40) das aplicações, enquanto a ingestão alimentar foi abordada em 45% (18/40) das aplicações e o uso de flúor foi abordado em 42% (17/40) das aplicações. A pontuação MARS média foi de 2,9 (DP 0,7; intervalo 1,8-4,4), com 45% (18/40) das aplicações classificadas como de alta qualidade, com uma classificação superior a 3,0 em 5,0. Foram identificadas 21 caraterísticas distintivas em todos os comportamentos de prevenção da cárie dentária; no entanto, as 5 caraterísticas mais comuns centraram-se na higiene oral. A aplicação com a classificação mais elevada foi a aplicação Brush DJ, com uma pontuação MARS global de 4,4 e com o maior número de caraterísticas. Os autores concluíram que as aplicações que abordam a prevenção da cárie dentária se centram normalmente na higiene oral e se destinam a jovens adultos; no entanto, muitas não são de elevada qualidade.

Atualmente, as crianças interagem com os dispositivos móveis principalmente por diversão, associando um sentimento/experiência positiva à sua utilização. As caraterísticas e funcionalidades dos dispositivos móveis, como a ubiquidade, o tamanho e peso reduzidos, a facilidade de utilização, o custo reduzido, os ecrãs tácteis, os altifalantes integrados e os auscultadores, permitem a implementação de técnicas de gestão da ansiedade dentária, através deste meio. As intervenções podem ser efectuadas em diferentes contextos: durante as visitas ao dentista, na sala de espera, durante a fase de pré-tratamento, etc. O advento das aplicações para smartphones para escovagem dos dentes veio acrescentar uma nova arena à sensibilização para a higiene oral em termos de motivação, formação e gamificação para as crianças. **Zolfaghari M et al. (2021)[51]** tentaram conceber uma aplicação gamificada para smartphone e avaliar a sua eficácia na educação das mães relativamente aos cuidados de saúde oral dos seus filhos. Neste ensaio clínico controlado pré-teste-pós-teste, uma aplicação simples e uma versão gamificada da mesma foram concebidas para melhorar os conhecimentos e as práticas de saúde oral das mães. A aplicação continha informações sobre cáries na primeira infância, dieta saudável, açúcares, higiene oral do bebé, efeito do flúor, pasta de dentes com flúor, vídeo de treino de escovagem dos dentes e visitas regulares ao dentista. A intervenção foi testada em mães de crianças em idade pré-escolar que recorreram à clínica dentária especializada da Faculdade de Medicina Dentária de Teerão em 2019. Após 1 mês, ambas as aplicações melhoraram efetivamente o conhecimento e a prática de saúde oral das mães, enquanto a higiene oral como resultado do controlo da placa bacteriana foi superior nos filhos das mães que utilizaram a aplicação gamificada. **Fijačko N**

et al. (2020)[52] tentaram identificar aplicações móveis para smartphones que incluíssem funcionalidades de gamificação focadas em motivar as crianças a aprender, realizar e manter uma higiene oral ideal.

(a) Avaliaram as caraterísticas de gamificação identificadas

(b) Identificou se as aplicações eram coerentes com a medicina dentária baseada em provas (EBD)

(c) Efectuou uma avaliação da qualidade com a versão do utilizador da Mobile App Rating Scale (uMARS)

(d) Pontuações de comportamento quantificadas (pontuação de Mudança de Comportamento, pontuação uMARS e pontuação Coventry, Aberdeen e London-Refined [CALO-RE]) usando três instrumentos diferentes que medem a mudança de comportamento.

A maioria das aplicações de higiene oral analisadas incluía técnicas de mudança de comportamento (melhoradas com funcionalidades de gamificação) para realizar e manter a higiene oral nas crianças. De um modo geral, as aplicações continham algum conteúdo educativo consistente com a medicina dentária baseada em evidências, e um fundo de alta qualidade para os autocuidados orais das crianças. A aplicação "Toothsavers" Brushing Game teve as pontuações mais elevadas e, se as futuras actualizações introduzirem mais conteúdos EBD, poderá ser a aplicação mais adequada para aprender, realizar e manter bons cuidados de saúde oral nas crianças. As funcionalidades de gamificação com EBD têm um bom potencial como nova abordagem, para que os prestadores de cuidados de saúde mudem o comportamento relacionado com a aprendizagem, a realização e a manutenção de uma higiene oral adequada.

O traumatismo dentário é comum e mais prevalente em crianças e adolescentes. O papel da prevenção, do diagnóstico e do tratamento do traumatismo dentário é da maior importância para a sobrevivência dos dentes primários e permanentes. Por conseguinte, tanto o público como a comunidade dentária devem ser informados sobre a gestão das lesões dentárias traumáticas. A intervenção precoce pode melhorar significativamente o prognóstico de um dente lesionado e, por conseguinte, restaurar a função, o desenvolvimento adequado e o sorriso de um paciente ao seu estado original. **Djemal et al. (2015)[33]** analisaram a disponibilidade de aplicações para a gestão de lesões dentárias traumáticas. Sete aplicações para o sistema operativo Android e uma aplicação para o sistema operativo Apple foram consideradas relevantes. A única aplicação Apple iOS recuperada (Dental Trauma) também estava disponível numa versão Android (Dental Trauma First Aid). Tinha o aval da Associação Internacional de Traumatologia Dentária. A AcciDent era a única aplicação dedicada a traumatismos dentários, dirigida exclusivamente a profissionais de medicina dentária. Cinco outras aplicações (Chipped Tooth Solution, Dental Crown Repair, Fixing Cracked Tooth, Repairing the Front Tooth e Solution to Broken Tooth) pareciam ter a mesma origem (KBES). Não foram encontradas aplicações de lesões dentárias traumáticas para o sistema operativo Windows Phone. **Al-Musawi A et al. (2017)[53]** avaliaram o conhecimento da gestão de emergência da avulsão dentária num grupo de professores escolares e compararam os efeitos de três intervenções educativas diferentes, ou seja, apenas a palestra, a palestra e a aplicação (Dental Trauma AB, Linköping, Suécia) e apenas a aplicação para smartphone. Os autores concluíram que o aplicativo Dental Trauma sozinho pode ser eficaz no fornecimento de conhecimento acessível para orientar os leigos no manuseio da avulsão dentária e pode ser superior a uma transmissão de informações baseada em palestras. **Machado et al. (2018)[54]** avaliaram o conhecimento sobre trauma dentário entre clínicos novatos e odontopediatras especialistas e determinaram a eficácia de uma ferramenta de apoio à decisão clínica (CDST) para gerir cenários de trauma. Foi desenvolvida uma CDST impressa e uma aplicação móvel com base nas actuais diretrizes clínicas da AAPD e da IADT. O estudo concluiu que os odontopediatras demonstraram mais conhecimentos sobre traumatismos dentários do que os clínicos principiantes. A ferramenta de apoio à decisão clínica da aplicação móvel foi um meio mais eficaz de melhorar o diagnóstico e a gestão das lesões dentárias traumáticas, tanto por parte dos estudantes de medicina dentária como dos odontopediatras, do que o CDST impresso. **Loureiro JM et al. (2021)**[55] pesquisaram as Apps de Traumatic Dental Injuries (TDI) existentes para descrever criticamente as caraterísticas e as principais informações encontradas nas mesmas relativamente a TDI. A maioria era gratuita (92,3%), para pacientes (38,4%), e a maioria tinha uma classificação etária livre (90,9%). O idioma principal foi o inglês (53,8%), e a maioria dos Apps não tinha informação sobre classificação por estrelas (46,1%) ou recebia 4★ (23,1%). A maioria das Apps eram para dentes permanentes (61,5%) e tinham explicações sobre a gestão dentária para emergências de TDI (92,3%) e múltiplos TDIs (61,5%). A maioria das Apps abordava a importância da monitorização dos TDIs (76,9%) e continha imagens ilustrativas (76,9%). No entanto, muitos não informavam a classificação do TDI (46,1%) e apenas 38,5% informavam sobre a prevenção do TDI. Os autores concluíram que as informações sobre o manejo do traumatismo dentário de acordo com a lesão dentária, inclusão de imagens, público-alvo, tipo de TDI e sua prevenção variaram nos Apps disponíveis. No entanto, a maioria estava focada em dentes permanentes e abordava vários TDI apenas em língua inglesa. **Duruk G, Gümüşboğa ZŞ. (2022)**[56] avaliaram a eficácia da aplicação ToothSOS lançada pela IADT, com base no nível de conhecimento transmitido sobre a gestão de emergência de TDIs (Traumatic Dental Injuries) entre pessoas que não são profissionais de medicina dentária. A aplicação ToothSOS foi eficaz no aumento do nível de conhecimento dos indivíduos leigos sobre a gestão de emergência dos TDIs. **Khehra A et al. (2020)**[57] estudaram a utilização pública da aplicação ToothSOS nos primeiros 2 anos desde o seu lançamento na primeira semana de abril de 2018. O número total de downloads do ToothSOS ao longo dos 2 anos foi de 47.725. O número de descarregamentos atingiu um pico no primeiro mês, quando a aplicação foi inicialmente lançada. Depois disso, o número de descarregamentos diminuiu para uma média de 1423 ± 363 descarregamentos por mês. A Europa foi o território com o maior número de descarregamentos, seguida dos Estados Unidos e do Canadá, da Ásia, da América Latina e das Caraíbas, de África, do Médio Oriente e da Índia. Os autores afirmam que, no espaço de 2 anos, a aplicação ToothSOS continua a ganhar o interesse do público. Os profissionais de medicina dentária devem incentivar os pacientes e as comunidades a utilizar a aplicação, para aumentar a sensibilização para a prevenção e a gestão adequada das emergências de lesões dentárias traumáticas.

AlKlayb SA et al. (2017)[26] compararam a eficácia de um programa de educação baseado em telemóvel na educação de mães como prestadores de cuidados de saúde oral em duas regiões da Arábia Saudita. Uma aplicação baseada em telemóvel (iTeethey™) foi desenvolvida para iPhone e Android, e disponibilizada gratuitamente no Google Play e na App Store. As mães foram submetidas a um questionário padronizado de "conhecimentos, atitudes e práticas de higiene oral", antes de lhes ser pedido que descarregassem a aplicação. Os autores concluíram que foi registada uma melhoria significativa nos conhecimentos das mães (de ambas as regiões) após a utilização da aplicação. As mães de Najran mostraram uma melhoria significativamente maior nos conhecimentos quando comparadas com as mães da região de Riade. A aplicação foi também mais eficaz nas mães com mais de um filho do que nas mães que o utilizavam pela primeira vez. **Alqarni AA et al. (2018)**[58] desenvolveram uma aplicação móvel e avaliaram a sua eficácia na melhoria dos conhecimentos dos pais sobre saúde dentária pediátrica. Foi desenvolvida uma aplicação móvel (Your Child's Smile) e disponibilizada na Appstore -e na Play Store. Esta aplicação, fornecida aos pais, incluía todas as informações essenciais sobre a saúde dentária pediátrica no período pré-parto e desde a infância até à adolescência. No período de 15 dias de investigação, a aplicação foi descarregada por 230 pais, e dos pais que responderam, houve uma melhoria nos seus conhecimentos sobre o desenvolvimento dentário, a importância dos dentes decíduos, a importância do check-up dentário regular-, selantes de fossas e fissuras, utilização do biberão na hora de dormir e consequências da perda precoce dos dentes decíduos. A maioria dos pais (75%) favoreceu a utilização de aplicações móveis como uma ferramenta -eficaz de conhecimento da saúde dentária pediátrica. **Sarkar C et al. (2023)**[59] desenvolveram, validaram e avaliaram a usabilidade de um protótipo de aplicação móvel de saúde oral para a promoção da saúde oral entre mulheres grávidas na Índia. A maioria das mulheres grávidas (mais de 90%) e os peritos na matéria reconheceram fortemente que a aplicação educou os utilizadores utilizando estratégias de motivação positiva e incutindo conhecimentos abrangentes. Não tiveram problemas com a funcionalidade adequada da aplicação. Por conseguinte, os autores concluíram que esta aplicação provou a sua elevada aceitabilidade e facilidade de utilização entre as mulheres grávidas na Índia. **Goh CE et al. (2024)**[60] estudaram uma aplicação móvel específica para dentistas para monitorização da dieta, concebida para induzir uma mudança de comportamento alimentar para prevenir cáries. Apresentaram o desenvolvimento, as principais caraterísticas e os dados piloto da avaliação inicial do utilizador. O aplicativo móvel incorporou um novo algoritmo de reconhecimento de fotos e um banco de dados localizado de 208.718 imagens para identificação de itens alimentares. As avaliações piloto dos utilizadores indicaram uma boa qualidade da aplicação, sugerindo o seu potencial como uma ferramenta clínica útil para os dentistas e uma forma de capacitar os pacientes para a auto-monitorização e gestão comportamental. **Al-Yaseen W, Raggio DP, Araujo M, Innes N (2024)**[61] teve como objetivo co-desenhar o protótipo de uma aplicação denominada "App for Children's Teeth" com os pais. O objetivo era fornecer uma fonte de informação sobre os cuidados a ter com os dentes das crianças e a promoção de hábitos dentários positivos. De um modo geral, os pais acolheram bem a aplicação "App for Children's Teeth", mas manifestaram preocupações quanto ao tempo de ecrã e à praticabilidade. Os pais apreciaram caraterísticas como fontes claras, categorização de acordo com a idade da criança e pontos "In a Nutshell". Entre os tópicos que mais agradaram aos pais estão informações sobre dentição, como encontrar um dentista e amamentação. Consideraram que a aplicação estava alinhada com os seus objectivos e deram sugestões para desenvolvimentos futuros, tais como a descrição do processo de procura de um dentista e a incorporação de um fórum para os pais comunicarem e trocarem ideias.

Bonabi M et al. (2019)[62] investigaram a eficácia de um aplicativo de smartphone no aumento do conhecimento dos médicos do serviço público de saúde (médicos PHS) em relação aos cuidados de saúde bucal pediátrica. Verificou-se que as pontuações de conhecimento no grupo de intervenção indicaram uma melhoria potencialmente maior quando comparadas com as do grupo de controlo. **Krishna M et al. (2021)**[23] teve como objetivo projetar, desenvolver e validar o 'ExoDont', um aplicativo inovador para melhorar a adesão às instruções pós-operatórias após a extração dentária. Os autores afirmaram que o aplicativo ExoDont foi projetado, mantendo o bem-estar dos pacientes em vista, de uma maneira amigável. Ajudará os doentes a aderir ao regime de medicamentos prescrito, assegurará uma divulgação fácil e eficiente das instruções pós-operatórias, desempenhará um papel fundamental na promoção da adesão dos doentes e diminuirá significativamente a taxa de complicações após extracções dentárias. **Sybil D et al. (2022)**[63] compararam a taxa de adesão dos indivíduos ao regime prescrito e às instruções pós-operatórias, e avaliaram quaisquer alterações na taxa de complicações pós-operatórias dos pacientes distribuídos por 3 categorias: grupos de distribuição verbal, verbal mais escrita e baseada na aplicação ExoDont. Conforme estabelecido neste estudo, a aplicação ExoDont conseguiu promover o cumprimento do regime de medicamentos prescrito e a adesão às instruções pós-operatórias num subconjunto da população de doentes. **Butera, A et al. (2022)**[64] avaliaram a utilização da aplicação "The Intact-Tooth" e concluíram que a gestão de pacientes com a ajuda da aplicação poderia promover o diagnóstico e o tratamento de doenças do esmalte e incentivar a auto-aprendizagem da máquina de aprendizagem. **Kamath S, Jawdekar A M (2023)**[65] comparou prescrições inovadoras "baseadas em aplicações" e prescrições manuscritas em contextos dentários. Neste estudo, foi avaliada uma aplicação desenvolvida indigenamente "PREscribing children made EASY (PREASY)". As prescrições manuscritas convencionais e as prescrições baseadas na aplicação Android PREASY foram comparadas em termos do tempo gasto, da precisão da escrita e da satisfação dos dentistas. O feedback qualitativo relativo à aplicação PREASY foi obtido através do Google Forms, tendo-se concluído que a aplicação PREASY parece ser uma aplicação mHealth promissora e que poderá desempenhar um papel fundamental na promoção da normalização das prescrições de medicamentos em pacientes pediátricos dentários. **Goyal D, Kumar P, Jain S. (2023)**[66] investigaram a correlação do ângulo goníaco e três medições lineares em OPG e cefalogramas laterais, e os seus efeitos nos diferentes padrões faciais utilizando a aplicação androide "OneCeph". Concluíram que os parâmetros verticais, como o ângulo goníaco e a altura dentária anterior maxilar, podem ser determinados com precisão numa OPG através da aplicação OneCeph.

Manfredini et al. (2016)[67] estudaram a eficácia da 'BruxApp' para avaliar o bruxismo acordado. As abordagens cognitivo-comportamentais são uma parte fundamental das estratégias de gestão, e é plausível que uma aplicação que instrui os pacientes sobre as consequências do bruxismo e tem uma função de biofeedback, possa ter um potencial clínico interessante ao maximizar a auto-consciência dos pacientes. Esta abordagem pode oferecer várias vantagens, tanto em contextos clínicos como de investigação, e pode ajudar a ultrapassar as dificuldades actuais no estudo e gestão destes fenómenos. **Panchal V, Gurunathan D, Shanmugaavel AK (2017)**[30] avaliou os padrões de dieta e higiene oral, antes e depois da utilização da aplicação "Cariometer". O Cariometer fornece uma estimativa aproximada do risco de cárie com base na dieta e reforça os hábitos de higiene oral. Os autores concluíram que houve uma melhoria significativa no padrão alimentar seguido pelos pacientes no dia 7 em comparação com o dia 1. Cerca de 90% das crianças escovaram os dentes duas vezes até ao 7º dia de utilização da aplicação. Houve um aumento significativo na frequência de enxaguamento após as refeições no dia 7, em comparação com o dia 1. Assim, houve uma melhoria significativa nos padrões alimentares e nos hábitos de higiene oral após a utilização da aplicação. **Rahaei Z et al. (2021)[68]** compararam o efeito de uma aplicação educativa de saúde oral-dentária "My Tooth", com o nível de educação de saúde oral-dentária comum entre estudantes do ensino básico. Os resultados deste estudo confirmaram o efeito positivo da aprendizagem através de aplicações móveis no aumento do conhecimento, da atitude e do desempenho do aluno relativamente à educação em saúde oral-dentária.

Atualmente, estão disponíveis inúmeras aplicações para smartphones. Estas aplicações ajudam os dentistas de várias formas e têm sido uma nova modalidade de fornecimento de informações dentárias. Estas aplicações provaram ser úteis, mas tendo em conta os possíveis efeitos nocivos, a autenticidade destas aplicações, recomendadas aos pacientes e aos pais, também precisa de ser avaliada. No entanto, no mundo tecnológico atual, em que as crianças passam horas a fio nos smartphones, jogar estes jogos e aplicações úteis em vez dos jogos normais pode ajudá-las a criar bons hábitos orais e a reforçá-los para toda a vida.

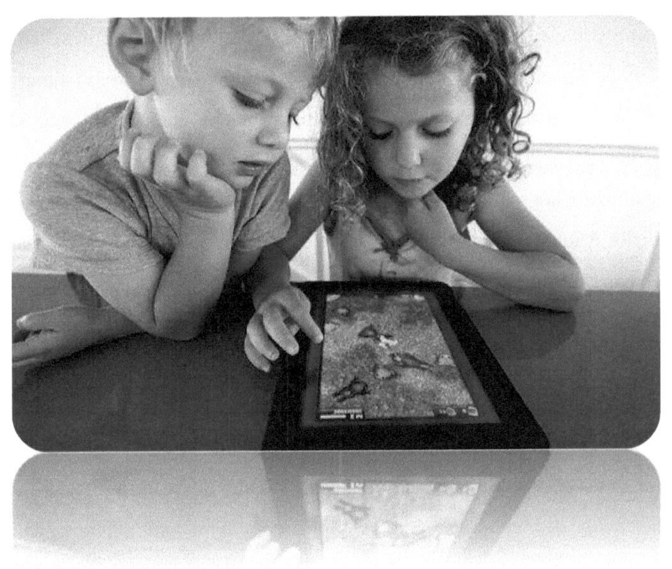

O resumo

Na última década, a forma como a tecnologia deu saltos e limites não tem precedentes. Ter um smartphone permite-lhe aceder a todo o mundo a partir do conforto de qualquer lugar. O número de aplicações móveis no sector da saúde aumentou drasticamente. Com a pandemia a lançar a sua sombra, o distanciamento social entre o profissional de saúde e os doentes tornou-se necessário. A telemedicina tornou-se o novo normal. A medicina dentária não foi exceção ao advento das aplicações móveis. Estas aplicaçõcs climinam as restrições de tempo, fornecendo serviços de cuidados de saúde às pessoas a qualquer hora do dia ou da noite. O campo da Odontopediatria também é influenciado por estes desenvolvimentos, e o número de aplicações relacionadas está a aumentar diariamente. As crianças adoram a variedade de vídeos emocionantes que lhes fornecem uma infinidade de informações e ficam viciadas neles desde muito cedo. As aplicações para smartphones têm um potencial ilimitado quando utilizadas como ferramenta de aprendizagem. Podem sensibilizar, difundir conhecimentos e fornecer orientações para a adoção de novas práticas de vida. Todos nós sabemos que as crianças gostam de imitar. Vêem e aprendem maneiras simples, como dizer "obrigado" e "desculpa", com as suas personagens de desenhos animados favoritas, que se tornam os seus modelos. As imagens e os vídeos ajudam as crianças a absorver a informação de uma forma divertida, que pode ser facilmente reproduzida quando necessário. Como a aprendizagem começa cedo, o impacto das redes sociais nas mentes jovens é certamente significativo e pode ser aproveitado para as ajudar a desenvolver hábitos saudáveis. A utilização de smartphones é atualmente um tema de amplo debate. A nova tecnologia é uma ferramenta útil para aprender coisas novas, mas se a utilização for excessiva, pode também causar efeitos nocivos. O tempo excessivo de utilização de ecrãs na primeira infância está associado a efeitos prejudiciais, como o aumento do comportamento sedentário, obesidade, maus hábitos de sono, anomalias no desenvolvimento, redução da capacidade de atenção, irritabilidade, fraco desenvolvimento social, etc.

A investigação demonstrou a ligação entre a dependência do telemóvel e problemas comportamentais, como as birras, e salientou o aumento da prevalência de lesões oculares devido ao tempo de ecrã não controlado. Os pais sentiram que o desempenho académico dos seus filhos piorou após o aumento da utilização do telemóvel e que as crianças também ficaram aquém das suas capacidades sociais e de comunicação. Entre os problemas físicos, a lentidão e a obesidade eram os mais comuns, e quase metade das crianças nunca jogava jogos ao ar livre, enquanto 36% jogavam menos de uma hora. O tempo de ecrã é um fator de risco para as crianças, pois inibe as suas interações sociais e o desenvolvimento das suas competências linguísticas e favorece problemas de comportamento como a agressividade e o comportamento desviante de oposição. Assim, o aumento do tempo de ecrã pode ser um obstáculo em vários aspectos da vida das crianças em crescimento. Recomenda-se vivamente a adoção de regulamentos rigorosos sobre a sua utilização em crianças com menos de cinco anos, de acordo com as diretrizes indianas e internacionais. Devem ser identificados os primeiros sinais de dependência do telemóvel e deve ser feita uma intervenção precoce, como aconselhamento, para evitar consequências a longo prazo no futuro.

As aplicações para smartphones provaram ser úteis não só para as crianças, mas também para os odontopediatras, oferecendo-lhes inúmeras opções para facilitar as actividades diárias e as consultas. Também os pais têm soluções para os seus problemas no bolso! Com uma variedade de aplicações que os orientam, desde os cuidados orais pré-natais e a dentição, passando pelo acesso imediato a estratégias de gestão de emergências como o trauma, até ao acesso a dentistas próximos, tudo à distância de um clique, as aplicações para smartphones tornaram-se uma bênção. A sensibilização para a disponibilidade destas ferramentas versáteis ainda é limitada e não chegou às massas. Os dentistas e os estudantes de medicina dentária devem ser sensibilizados para este facto e, por sua vez, estas aplicações devem ser promovidas junto dos pacientes e dos pais, dizendo "Há uma aplicação para isso!

REFERÊNCIAS

1. A história das aplicações móveis e a evolução das plataformas móveis (webandcrafts.com)

2. Escova de dentes divertida | Actas da Conferência SIGCHI sobre Factores Humanos em Sistemas Informáticos (acm.org)

3. Tooth Tunes - Wikipédia

4. Soler, Carmen & Zacarías, Alejandra & Lucero, Andrés. (2009). Molarcropolis: um jogo persuasivo móvel para sensibilizar para a saúde oral e a higiene dentária. 388-391. 10.1145/1690388.1690468.

5. Rideout V, Saphir M, Pai S, Rudd A. Zero a oito: Children's media use in America 2013. Common Sense Media. Disponível em https://www.commonsensemedia.org/research/ zero-to-eight-childrens-media-use-in-america-2013. [Último acesso em 2023 Ago 12].

6. Rideout V, Saphir M. Zero to eight: Children's media use in America 2011 [Utilização dos media pelas crianças na América 2011]. Common Sense Media. Disponível em: https://www.commonsensemedia.org/research/zero-toeight-childrens-media-use-in-america. [Último acesso em 2023 Ago 12].

7. Kabali HK, Irigoyen MM, NunezDavis -R, Budacki JG, Mohanty SH, Leister KP, et al. Exposição e utilização de dispositivos de media móveis por crianças pequenas. Pediatrics 2015;136:1044- 53.

8. COMPANHEIRO CONSTANTE: UMA SEMANA NA VIDA DE UM JOVEM QUE UTILIZA O SEU SMARTPHONE © COMMON SENSE MEDIA

9. O Censo do senso comum: Uso de mídia por pré-adolescentes e adolescentes, 2021

10. Rajma J, Sathiyamoorthy K. Impact of mobile phones in children's lives and factors associated with mobile phone addiction: Um estudo observacional prospetivo. Int J Med Sci Clin Res Rev 2022;5:540-4

11. Shah SA, Phadke VD. Mobile phone use by young children and parent's views on children's mobile phone usage. J Family Med Prim Care 2023;12:3351-5.

12. Karataban, Pinar. (2021). A ascensão da Tele-Dentistry: As aplicações da Odontopediatria: Uma revisão atualizada. Revista de acesso aberto de ciências dentárias. 6. 10.23880/oajds-16000308.

13. Gupta P, Shah D, Bedi N, Galagali P, Dalwai S, Agrawal S, John JJ, Mahajan V, Meena P, Mittal HG, Narmada S, Smilie C, Ramanan PV, Evans YN, Goel S, Mehta R, Mishra S, Pemde H, Basavaraja GV, Parekh BJ, Rich M; Comité de Orientações da IAP sobre o bem-estar digital e o tempo de ecrã em bebés, crianças e adolescentes. Diretrizes da Academia Indiana de Pediatria sobre Tempo de Tela e Bem-Estar Digital em Bebês, Crianças e Adolescentes. Indian Pediatr. 2022 Mar 15;59(3):235-244. Epub 2021 Dez 29. PMID: 34969943.

14. Aplicações Android no Google Play

15. Apple Store Online - Apple (IN)

16. AppAdvice - Últimas notícias e análises do iOS

17. Brushlink | Torne a sua escova de dentes atual inteligente

18. Shao, Kejia & Huang, Jiye & Song, Huaying & Li, Runze & Wu, Jinxi. (2014). DAYA: Um sistema para monitorizar e melhorar a higiene oral das crianças. 10.1145/2559206.2580927.

19. Rasmus, K.; Toratti, A.; Karki, S.; Pesonen, P.; Laitala, M.-L.; Anttonen, V. Acceptability of a Mobile Application in Children's Oral Health Promotion-A Pilot Study (Aceitabilidade de uma Aplicação Móvel na Promoção da Saúde Oral das Crianças - Um Estudo Piloto). Int. J. Environ. Res. Saúde Pública 2021, 18, 3256. doi:10.3390/ijerph18063256

20. Time2Brush motiva as crianças a escovar os dentes (igamemom.com)

21. Zink, A.G. & Molina, Eder & Diniz, Michele & Santos, Maria & Guaré, Renata. (2018). Aplicativo de comunicação para uso durante a primeira consulta odontológica de crianças e adolescentes com transtornos do espetro autista. Odontopediatria. 40. 18-22.

22. Colonna, A.; Bracci, A.; Ahlberg, J.; Câmara-Souza, M.B.; Bucci, R.; Conti, P.C.R.; Dias, R.; Emodi-Perlmam, A.; Favero, R.; Häggmän-Henrikson, B.; et al. Ecological Momentary Assessment of Awake Bruxism Behaviors: A Scoping Review of Findings from Smartphone-Based Studies in Healthy Young Adults (Uma revisão de escopo das descobertas de estudos baseados em smartphones em jovens adultos saudáveis). J. Clin. Med. 2023, 12, 1904.

23. Krishna M, Sybil D, Shrivastava PK, Premchandani S, Kumar H, Kumar P Uma aplicação inovadora (ExoDont) para cuidados pós-operatórios de pacientes após a extração de dentes: Estudo de desenvolvimento e teste de protótipo JMIR Perioper Med 2021;4(2):e31852

24. Xiao J, Luo J, Ly-Mapes O, Wu TT, Dye T, Al Jallad N, Hao P, Ruan J, Bullock S, Fiscella K. Avaliação de uma aplicação para smartphone (AICaries) que utiliza inteligência artificial para detetar cáries dentárias em crianças e fornece educação interactiva sobre saúde oral: Protocol for a Design and Usability Testing Study (Protocolo para um estudo de design e teste de usabilidade). JMIR Res Protoc. 2021 Oct 22;10(10):e32921. doi: 10.2196/32921. PMID: 34529582; PMCID: PMC8571694.

25. FoodForTeeth - Sr. Prateek Biyani

26. AlKlayb SA, Assery MK, AlQahtani A, AlAnazi M, Pani SC. Comparação da eficácia de um programa de educação baseado em telemóveis na educação de mães como prestadores de cuidados de

saúde oral em duas regiões da Arábia Saudita. J Int Soc Prevent Communit Dent 2017;7:110-5

27. Aplicação gratuita Pediatric Dental Expert - iphone/ipad/ipod touch (appsforfree.org)

28. Conselho de Medicina Dentária da Índia (dciindia.gov.in)

29. Pedi QuikCalc 5 - Calculadoras e dosagem de medicamentos pediátricos com base no peso

30. Panchal V, Gurunathan D, Shanmugaavel AK. Aplicação para smartphone como auxiliar na determinação do risco e prevenção de cáries: Um estudo piloto. Eur J Dent 2017;11:469-74.

31. Madhusudhan, K S & Lakhotia,, Richa & Nagar, Priya & Jenny, Anisha & N, Vatsala. (2022). Determinação do risco de cárie com a ponta dos dedos - um estudo baseado em aplicativo móvel. 14. 7-12. 10.26715/rjds.14_1_3.

32. Goh CE, Zheng K, Chua WY, Nguyen T, Liu C, Koh CK, Lee GKY, Tay CM, Ooi BC, Wong ML. Desenvolvimento de uma aplicação móvel de rastreio da dieta dentária para melhorar os comportamentos alimentares relacionados com a cárie: Principais caraterísticas e avaliação piloto da qualidade. Digit Health. 2024 Jan 31;10:20552076241228433. doi: 10.1177/20552076241228433. PMID: 38303969; PMCID: PMC10832442.

33. Djemal, Serpil & Singh, Parmjit (2015). Smartphones e traumatismo dentário: A disponibilidade atual de aplicações para gerir lesões dentárias traumáticas. Traumatologia dentária: publicação oficial da Associação Internacional de Traumatologia Dentária. 32. 10.1111/edt.12217

34. A aplicação gratuita Emergências dentárias explica como gerir os traumatismos dentários - iMedicalApps

35. Marino R, et al, *J Int Soc Telemed eHealth* 2017;5(GKR):e31

36. Choubey, Shikha. (2017). Avaliação da ansiedade dentária e das alterações hemodinâmicas (Resposta Simpato-Adrenal) durante vários procedimentos dentários utilizando aplicações para smartphones versus técnicas tradicionais de gestão do comportamento em pacientes pediátricos.

37. Patil VH, Vaid K, Gokhale NS, Shah P, Mundada M, Hugar SM. Avaliação da eficácia das aplicações dentárias na gestão do comportamento infantil: Um estudo piloto. Int J Pedod Rehabil 2017;2:14-8.

38. Meshki R, Basir L, Alidadi F, Behbudi A, Rakhshan V. Efeitos da exposição pré-tratamento à prática odontológica usando um jogo de simulação odontológica para smartphone sobre a dor e a ansiedade das crianças: Um Ensaio Clínico Preliminar Randomizado Duplo-Cego. J Dent (Teerão). 2018 Jul;15(4):250-258. PMID: 30405734; PMCID: PMC6218467.

39. Elicherla SR, Bandi S, Nuvvula S, Challa RS, Saikiran KV, Priyanka VJ. Avaliação comparativa da eficácia de uma aplicação móvel (Little Lovely Dentist) e da técnica tell-show-do na gestão da ansiedade e do medo dentários: um ensaio controlado aleatório. J Dent Anesth Pain Med. 2019 Dec;19(6):369-378. doi: 10.17245/jdapm.2019.19.6.369. Epub 2019 Dec 27. PMID: 31942452; PMCID: PMC6946830).

40. Radhakrishna S, Srinivasan I, Setty JV, D R MK, Melwani A, Hegde KM. Comparação de três técnicas de modificação de comportamento para a gestão de crianças ansiosas com idades compreendidas entre os 4 e os 8 anos. J Dent Anesth Pain Med. 2019 Feb;19(1):29-36. doi: 10.17245/jdapm.2019.19.1.29. Epub 2019 Feb 28. PMID: 30859131; PMCID: PMC6405344.

41. Derbala, Gehad & Khalil, Amani & Soliman, Reham. (2022). EFICÁCIA DA APLICAÇÃO DO TELEFONE INTELIGENTE NA REDUÇÃO DA ANSIEDADE DURANTE OS PROCEDIMENTOS

DENTÁRIOS PEDIÁTRICOS: UM ESTUDO CONTROLADO RANDOMIZADO. Alexandria Dental Journal. 47. 196-204. 10.21608/adjalexu.2021.73371.1190.

42. Panchal J, Panda A, Trivedi K, Chari D, Shah R, Parmar B. Comparative evaluation of the effectiveness of two innovative methods in the management of anxiety in a dental office: a randomized controlled trial. J Dent Ancsth Pain Med. 2022 Aug;22(4):295-304. doi: 10.17245/jdapm.2022.22.4.295. Epub 2022 Jul 26. PMID: 35991359; PMCID: PMC9358270

43. Lekhwani PS, Nigam AG, Marwah N, Jain S. Avaliação comparativa da -técnica -TellShowDo -e das -suas modificações na gestão de pacientes pediátricos dentários -ansiosos entre os 4 e os 8 anos de idade. J Indian Soc Pedod Prev Dent 2023;41:141-8.

44. Aziz SZ, Jafar ZJ. A eficácia do pequeno dentista adorável e do show tell do no alívio da ansiedade dentária em crianças iraquianas: Um ensaio clínico aleatório. J Int Soc Prevent Communit Dent 2023;13:388-93

45. Viral Maru, Rucha Shivajirao Bhise Patil, Sujata Kumari, Saumya Tiwari, Salil Bapat. Influence of pretreatment exposure to pediatric dental care using the "Tiny dentist" game on 4-7 years old children's pain and anxiety: a parallel randomised clinical trial. Journal of Clinical Pediatric Dentistry. 2023; 47(5): 96-102. doi: 10.22514/jocpd.2023.058

46. Hotwani, Kavita & Sharma, Krishna & Nagpal, Devendra & Lamba, Gagandeep & Chaudhari, P. (2019). Smartphones e escovagem de dentes: análise de conteúdo das aplicações de saúde móvel atualmente disponíveis para motivação e formação. Arquivos Europeus de Odontopediatria. 21. 10.1007/s40368-019-00457-1.

47. Marchetti, Gisele & Assunção, Luciana & Soares, Geisla & Calixto Fraiz, Fabian (2020). As tecnologias de informação são capazes de estimular o uso do fio dental por adolescentes? Um ensaio clínico

randomizado por cluster. Saúde bucal & odontologia preventiva. 18. 427-432. 10.3290/j.ohpd.a44684.

48. Desai RV, Badrapur NC, Mittapalli H, Srivastava BK, Eshwar S, Jain V. "BRUSH UP": UMA AJUDA TECNOLÓGICA INOVADORA PARA OS PAIS CONTROLAREM O COMPORTAMENTO DE HIGIENE ORAL DOS SEUS FILHOS. Rev Paul Pediatr. 2021 Abr 2;39:e2020085. doi: 10.1590/1984-0462/2021/39/2020085. PMID: 33825795; PMCID: PMC8023978.

49. Gurnani H, Naik S, Dsouza A, Thakur K. Using a mobile phone-based application as an adjunct to facilitate oral hygiene practices in children with Attention Deficit Hyperactivity Disorder (ADHD). Eur J Paediatr Dent. 2023 Dez 1;24(4):267 - 271. doi: 10.23804/ejpd.2023.1803. Epub 2023 Sep 1. PMID: 37782302.

50. Chen R, Santo K, Wong G, Sohn W, Spallek H, Chow C, Irving M Aplicações móveis para a prevenção da cárie dentária: Pesquisa sistemática e avaliação da qualidade JMIR Mhealth Uhealth 2021;9(1):e19958

51. Zolfaghari M, Shirmohammadi M, Shahhosseini H, Mokhtaran M, Mohebbi SZ. Desenvolvimento e avaliação de uma aplicação de saúde móvel gamificada para telemóveis inteligentes para a promoção da saúde oral na primeira infância: um ensaio controlado aleatório. BMC Saúde Oral. 2021 Jan 7;21(1):18. doi: 10.1186/s12903-020-01374-2. PMID: 33413304; PMCID: PMC7791794.

52. Fijačko N, Gosak L, Cilar L, Novšak A, Creber RM, Skok P, Štiglic G. Os efeitos da gamificação e do autocuidado oral na higiene oral em crianças: Pesquisa sistemática em lojas de aplicativos e avaliação de aplicativos. JMIR Mhealth Uhealth. 2020 Jul 8;8(7):e16365. doi: 10.2196/16365. PMID: 32673235; PMCID: PMC7381071.

53. Al-Musawi A, Al-Sane M, Andersson L. Smartphone App as an aid in the emergency management of avulsed teeth. Dent Traumatol. 2017

Feb;33(1):13-18. doi: 10.1111/edt.12298. Epub 2016 Aug 31. PMID: 27381488.

54. Machado, Jessica & Chen, Jung-Wei & Lam, Xuan. (2018). Utilização de uma Ferramenta de Apoio à Decisão Clínica para a Gestão de Lesões Dentárias Traumáticas na Dentição Primária por Clínicos Novatos e Especialistas. Dental Traumatology. 34. 10.1111/edt.12390.

55. Loureiro JM, Jural LA, Rodrigues Campos Soares T, de Andrade Risso P, Fonseca-Gonçalves A, Magno MB, et al. Avaliação crítica da informação disponível sobre traumatismos dentários encontrados em aplicações. Traumatologia Dentária. 2021;00:1-11.

56. Duruk G, Gümüşboğa ZŞ. Eficácia do ToothSOS App como uma ferramenta de treinamento para o gerenciamento de emergência de lesões dentárias traumáticas entre não dentistas. Traumatologia dentária. 2022;38:229-237.

57. Khehra A, Cohenca N, Cehreli ZC, Levin L. A aplicação móvel ToothSOS da Associação Internacional de Traumatologia Dentária: Um relatório de 2 anos. Dent Traumatol. 2020;00:1-6.

58. Alqarni AA, Alfaifi HM, Aseeri NA, Gadah T, Togoo RA. Eficácia de uma aplicação móvel auto-concebida para melhorar o conhecimento da saúde dentária infantil entre os pais. J Int Soc Prevent Communit Dent 2018;8:424-30.

59. Sarkar C, Mohanty V, Balappanavar AY, Rijhwani K, Chahar P. Desenvolvimento, validação e teste de usabilidade de um protótipo de aplicação móvel para a promoção da saúde oral durante a gravidez na Índia. Indian J Public Health 2023;67:376-81

60. Goh CE, Zheng K, Chua WY, Nguyen T, Liu C, Koh CK, Lee GKY, Tay CM, Ooi BC, Wong ML. Desenvolvimento de uma aplicação móvel de rastreio da dieta dentária para melhorar os comportamentos alimentares relacionados com a cárie: Principais caraterísticas e avaliação piloto da qualidade. Digit Health. 2024 Jan

31;10:20552076241228433. doi: 10.1177/20552076241228433. PMID: 38303969; PMCID: PMC10832442.

61. Al-yaseen W, Raggio DP, Araujo M, Innes N "I Just Wanted a Dentist in My Phone"-Designing Evidence-Based mHealth Prototype to Improve Preschool Children's Oral and Dental Health: Estudo multimétodo do desenvolvimento de uma aplicação para os dentes das crianças JMIR Form Res 2024;8:e49561

62. Bonabi M, Mohebbi SZ, Martinez-Mier EA, Thyvalikakath TP, Khami MR. Eficácia da utilização de aplicações de smartphones como método de educação médica contínua em cuidados de saúde oral pediátricos: um ensaio aleatório. BMC Med Educ. 2019 Nov 21;19(1):431. doi: 10.1186/s12909-019-1852-z. PMID: 31752833; PMCID: PMC6873466.

63. Sybil D, Krishna M, Shrivastava PK, Singh S, Khan I Aplicação inovadora (ExoDont) e outros métodos convencionais para melhorar a adesão do paciente após procedimentos cirúrgicos orais menores: Estudo Piloto, Não Randomizado e Prospetivo Comparativo JMIR Perioper Med 2022;5(1):e35997

64. Butera, A.; Maiorani, C.; Gallo, S.; Pascadopoli, M.; Buono, S.; Scribante, A. Avaliação da erosão dentária com a aplicação para smartphone Intact-Tooth: Resultados clínicos preliminares de setembro de 2019 a março de 2022. Sensores 2022, 22, 5133.

65. Kamath S, Jawdekar A M (10 de janeiro de 2023) A Comparison of Innovative App-Based Prescriptions With Conventional Prescriptions for Children by General Dentists: Um estudo de métodos mistos. Cureus 15(1): e33583. DOI 10.7759/cureus.33583

66. Goyal D, Kumar P, Jain S. Avaliação digital e correlação dos padrões de crescimento facial avaliados no CEPH lateral e no ortopantomograma através da aplicação móvel ONECEPH. J Orthodont Sci 2023;12:29.

67. Manfredini, Daniele & Bracci, Alessandro & Djukic, Goran. (2016). BruxApp: A avaliação ecológica momentânea do bruxismo acordado. Minerva stomatologica. 65. 252-255.

68. Rahaei Z, Moradian E, FalahatiMarvast F. Melhoria da aprendizagem da saúde dentária e oral em estudantes que utilizam uma aplicação móvel ("My tooth"): Um estudo controlado antes e depois. Int J Dent Hygiene. 2021;00:1-7.

69. Cunningham A, McPolin O, Fallis R, Coyle C, Best P, McKenna G. Uma revisão sistemática da utilização de aplicações de realidade virtual ou de smartphones dentários como intervenções para a gestão da ansiedade dentária pediátrica. BMC Saúde Oral. 2021 7 de maio;21(1):244. doi: 10.1186/s12903-021-01602-3. PMID: 33962624; PMCID: PMC8103574.

70. Lozoya CJS, Giblin-Scanlon L, Boyd LD, Nolen S, Vineyard J. Influence of a Smartphone Application on the Oral Health Practices and Behaviors of Parents of Preschool Children (Influência de uma aplicação para smartphone nas práticas e comportamentos de saúde oral dos pais de crianças em idade pré-escolar). J Dent Hyg. 2019 Oct;93(5):6-14. PMID: 31628171.

71. Scheerman JFM, van Meijel B, van Empelen P, et al. O efeito da utilização de uma aplicação móvel ("WhiteTeeth") na melhoria da higiene oral: Um ensaio aleatório controlado. Int J Dent Hygiene. 2020;18:73-83.

72. Kevadia MV, Sandhyarani B, Patil AT, Gunda SA. Avaliação comparativa da eficácia do Tell-Play-Do, modelagem de filme e uso de aplicativo odontológico para smartphone no gerenciamento do comportamento infantil. Int J Clin Pediatr Dent. 2020 Nov-Dez;13(6):682-687. doi: 10.5005/jp-journals-10005-1857. PMID: 33976496; PMCID: PMC8060929.

73. Humm V, Wiedemeier D, Attin T, Schmidlin P, Gartenmann S. Sucesso do tratamento e facilidade de utilização de uma aplicação de escova de dentes eléctrica: Um estudo piloto. Dent J (Basileia). 2020 Sep 1;8(3):97. doi: 10.3390/dj8030097. PMID: 32882808; PMCID: PMC7558064.

74. Joshi, Sakshi & Garg, Shalini & Dogra, Shikha. (2020). Um jogo odontológico para smartphone com presença materna aumenta a cooperação dos pacientes em odontologia pediátrica: Um Estudo Clínico de Quatro Técnicas de Modificação de Comportamento.

75. Al-Moghrabi D, Colonio-Salazar FB, Johal A, Fleming PS, Desenvolvimento do aplicativo móvel 'My Retainers': triangulação de dois métodos qualitativos, Journal of Dentistry (2020), doi: https://doi.org/10.1016/j.jdent.2020.103281

76. Lins RML, Alves GF, Costa JCS, Barbosa MSM, Silva CBV, Santos JW, et al. Desenvolvimento de um aplicativo móvel para aquisição de competências e habilidades clínicas e laboratoriais em Odontopediatria e Ortodontia. Pesqui Bras Odontopediatria Clín Integr. 2020; 20:e5136. https://doi.org/10.1590/pboci.2020.088

77. Sharma H, Suprabha BS, Rao A. Teledentistry and its applications in paediatric dentistry: Uma revisão da literatura. Pediatr Dent J. 2021 Dez; 31 (3): 203-215. doi: 10.1016 / j.pdj.2021.08.003. Epub 2021 Sep 1. PMID: 34848924; PMCID: PMC8613071.

78. Bhatti A, Gray-Burrows KA, Giles E, Rutter L, Purdy J, Zoltie T, West RM, Pavitt S, Marshman Z, Day PF. "Strong Teeth": a aceitabilidade de um ensaio de viabilidade da fase inicial de uma intervenção de saúde oral realizada por equipas dentárias a pais de crianças pequenas. BMC Saúde Oral. 2021 Mar 20;21(1):138. doi: 10.1186/s12903-021-01444-z. PMID: 33743641; PMCID: PMC7980542.

79. Kaczmarczyk KH, Gray-Burrows KA, Vinall-Collier K, Day PF. Aplicações de promoção da saúde oral: uma avaliação do potencial de

mudança de mensagem e comportamento. Int J Qual Health Care. 2021 Feb 20;33(1):mzaa112. doi: 10.1093/intqhc/mzaa112. PMID: 32909613

80. Karataban, Pinar. (2021). A ascensão da tele-dentisteria: As aplicações da Odontopediatria: Uma revisão atualizada. Revista de acesso aberto de ciências dentárias. 6. 10.23880/oajds-16000308.

81. Shirmohammadi M, Razeghi S, Shamshiri AR, Mohebbi SZ. Impacto da utilização de aplicações para smartphones pelas mães na melhoria da saúde oral e dos seus determinantes na primeira infância: um ensaio controlado aleatório num contexto dentário pediátrico. Eur Arch Paediatr Dent. 2022 Aug;23(4):629-639. doi: 10.1007/s40368-022-00731-9. Epub 2022 Jul 16. PMID: 35841512; PMCID: PMC9287817.

82. Mohammadzadeh, Niloofar & Gholamzadeh, Marsa & Zahednamazi, Sorour & Ayyoubzadeh, Seyed. (2023). Aplicações móveis de saúde para melhorar a saúde oral das crianças: Uma revisão sistemática. Informática em Medicina Unlocked. 37. 101189. 10.1016/j.imu.2023.101189.

83. Väyrynen E, Hakola S, Keski-Salmi A, Jämsä H, Vainionpää R, Karki S A utilização de aplicações para telemóveis orientadas para o paciente na saúde oral: Revisão do âmbito de aplicação JMIR Mhealth Uhealth 2023;11:e46143

84. Pascadopoli, M.; Zampetti, P.; Nardi, M.G.; Pellegrini, M.; Scribante, A. Smartphone Applications in Dentistry: A Scoping Review. Dent. J. 2023, 11, 243.

85. Ajay K, Azevedo LB, Haste A, Morris AJ, Giles E, Gopu BP, Subramanian MP e Zohoori FV (2023) Intervenções de promoção da saúde oral baseadas em aplicações sobre factores de risco modificáveis associados à cárie na primeira infância: Uma revisão sistemática

86. Pisano, M.; Bramanti, A.; Menditti, D.; Sangiovanni, G.; Santoro, R.; Amato, A. Modern Approaches to Providing Telematics Oral Health

Services in Pediatric Dentistry: Uma Revisão Narrativa. Appl. Sci. 2023, 13, 8331. https://doi.org/ 10.3390/app13148331

87. Vishwanathaiah, S.; Fageeh, H.N.; Khanagar, S.B.; Maganur, P.C. Artificial Intelligence Its Uses and Application in Pediatric Dentistry: Uma Revisão. Biomedicines 2023, 11, 788.

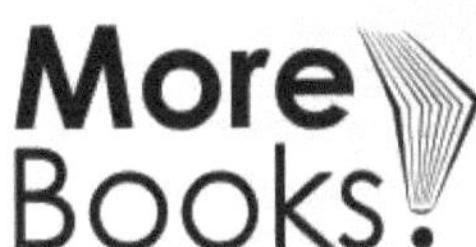

yes I want morebooks!

Buy your books fast and straightforward online - at one of world's fastest growing online book stores! Environmentally sound due to Print-on-Demand technologies.

Buy your books online at
www.morebooks.shop

Compre os seus livros mais rápido e diretamente na internet, em uma das livrarias on-line com o maior crescimento no mundo! Produção que protege o meio ambiente através das tecnologias de impressão sob demanda.

Compre os seus livros on-line em
www.morebooks.shop

info@omniscriptum.com
www.omniscriptum.com

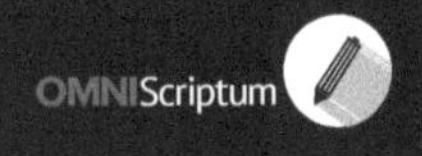

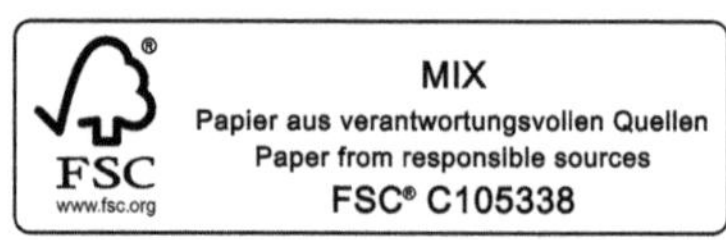

Printed by Books on Demand GmbH, Norderstedt / Germany